Psychotherapie: Praxis

Die Reihe Psychotherapie: Praxis unterstützt Sie in Ihrer täglichen Arbeit – praxisorientiert, gut lesbar, mit klarem Konzept und auf dem neuesten wissenschaftlichen Stand.

Mehr Informationen zu dieser Reihe auf http://www.springer.com/series/13540

Peter Dold

Paar- und Familienberatung

Ein ganzheitlicher, systemischer Ansatz

Mit 8 Abbildungen

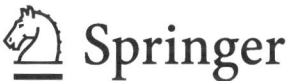 Springer

Peter Dold
Küttigen
Schweiz

ISBN 978-3-662-50481-9   ISBN 978-3-662-50482-6   (eBook)
DOI 10.1007/978-3-662-50482-6

Die Deutsche Nationalbibliothek verzeichnet diese Publikation in der Deutschen Nationalbibliografie; detaillierte bibliografische Daten sind im Internet über http://dnb.d-nb.de abrufbar.

Springer

Umschlaggestaltung: deblik Berlin
Fotonachweis Umschlag: © deepblue4you / istockphoto.com

Gedruckt auf säurefreiem und chlorfrei gebleichtem Papier

Springer ist Teil von Springer Nature
Die eingetragene Gesellschaft ist Springer-Verlag GmbH Berlin Heidelberg

Vorwort: Anfang schon Ende?

Mit welchen Fragen werden Eltern bereits von Kleinkindern konfrontiert? Eine Mutter wollte ihrer viereinhalbjährigen Tochter Julia beim Nachfragen über Sterben und Tod erklären, dass wenn der Mensch stirbt, die Seele in den Himmel kommt. Doch wie sollte sie ihrer Tochter den kaum vermittelbaren Begriff Seele erklären? Sie verzichtete darauf, stattdessen sagte sie: „Du hast noch eine zweite Julia in dir, und beim Sterben geht die in den Himmel." Während eines Mittagessens lachte die Kleine laut. Von der Mutter nach dem Grund gefragt, antwortete das Mädchen: „Jetzt kann ich die Julia in mir fragen, wenn ich Fragen habe."

Antworten auf Fragen nach dem Sinn unserer Existenz finden wir in uns. Und Fragen um Verluste sind Fragen um unsere Existenz. Kleinkinder interessieren sich im Fragealter scheinbar mehrheitlich um Bezeichnungen, zentral sind ihnen aber die Sinnzusammenhänge. Anfang und Ende sind für sie nicht getrennt, wie auch ihre Wirklichkeit einer ganzheitlichen Wahrnehmung zugänglich ist. Die Kommunikation erleichtert ihnen ein Bewusstwerden ihrer selbst, und sie erleichtert einen achtsamen Umgang mit Beziehungen allgemein. Kinder haben – im Gegensatz zu uns Erwachsenen – einen leichteren Zugang zu den Persönlichkeitsbereichen, von denen die Neurowissenschaften berichten, dass sie überwiegend dem Unbewussten angehören. Kinder empfinden, spüren, reagieren organisch, noch fern der Welt rationaler Begriffe und Wertungen. Sie geben über die Organe zu verstehen, wenn das System belastet, auch am Ende ist und Hilfe braucht. Sie empfinden Verluste im Voraus, wenn Aus- und Fortbildung, Karriere, Spannungen, Überforderungen, Illusionen von Kraft und ewig gleichbleibender Jugendlichkeit auf das Gespür, auf Nähe, persönlichen Austausch und Beisammensein verzichten lassen.

Mit den Kindern kommen die Eltern auf die Welt. Kinder machen Familien, machen Mütter und Väter. Kinder spüren es körperlich, wenn Beziehungen ausdünnen, emotional hungern. Sie spüren auch, wenn sie absterben. Wohin ist dann die Familienseele gegangen? Kinder sind Ausdruck des familiären Unbewussten, das mit ihnen selbst seinen Anfang nimmt und in jeder Trennung, jedem Verlust, schon in kleinen Distanzierungen, in jedem Weggang auf Ende, Endlichkeit von Familie und Beziehungen hindeutet. So sind Kinder Indikatoren für Ressourcen, Entwicklungen und Gefährdungen in den einzelnen Lebensphasen von Familien. Mit ihrem Weggang verweisen sie auf ein unabänderliches Ende einer Familie und führen das System zurück in die Partnerschaft.

Altern in Partnerschaft und Beenden, erneut geben die Kinder Mitanstöße. Sie führen Familien und Beziehungen, dies oft auch auf originellen „Umwegen", in Beratungs- und Therapieeinrichtungen. Wir haben ein Problem, uns allen geht es nicht gut. Allein finden wir nicht mehr zu unseren Stärken zurück. In der Wahl von Mittel und Methoden, um sich Ausdruck zu verschaffen, beginnen sie mit dem Körper und seinen Funktionen, später bedienen sie sich erworbener, altersentsprechender Ausdrucksformen und der Sprache.

In Familienzeichnungen, Rollenspielen sind sie direkt und keineswegs zimperlich. So zeichnete eine Zweitklässlerin, die wegen Einnässens mit ihrer Familie in eine Familienberatung kam, alle nackt auf ein Zeichenblatt, zwischen den Beinen einen deutlich erkennbaren Urinstrahl. Auf der Rückseite des Blattes schrieb sie: „Die ganze Familie pinkelt." In Beratung und Therapie sind Kinder oft verlässliche Diagnostiker und im dynamischen Beratungs- und Behandlungsverlauf problemnah und emotional betroffen.

Ich danke den Mitarbeiterinnen des Springer-Verlags Monika Radecki, Sigrid Janke und Bettina Arndt (Lektorat) für die professionelle Begleitung des Buches.

Peter Dold
Küttigen in der Schweiz, im April 2016

Der Autor

Dr. phil. Peter Dold, Fachpsychologe für Psychotherapie FSP, Körperpsychotherapeut nach G. Downing, systemischer Psychotherapeut nach C. Gammer und M. u. I. Kirschenbaum, Ausbildung in Spirituellem Heilen bei A. Cleas; Lehrtherapeut und Supervisor; konzeptuelle Entwicklung des Lehrgangs für Paar- und Familienberatung am Institut für Ganzheitliche Therapien IKP in Zürich; mehrere Buchveröffentlichungen zu Themen der Paar- und Familientherapie.

Inhaltsverzeichnis

Einleitung

P. Dold

© Springer-Verlag Berlin Heidelberg 2017
P. Dold, *Paar- und Familienberatung*, Psychotherapie: Praxis,
DOI 10.1007/978-3-662-50482-6_1

Jedes ordentliche Fachbuch, das Systematik, logische Begrifflichkeit und Klarheit anstrebt, und die Methoden in Einklang mit einer Theorie anbieten will, übt sich in Eindeutigkeit, Abgrenzung, Mess- und Wiederholbarkeit. Die nachfolgende Darstellung kann das nicht. Nach Durchsicht unterschiedlichster systemischer Schulrichtungen der Paar- und Familientherapie schließt man sich am besten Schlippe und Schweizer (2007, S. 50) an. Sie halten fest, dass zahlreiche Varianten von Systemtheorien vorliegen, die unterschiedliche Schwerpunkte setzen und dementsprechend verschiedene Handlungssequenzen vorschlagen. Die Autoren verweisen darauf, dass der Systembegriff schillert und lebende Systeme sich durch Eigendynamik auszeichnen.

Jede Familie zeigt eine einmalige Entwicklung und Eigendynamik. Man wird scheitern, wenn man versucht, einzelne Faktoren zu isolieren und zu beschreiben, um überprüfbare allgemeingültige Aussagen treffen zu können; denn schon die sichtbaren Faktoren sind vielfältig und die unsichtbaren lassen eine unbekannte Vielfalt vermuten. In der Familienforschung sich auf wenige Faktoren in einer derart komplexen, ganzheitlichen Einheit zu beschränken, schießt gerade in der Vereinfachung am Ziel vorbei; aus der Addition von Forschungsteilergebnissen lässt sich keine Ganzheit ableiten. Es gibt keine zwei vergleichbaren Familien, nur einzelne vergleichbare Faktoren, deren Aussagewert gering ist. Die Nicht-Wiederholbarkeit des Moments ist die Würze des Lebens; das Quantifizieren stellt sich spontanem Leben im System Familie hindernd in den Weg.

Und wie steht es um Begriffe und deren Sinn? Wozu sind in der Praxis Begriffe wie Grenzen, Subsysteme, Struktur, Homöostase nötig, wenn es mehr als ungeschickt ist, solche Fachausdrücke Familien gegenüber zu äußern? Warum sollten sich Therapeuten in Supervisionsrunden dieser abstrakten Metasprache bedienen? Nur um eine leblose „Kunstsprache" zu üben? Das rechtfertigt die Übung nicht.

Bei der Sichtung unterschiedlicher systemischer Schulrichtungen – deren Vielfalt beweist schon Kreativität im Umgang mit einer komplexen Einheit – kann man sich des Eindrucks nicht erwehren, dass es um gegenseitiges Sich-Beweisen geht mit Hilfe von Experimenten, die engen Kriterien unterworfen sind. Ergebnis: Zu oft passt sich die so versuchte Verifikation einem eng gefassten Dogma an und nicht dem,

was in einem einzigen Augenblick in einer Familientherapiesitzung unvergleichbar, unwiederholbar, bewegend geschieht. Theoretikern stecken verschiedentlich auch die Ängste im Nacken, sich an methodische Vorgaben halten zu müssen, was sie daran hindert, verschiedene Verfahren in der praktischen Arbeit zu integrieren. In der Praxis geschieht dies offiziell oder – je nach Furcht vor berufspolitischen Sanktionen – inoffiziell. Als Praktiker und als Menschen wissen wir alle – auch aus eigener Erfahrung –, dass einen nichts auf der Welt so krank und wiederum so gesund machen kann wie die Beziehung zum Ehe- und Lebenspartner und zu Familienangehörigen.

Gründerpersönlichkeiten der Paar- und Familientherapie wie Satir, Palazzoli und Guntern sind nur einige Beispiele dafür, welcher Befreiungsschläge es bedurfte, sich von einer vermeintlichen therapeutischen Übermacht abzugrenzen. Bis heute sind die Methoden in der Paar- und Familienarbeit überwiegend verbal ausgerichtet. Dementsprechend orientieren sich die bisher vorliegenden Wirksamkeitsstudien (Sydow et al. 2007, S. 94, 134) an verbalen Methoden. Dabei ist die Körperlichkeit wesentlich für das Zustandekommen von Beziehungen und für die menschliche Entwicklung und Fortpflanzung. Es darf keine Paar- und Familientherapieausbildung geben ohne eine Einführung in Körperarbeit und das Üben von körperbezogenen Techniken im Beziehungsverband.

Die Methoden in der Paar- und Familientherapie sind multidimensional angelegt. Sie schließen die Vielschichtigkeit des Individuums und die Komplexität des Systems in freifließender Form ein und berücksichtigen die unterschiedlichen Ausprägungsgrade einzelner Lebensdimensionen als Ausdruck kreativer Gestaltungsfähigkeit des jeweiligen Systems. Plesse-St. Clair (2011, S. 54f.) entwarf das Modell eines Methodenrads, um zugleich zu verdeutlichen, dass es nicht darum gehen kann, an Methoden festzuhalten, sondern für die „natürliche Bewegung der Lebensenergie" offen zu bleiben. Damit bleiben Individuen wie Systeme gleichermaßen auch offen für die inneren Dimensionen, die Ausgangspunkt für unser Handeln sind.

Wirft man einen Blick zurück in die Geschichte der Psychoanalyse und Psychotherapie, ist man erstaunt darüber, wie sich Sigmund Freud zur Körperarbeit des renommierten Psychoanalytikers

Georg Groddeck, eines seiner glühendsten Verehrer, äußerte. Er schrieb 1921 über dessen Kombination von Psychoanalyse und Körperarbeit: „Wäre ich 15 Jahre jünger, so hätte mich kein Teufel abgehalten, mich Ihnen für einige Wochen aufs Genick zu setzen und zu schauen, was für Künste Sie trieben … Aber jetzt, Ihnen sage ich es frei heraus und habe sogar eine Zuversicht, dass Sie's nicht vorzeitig weitersagen werden: Im Grunde hat man in den Jahren nur noch ein Bedürfnis, das nach Ruhe" (Groddeck und Freud 1974, S. 41). Groddeck verfügte über eine feine Wahrnehmung, die es ihm ermöglichte, innere Bewegungen oder Blockierungen über den Körper zu spüren.

Die Paar- und Familientherapie ist nicht mehr allzu jung, dennoch auch weiterhin entwicklungsfähig und ergänzungsbedürftig und steht, was das Anwenden von körperbezogenen Methoden angeht, an einem spektakulären Anfang. Die Bewegungen im Familienleib, im System zu erfahren stellt sich als Aufgabe. Diese zweite kopernikanische Wende in der Therapie bezieht auch das ein, was über das Sinnfällige hinausreicht, das ewig dauernde Bewusstsein, das Sinnstiftende im Beziehungsgeschehen. Wenn Heilungen sozusagen logisch erzwungen werden, wenn ausschließlich rationale Erklärungsversuche vorgenommen und quantifizierbare Behandlungsstrategien angesetzt werden, dann wird genau das vermieden, was von Ratsuchenden gesucht, ja ersehnt wird: das Unerwartete und Geheimnisvolle. Es bleibt in jeder Familienberatung und Therapie ein Bereich, der sich weder greifen noch beschreiben lässt. Etwas geschieht oder ereignet sich. Es wird hier keineswegs einem Verzicht auf Erkenntnis das Wort geredet, sondern eher die Bereitschaft gefördert, anzuerkennen, dass beim Entschlüsseln komplexer Wirkungskreise zum Schluss immer ein Bereich übrig bleibt, der unbeschreiblich, wunderbar ist. Therapeuten, die Anstöße geben konnten, bleibt nur bewunderndes Staunen in dankbarer Bescheidenheit.

Sinnsuchend und achtsam mit auftretenden Ereignissen im Beziehungsleben umzugehen, sich meditativer Übungen bedienen, um sich bewusst den Fragen des Alltags zu stellen, ist eine Zielrichtung dieses Buches. Es ergibt Sinn, die Lebensphasen einer Familie körperorientiert zu begleiten, um so auch die steuernden biologischen Zentren nachhaltig zu verändern und sich den Fragen nach dem Wesen einer Beziehung zu stellen.

1.1 Von der Individualtherapie zur systemischen Revolution

Im geschichtlichen Rückblick erinnern wir uns daran, dass der Weg zum systemischen Ansatz in der Therapie mit „kopernikanischer Revolution" (Guntern 1980, S. 33) in der Psychotherapie, im Wechsel vom psychoanalytischen zum systemischen Paradigma bezeichnet wurde. Scheinbar überrascht sah sich die Individualtherapie einem vernetzten und sich wechselseitig beeinflussenden systemischen Arbeiten gegenüber. Doch der Acker war längst durch verschiedene Pflüge umgebrochen. Helm Stierlin (1979, S. 8) konnte nach seinen Erfahrungen an der Psychiatrischen Klinik Chestnut Lodge, USA, schreiben: „Ich begann zu erkennen, wie wichtig die Familie für die Entstehung und den Verlauf psychiatrischer Störungen ist." Als einen Beweis dafür sah er es an, wenn Angehörige einen Schizophrenen aus der Behandlung nehmen wollen. In Indien hatte man in einem animistisch orientierten Umgang mit „gestörten" Menschen längst erkannt, dass Personen, die von zwei „Geistern" befallen waren – in unseren Breiten schizophrene Menschen – nur geheilt werden konnten, wenn die Familien mit in die „Kliniken" kamen.

Auf deutschem Boden war Horst-Eberhard Richter die herausragende Persönlichkeit, die über „Patient Familie" (1970) und „Eltern, Kind und Neurose" (2012) schrieb und aufgrund einer psychiatrischen Krankheitslehre Familientypologien (1970, S. 58–115) erstellte. Medizin und Psychiatrie, teils noch in enger Verbindung mit dem Übervater Freud, andererseits in Unsicherheit und auf der Suche nach einer einheitlichen Ausrichtung der Lehre, befanden sich auf wenig gefestigtem Boden. Ludewig (1983, S. 78f.) formulierte die Frustration von Therapeuten über die Unzulänglichkeiten individuumzentrierter Therapiemodelle und definierte ein System in Anlehnung an Dell (1982, S. 30): „Die beste Erklärung für die Funktionsweise eines Systems ist das System selbst" – „The system is what it is."

Beim historischen Rückblick dürfen zwei Bereiche nicht unerwähnt bleiben: die Kinder- und Jugendlichen-Psychotherapie (Dührssen 1971) und die Feldforschungen von Kurt Lewin (2012).

Diese beiden Ströme beeinflussten die systemische Entwicklung nachhaltig: allgemein im praktischen Umgang mit Familien, zudem in der Grundlagenforschung, wenn es um Umgebungseinflüsse auf Systeme geht.

Therapeutische Interventionen auf Systeme zeigten zwei Ergebnisse. Wer einen Teil eines Systems beeinflusst, wirkt auf ein ganzes System. Eine lineare Sichtweise war damit hinfällig. Zum Zweiten kann die Veränderung bei einer Person in Systemen unterschiedliche Reaktionen auslösen; wie z. B. bei zwei Personen, die sich auf eine Ausbildung in Paar- und Familienberatung vorbereiteten. In der einen Familie war Freude und Lockerheit eingekehrt, während im zweiten System Angst und Bedenken über unkalkulierbare Veränderungen geäußert wurden. Es gibt nicht **die** Familie. Es gibt funktionale und dysfunktionale Interaktionsmuster. So werden pathologisierende Krankheitsmodelle in der Systemtherapie weitgehend ausgeschlossen. Zudem definieren sich Systeme selbst, indem sie die Wahl für Hilfestellung von therapeutischen Einrichtungen und Beratungsstellen treffen.

Die Dominanz der Sprache war in der frühen systemischen Arbeit eindeutig. Es zeigten sich neue Begriffe wie: Problemverschreibung, positive Konnotation, Umdeutung, paradoxe Intervention usw. Doch waren die Unterschiede zu progressiven Deutungen oder rekonstruktiven Sinndeutungen (Schelling 1985, S. 31f.) wie in der Psychoanalyse üblich unbedeutend. Bald kam es zur Erkenntnis, dass Interaktionen an emotional gebundene Sprache gekoppelt sind.

> **Systemische „Revolution"**
> Die systemische „Revolution" erfolgte gleichzeitig in mehreren Schritten und an unterschiedlichen Orten und durch unterschiedliche Gründerpersönlichkeiten: komplex und variantenreich, dynamischen Systemen entsprechend. Erziehungsberatung, neue Wege in der stationären Behandlung von Schizophrenen und die Feldforschungen Lewins sind die drei großen Ströme, die zur systemischen Wende beitrugen.

1.2 Unterschiedliche systemische Ansätze

Möglichkeiten zur Ausbildung in Paar- und Familientherapie entstanden im deutschsprachigen Europa erst mit dem durch Maria Bosch gegründeten Institut für Familientherapie in Weinheim, und nahmen Schwung auf durch Virginia Satir und ihre Schüler, die Ausbildungen und Kurse in Europa anboten (Jürgens 1983, S. 446). Die systemtheoretische Ausrichtung der Ausbildung und späteren praktischen Arbeit hatte unterschiedliche Ansätze. Satir, Napier, Whitaker, Luthman und Kirschenbaum verwiesen auf eine erfahrungsbezogene und erlebnisorientierte Richtung. Watzlawick, Minuchin, Helay, Palazzoli, Cecchin, Prata vertraten eine strategisch strukturelle Richtung, während Liberman, Mandel und Mandel einen verhaltensorientierten Ansatz verfolgten. Bleckwedel (2015) bringt einen beschwingten Wind in die Paar- und Familientherapie, jenseits von bestehende Schulen und Methoden.

Mit Satir waren es nicht Medizin und Psychiatrie, sondern die Sozialwissenschaften, die Begeisterung in Europa entfachten. Psychologen, Sozialarbeiter der mittleren Altersgruppe, jeweils zur Hälfte Männer und Frauen, bildeten die größte Interessengruppe für eine Ausbildung in Paar- und Familientherapie (Jürgens 1983, S. 447ff.). Sie arbeiteten nach ihrer Ausbildung meistens in Beratungsstellen oder in freier Praxis. Dass heute in Deutschland die Berufsgruppe der Psychologen in der systemischen Arbeit untervertreten ist, wird mit dem Verpflichtet-Sein auf klassische Paradigmata der evidenzbasierten Forschung einerseits und berufspolitischen Interessen und Machtansprüchen auf der anderen Seite begründet (Kriz 2014, S. 24ff.). In der Schweiz ist die systemische Therapie durch die Krankenkassen anerkannt, somit treffen wir auf eine andere Ausgangslage.

Ungeachtet dessen erfuhr die systemische Therapie eine beachtliche Weiterentwicklung, was theoretische Ansätze, Arbeitsmethoden und Techniken anging. Lehrmodelle wurden, so Satir (1978, S. 200), durchaus nicht als heilig angesehen und Diagnosen gegenüber äußerte sie sich kritisch, weil sie festlegen und zu sich selbsterfüllenden Prophezeiungen werden können.

1.2.1 Vier Therapierichtungen

Vier Therapierichtungen mit mehrschichtigen und ganzheitlichen Ansätzen werden nachfolgend exemplarisch angeführt, um beispielhaft auf eine fortschreitende Differenzierung in Praxis und Theorie hinzuweisen.

- **Howard Liddle**

Es war Liddle (2009, 2010), der den Begriff der **multidimensionalen Familientherapie** prägte. Im Umgang mit delinquenten und drogenabhängigen Jugendlichen hat Liddle die Notwendigkeit erkannt, das ganze Umfeld und seine Einflüsse einzubeziehen und die Arbeit nicht nur auf die Familie zu beschränken, die in die Therapie kommt. Die Jugendlichen dort verstehen zu lernen, wo sie sich aufhalten, gehört zu den Eckpunkten seiner Methode. Schule, Freizeit, Familie, die Welt der Regeln und Rechte: Vom Therapeuten wird Beweglichkeit erwartet und ein flexibles Agieren in unterschiedlichen Einflusszonen, wobei die empathische Einstellung und die Fähigkeit des Strukturierens Eckpunkte darstellen. Es wird die Frage nach dem Selbst des Jugendlichen und dem Selbstverständnis der Eltern und deren Lebensgeschichten gestellt. Liddle nennt es einen Fehler in der Entwicklungsgeschichte der Familientherapie, den Fokus einzig auf die Familie zu reduzieren. Vom Therapeuten erwartet er eine nahezu gleichzeitige Verbundenheit mit allen Lebensbereichen der Klientel: ein integrativer, vielschichtiger, sinnbezogener Ansatz.

- **Virginia Satir**

Im **Lehrmodell** Satir (1978, S. 200ff.) wird der grundlegende Prozess, der in jeder Beziehung stattfindet, als eine Begegnung zwischen zwei Menschen zu einem bestimmten Zeitpunkt gesehen. Bewusstsein, Körper, die sinnenhaften Informationen wie auch die Interaktion zwischen Geist und Körper und die Interaktion mit anderen sozialen Beziehungen sind zentral. Satir schreibt vom Spüren und Fühlen eins mit dem Leben zu sein. Ihr Ansatz ist integrativ, vielschichtig und spirituell (1995).

- **Yvonne Maurer**

Im **ganzheitlichen Ansatz in der Psychotherapie** von Maurer (2006, S. 100) werden das eigene Selbst als eine Ganzheit erkannt und körperliche Erfahrungsübungen als Schrittmacher gesehen. Den mehrschichtigen,

auch relationalen menschlichen Bedürfnissen wird Rechnung getragen. Darüber hinaus wird das multidimensionale Selbstkonzept auch als eine Voraussetzung für die interpersonelle Interaktion im paartherapeutischen Vorgehen genutzt (Maurer 2006, S. 139–157). Sechs Lebensdimensionen: die psychisch-geistige, die körperliche, die wesensmäßig-spirituelle, die soziale, die räumliche und zeitliche werden in einem idealisierten hexagonalen Modell als eine Einheit zusammengefasst (Maurer 2004, S. 34–40). Maurer integrierte die spirituelle Lebensdimension schon im Ansatz ihres ganzheitliches Konzepts (2010, S. 58).

- **Sebastian Kneipp**

Wenn ein mehrschichtiger Therapieansatz mit der Anwendung von kaltem Wasser beginnt und Ernährung, Bewegung und Heilpflanzen eingesetzt werden, begegnen wir dem **universellen, naturbezogenen, integrativen Modell** von Kneipp (Fehrenbach 2006), entwickelt im 19. Jahrhundert. Die strukturierende Lebensweise, wobei die innere und die äußere Ordnung gemeint sind, schafft dem Menschen die Voraussetzung für eine ganzheitliche Gesundheit. Kneipp geht es um die Inhalte und Ziele des Lebens, um Lebensfreude und die Aufnahmefähigkeit für die wesentlichen, die sinngebenden Dinge im Leben. Kneipp – als ein religiöser Mensch – lässt seine Klientel immer auch wissen, dass nur der gläubige Mensch gesund werden und gesund bleiben könne. Neben Wasser, Kräutern, Güssen und Heublumensäcken empfiehlt er seinen Patienten, die Seele nicht zu vergessen. Ohne spirituelle Hilfe kann es nie eine „gelungene Kneippkur" geben (Klofat 2009, S. 52).

Vier Beispiele für mehrschichtige, ganzheitliche Ansätze in der Therapie geben zugleich Auskunft über die Lebenskonzepte der Gründerpersönlichkeiten.

Wer sich mit Jugendlichen und ihren Problemen auseinandersetzt, Zeuge der sich rasant verändernden Hirnstrukturen und des entsprechenden, emotional bestimmten Verhaltens ist, muss in der Lage sein, ihre schwankende Gefühlswelt in unterschiedlichen Lebensbereichen mitempfindend, sinn- und haltgebend zu begleiten. Die jungen Menschen sind, vor allem wenn sie sich in neuen Lebensbereichen zu orientieren und zu behaupten versuchen, auf eine verlässliche und situationsangepasste Empathie angewiesen. Das lebt **Liddle**.

Eine Frau, die im „Ausbildungsmarschgepäck" das Studium der Sozialwissenschaften trägt, wird im Umgang mit Paaren und Familien die zwischenmenschlichen Erfahrungen ins Zentrum stellen. Das Verhalten des Einzelnen wird als eine Antwort auf das interaktive Zusammenleben in einer Familie verstanden. In ihrer Praxis und Theorie integriert Satir Gesichtspunkte aus den Bereichen des Tanzes, des Dramas, der Religion, Medizin, Kommunikation, Erziehung, Sprache, der Verhaltenswissenschaften und sogar der Physik. Zeit und Ort sind flexibel, nichts ist „heilig" (keine Dogmen)! Bei **Satir** ist alles dynamisch.

Ohne sich auf den Körper zu konzentrieren, lässt sich wohl kaum ein Sportstudium absolvieren. Dabei blieb es aber bei Yvonne **Maurer** nicht. Medizin, Psychiatrie, Psychotherapie und Theologie werden als Disziplinen angegliedert und führen zu ihrem multidimensionalen, ganzheitlichen Ansatz in der Psychotherapie.

Kneipp erkrankt noch während des Studiums der Theologie an Tuberkulose. Von den Ärzten wird ihm nur mehr eine kurze Lebenszeit vorhergesagt, als er damit beginnt, zur Winterzeit jede Nacht aufzustehen, um im eiskalten Flusswasser zu baden. Seine Gesundheit verbessert sich, die Lungenkrankheit wird geheilt; für ihn Anlass, die Anwendung von Wasserkuren zu differenzieren und auch Menschen zugänglich zu machen, die sich keine medizinische Behandlung leisten könnten. Trotz seiner Heilerfolge wird er von der Schulmedizin als Quacksalber gebrandmarkt und rechtlich verfolgt. Auch heute noch wird in Studien behauptet, dass das Kneippen bestenfalls zum Kurieren von Krampfadern tauge. Dabei hatte dieses Genie Kneipp eines erkannt und stand damit der Traditionellen Chinesischen Medizin nahe, dass nämlich Heilung durch das Stärken der gesunden Kräfte des Organismus unter Einbeziehung der Natur, der kosmischen Kräfte und einer spirituellen Einstellung geschieht. Die westliche Medizin versucht überwiegend Krankheiten zu bekämpfen und macht damit sogar ihre Erreger resistent. Wenn wir die Gesundheit unterstützen, wird Krankheit „alt" aussehen: eine kostengünstige und effektive Therapie, die einem organzentrierten Behandeln voraus ist.

1.2.2   Vom Mehrschichtigen zur Einheit

Die vier erwähnten Persönlichkeiten, die Multidimensionalität in ihren therapeutischen Ausrichtungen beanspruchen können, gehen teilweise davon aus, dass die Aufteilung des menschlichen Seins in unterschiedliche Dimensionen eine didaktische Hilfe für die Erfahrbarkeit der persönlichen oder beziehungsmäßigen Einheit sei. Dies kann sich heute aber auch als irreführend erweisen. Die Neurowissenschaften u. a. (Roth und Strüber 2015, S. 63f.) geben uns eindeutige Hinweise z. B. für die Einheit oder auch Gleichheit von Seele und Körper.

Capra (2006, S. 131f.), er zieht einen Vergleich zwischen östlichen Weltanschauungen und der modernen Quantenphysik, betont die Einheit der Materie. Auf die Einheit in der Interaktion verweist Bauer (2011). Das Sein in und um uns tritt nie geteilt auf, alles ist gleichzeitig anwesend, alles interagiert gleichzeitig. Interaktion und Kommunikation und ihre Dynamik in einem Ganzen sind nie voraussagbar. Zudem ist uns die Interaktionswirklichkeit zum größten Teil nicht bewusst. Wir erfassen im Alltag meist optisch zugängliche Faktoren und meinen, darauf eine umfassende Beziehungswirklichkeit aufbauen zu können. Dabei ist das Wahrnehmen der eigenen Wirklichkeit die entscheidende Voraussetzung für eine Fremdwahrnehmung. Ohne Selbstwahrnehmung bewegen wir uns auf unsicherem Feld. In der Fremdwahrnehmung treffen wir wieder auf uns selbst.

Zurück zur Einheit:

Beispiel 1: Gefühle sind Körper

Eine Frau beklagt sich über wiederkehrende Angstgefühle, die ihr unerklärlich sind und ohne konkreten Grund überfallsartig aufträten. Ob sie allein zu Hause sei oder mit anderen zusammen, in jeder Situation könne die Angst auftreten. Ihr Wunsch ist der, diese Angst möglichst bald loswerden zu können. Außer einem unbestimmten Gefühl von Unbehagen wird die Angst als etwas Abstraktes Nicht-Ich-Zugehöriges wahrgenommen.

Sie: „Ich möchte wissen, woher sie kommt und wie ich sie beseitigen kann!"

Auf dem Weg zur persönlich erfahrenen Wirklichkeit bietet der Körper einen idealen Einstieg gerade mit diesem Gefühl von Unbehagen.

Berater: „Wo im Körper spüren Sie dieses Unbehagen am meisten?"

Sie: (Zeigt mit der rechten Hand auf den oberen Brustbereich) „Hier! Ja, hier! Es ist auch ein Gefühl von Enge da."

Ihr Atem ist flach, ausschließlich im oberen Brustbereich sichtbar. Daneben wirken die Augen, der mimische Ausdruck und die Kopfbewegungen ausgesprochen wach. Der Beobachter nimmt einen vigilen Oberkörper und einen ausdrucksarmen weiteren Körper wahr.

Berater: „Wollen Sie sich einmal auf den Bereich im Körper konzentrieren, den Sie als unbehaglich und eng erleben?"

Die Angst erhält so einen enger umschriebenen Raum im Körper. Angst und Körper werden ihr als assoziiert nahegelegt.

Sie tut dies und wartet ab.

Berater: „Die Angst ist jetzt in Ihnen!"

Sie: „Sie hat sich aber nicht verändert, sie ist immer noch da."

Berater: „Wenn Sie weiter mitmachen wollen, dann legen Sie die rechte Hand flach auf den Bauch und die linke darüber und versuchen langsam in mehreren tiefen Atemzügen in die Hände zu atmen."

Sie tut das.

Berater: „Jetzt lassen Sie dem Atem freien Lauf. Es darf jetzt atmen wie es will."

Sie tut das. Ihre Mimik wirkt immer noch angespannt, insgesamt ist sie ruhig.

Berater: „Wir machen weitere sechs bis sieben tiefe Atemzüge und überlassen uns anschließend wieder dem freien Atmen."

Im nachfolgenden Überprüfen der körperlichen Befindlichkeit stellt sie fest, dass sie kalte Füße und Beine hat, bis zu den Knien spürt sie die Kälte. Bauch, Handflächen, Arme, der Oberkörper: alles ist angenehm warm. In den Schläfen spürt sie einen leichten Druck.

Sie: „Ich fühle mich entspannter."

Berater: „Und die Angst?"

Sie: „Die ist weg."

Berater: „Die Angst durfte im Körper Platz nehmen, wo sie ohnehin zu Hause ist. Die Angst gehört zu unserer Gefühlsausstattung. Sie ist ein Teil von uns und kann sehr aufmerksam, umsichtig und wach sein. In diesen Funktionen sind wir auf sie angewiesen."

Neurophysiologisch orientierte Hinweise auf die Funktionen der Amygdala bei Angst und deren Vernetzt-Sein im limbischen System sind erlebensfern und können bestenfalls bei intellektueller Abwehr informativ erwähnt werden. Klar ist auch, dass spezielle Interventionsformen bei Panikattacken und traumatischen Angsterlebnissen angewandt werden müssen. Immer sollte Körperarbeit mit dazu beitragen, zum ganzheitlichen Erleben zu finden.

Beispiel 2: Wir sind Interaktion – Wechselbeziehung

Eine Frau meldet sich zusammen mit dem Partner mit dem Hinweis, dass die Situation kritisch sei. Sie stellt bereits beim Telefonanruf die Fortsetzung der Partnerschaft in Frage.

Ein körperlich ungleiches Paar: Er ist großgewachsen, sie ist klein und macht beim Erstkontakt einen gewandten, umgänglichen und ausdrucksstarken Eindruck. Überschreiten von Grenzen, gegenseitiges Verständigen beim Signalisieren von Erschöpfung, zwischen Fronten zerrieben werden, sind die zunächst präsentierten Beispiele. Sie finden einvernehmlich und vernunftorientiert eine Klärung.

Eine grundlegende Wende in unserem Gespräch tritt zu dem Zeitpunkt ein, als ich den Partner nach seinem Befinden fragte. Er berichtet, er habe dort Mühe, wo er spontan reagieren oder handeln solle. Sein Musiklehrer und der Arbeitgeber vermissen bei ihm eine gewisse Lockerheit. Mit zwei Gesten setzt er Signale. Einmal wendet er sich, bevor er mir antwortet, seiner Partnerin zu, als ob er ihrer Bestätigung bedürfte, dann führt er mit dem Zeigefinger seiner linken Hand vom Kopf bis zum Brustraum eine Abwärts- und Aufwärtsbewegung durch.

Darauf frage ich ihn erneut nach seinem augenblicklichen Befinden. Er sagt, dass er eine Spannung im Bauchraum spüre. Die Partnerin spürt ebenso eine Verspannung im Bauchraum. Dies veranlasst ihn dazu, die Warum-Frage an seine Partnerin zu stellen. „Warum hast du eine Verspannung im Bauch?" Bevor es zu einer Antwort kommt, bitte ich die Partner, sich auf die eigene Verspannung zu konzentrieren. Dies geschieht, was beiderseits zu einer Reduktion führt. Doch danach kommt er vehement auf seine Frage zurück. „Warum hast du eine Verspannung im Bauch?" Es ist für ihn neu, rational nicht nachvollziehbar, sogar etwas unheimlich, dass beide gleichzeitig Gleiches empfinden können.

Wir existieren nur in Wechselbeziehungen, was uns dazu befähigt, uns aus dem Zentrum herauszunehmen und uns in den Standpunkt eines anderen zu versetzen. Dies lässt uns einfühlend und mitfühlend sein. Ich stehe mit den anderen dauernd in Wechselbeziehung, ob ich das will oder nicht, ob mir das bewusst ist oder nicht. Bedrohlich wird dies für eine Instanz in uns, von der wir immer noch glauben sie existiere: dem Ich.

1.3   Sinngebendes in Systemen

1.3.1   Notwendigkeit der Sinnsuche

Noch nie herrschte eine so hohe Jugendarbeitslosigkeit im europäischen Raum wie jetzt. Gewaltexzesse und Zerstörung werden u. a. der Sinnlosigkeit und dem Mangel an Lebensperspektiven, auch einer Verblendung in Glaubensauffassungen bei jungen Menschen zugeschrieben. Folglich würden Arbeit und ein wahrer Glaube Gewalt verhindern und den jungen Menschen Lebenssinn vermitteln. Wie ist es aber mit pensionierten Menschen, die sich vor jedem Tag ängstigen, der ihnen keine Beschäftigungsstruktur bietet? Scheinen sie diese These auch zu bestätigen? Hier machte ich eine Erfahrung, die mir bewusst werden ließ, wie Angst aufkommen kann, wenn Handeln und Aktion nicht mehr gefragt sind.

Beispiel: Angst durch Perspektivenmangel
„Ich bekomme am Morgen Panik, wenn kein Programm vorliegt. Dann muss ich hinaus, muss laufen, bis ich müde und erschöpft bin." Während der Therapie mit diesem Mann begann ich, mit ihm zu üben, fünf Minuten stillzuhalten, verbunden mit dem Hinweis, dass er jederzeit abbrechen könne, wenn er es nicht mehr aushält.

Nach Kneipp stünde hier der äußeren Ordnung keine innere Ordnung gegenüber (Fehrenbach 2006), keine Fähigkeit, mit sich selbst in einen inneren Dialog zu treten (Maurer 2006). Weiter wären die Menschen besonders gefährdet, die in keiner Religion, in keinem Glauben beheimatet sind. Soll es diesen Menschen an einem inneren Gegründet-Sein mangeln, an Charakterstärke? Sind es gläubige oder ungläubige Menschen?

Erfahrungen mit Spiritualität

Religiosität und Spiritualität sind existentiell bei einer ganzheitlichen Vorgehensweise und insbesondere bei Schicksalsschlägen und beim Bewältigen von Lebenskrisen von großer Bedeutung. Wie wir durch religiöse und spirituelle Praktiken Einfluss auf die „Gotteskreisläufe" des Gehirns nehmen können, darüber berichten Newberg und Waldman (2010, S. 72–74).

> **Religiosität und Spiritualität**
> Auf dem Weg zur Einheit, zum Sinn unseres Lebens, zu unserer Bestimmung bedienen wir uns unterschiedlicher Methoden. Sie sind nicht „heilig", nicht dogmatisch, können Irrtümer enthalten. Sie sind „Krücken", derer man sich bedient, bis wieder selbständiges Stehen und Gehen möglich sind.
> Die Beziehungswirklichkeit ist nicht geteilt, alles ist gleichzeitig anwesend, alles interagiert gleichzeitig. Interaktion und Kommunikation und ihre Dynamik in einem Ganzen sind nie voraussagbar.

Je mehr ich versuchte, mir Klarheit über Begriffe wie Religion, Religiosität und Sinnhaftigkeit des Lebens zu verschaffen, wurde mir bewusst, wie inflationär heute der Begriff Spiritualität gebraucht wird. Wir beobachten einen Boom der Spiritualität in Psychologie (Bucher 2014) und Psychotherapie (Bentrup und Kubitz 2015), selbst die Neurobiologen bemühen sich darum, die Funktionen der Seele im Gehirn zu orten (Roth und Strüber 2015).

Jeder gesellschaftliche Notstand, jede Weiterentwicklung in Richtung nicht abzuschätzender Risiken, lässt Bewältigungsformen reaktivieren oder kreieren (Schmidt 2015, S. 37 f.). So stellt sich uns die Frage nach der Sinnhaftigkeit der Beziehungsexistenz und deren Entwicklung, was uns dazu drängt, bewusst mit diesen Lebensfragen umzugehen. Wobei sinnstiftende und spirituelle Erfahrungen eher dem Gefühl und weniger dem Verstand und dem Denken zugänglich, in jedem Fall aber einzigartig sind (Newberg und Waldman 2010, S. 19).

Für meine Begriffsklärung, so folgerte ich, muss ich Menschen ansprechen, die spirituelle Erfahrungen gemacht haben.

Beispiele: „Was ist für Sie Spiritualität?"

Ich fragte ganz unvermittelt einen über 80 Jahre alten Ordensmann, der seit über 55 Jahren täglich meditiert: „Was ist für Sie Spiritualität?" „Oh", sagte er, danach folgte eine Pause. Bei projektiven Tests werden z. B. Tafeln zur Deutung angeboten. Fällt eine Versuchsperson durch eine verlängerte Reaktionszeit oder durch andere Reaktionen auf, dann gilt dies als ein Hinweis auf einen „Schock". „Keine Höhenflüge!" fuhr er fort. „Alle, die Höhenflüge anstrebten, hielten nicht durch. Ich sammle mich und meditiere z. B. über das Evangelium. Dies gibt mir Lebenssinn und Kraft. Es kommt eine Verbindung, eine Nähe zustande, die mich befähigt, meine Mitbrüder zu ertragen, so gut es geht. Spiritualität ist der Weg, den ich gehe."

Ich rufe ein bekanntes Ehepaar an. Der ebenfalls 80 Jahre alte Mann meditiert täglich, die katholische Kirche hat er verlassen. Ihm stelle ich die gleiche Frage. Für einen Augenblick hält er die Luft an, dann sagt er: „Grenzenlose Offenheit." Die Ehefrau, sie ist im Raum anwesend und hat zugehört, ruft: „Wir haben einen Leib, eine Seele, einen Verstand, einen Geist und eine Spiritualität. Die ist ganz wichtig, doch keiner lebt sie."

Auch einer Frau, sie ist seit vielen Jahren an den Rollstuhl gefesselt und hing nie einer Religion an, stelle ich die Frage: „Für mich ist Spiritualität der Kosmos und alle gehören dazu. Jeder hat das in sich", so ihre Antwort. Diese Frau strahlt eine für mich gleichbleibende, mir nahezu unerklärbare Fröhlichkeit aus.

Vor 55 Jahren betreute ich verhaltensauffällige Jugendliche in einem Heim, dies auch während der Freizeit. Fernsehen gab es noch nicht, gelesen wurde kaum, meist lief ein Radio oder ein Plattenspieler bot eine andauernde Geräuschkulisse. Ein Jugendlicher saß meist allein neben der Tonquelle, schien zu dirigieren und hin und wieder mimte er einen Trommelwirbel, dies völlig unbeeindruckt vom Geschehen in der Gruppe. Einmal stellte ich mich für eine Weile neben ihn. Nach einiger Zeit sagte er: „Wissen Sie, für mich ist das so, wie wenn andere zur Kirche gehen."

Einer Kollegin, ich weiß um ihre besonderen Erfahrungen und geistigen Fähigkeiten, stellte ich auch die Frage. Ihre Antwort: „Herz auf, Kanal auf. Ich spüre ein Schwingen, das hell macht. Es schwingt nach

oben und in die Erde hinein. Es ist etwas, das alles durchdringt. Es ist hell und licht, eine Verbindung zwischen Himmel und Erde."

Bucher (2014, S. 62) ist der Frage nach dem spirituellen Verständnis der Menschen nachgegangen. Die Ergebnisse werden in Prozentwerten präsentiert und halten fest: Jede Antwort auf die Frage nach der individuellen, gelebten Spiritualität ist eine andere, muss auch unvergleichlich eine andere sein, ob sie institutionalisiert, glaubensbezogen, freidenkend oder erlebensorientiert ist. Es finden sich weitere Aspekte bei Utsch (2014, 29ff).

Jäger (2000, S. 26) beantwortet die Frage nach der Alltäglichkeit von Mystik, Leiblichkeit und Spiritualität mit einem Zitat von Josef Beuys:

» Mysterium findet am Hauptbahnhof statt.

⊙ **Spiritualität hat nichts damit zu tun, abgehobene, illusionäre Erfahrungen machen zu wollen (Samy 2014). Sie hat mit erlebter und erlebbarer Realität zu tun, geschieht in Beziehungen und nimmt Einfluss auf sie. Sie begleitet uns auf dem Weg zu unserem Wesen und kann deswegen als unbequem, zermürbend und trostlos empfunden werden.**

Vielleicht ist sie auch ein Gradmesser für unsere gesellschaftlichen Bedürfnisse, die Ängste und Bedrohungen und scheint heute vermehrt die Menschen zu beschäftigen. Es darf als Fortschritt gesehen werden, wenn die Wissenschaft sich der Spiritualität zuwendet. Wir begegnen spirituellen Menschen überall, unabhängig von Glauben, Alter und Weltanschauungen. Spiritualität hat unzählige Erscheinungsformen. Sie entwickelt sich zwischen den Menschen als eine Art gegenseitigen Gewahr-Werdens. Sich im konkreten Alltag, in den unterschiedlichen Stadien des Familienlebens ihrer bewusst zu sein, stellt sich als dauernde Herausforderung.

1.3.2 Gleichzeitigkeit in der Begegnung

Abstrakt bleibt alles, solange kein sinnlicher Bezug hergestellt werden kann. Dies trifft auch für den Begriff der Gleichzeitigkeit in Systemen zu. Wie kann ein Erfahrungsbezug für Systemangehörige hergestellt werden, der sie das gleichzeitige Auftreten naher oder entfernter Ereignisse erleben lässt? Der Begriff wird hier im engeren Sinne bei Paar- und Familiensystemen gebraucht, wo z. B. verbale Interaktionsformen von unterschiedlichem, identischem oder kontrastierendem Körperausdruck begleitet sein können. Solche Interaktionen sind bedeutsam, ohne zunächst bewusst zu sein.

Nach Roth und Strüber (2015, S. 201) können sensorische Reize einfach zu schwach und zu kurz sein, um die Großhirnrinde zu aktivieren und damit bewusst zu werden. Körperliche Reaktionen, motorischer, auch sensorischer Art, können dann auftreten, wenn z. B. im Gesprächskontakt Disharmonien bestehen. Wir erhalten über den Körper Hinweise und Signale, die wir zur bewussten Verbesserung der Interaktion und zur Harmonisierung von Belastungen und Störungen nutzen können. Belastungen und das gleichzeitige Auftreten von psychosomatischen Symptomen, das Aufbrechen von Konflikten bei Rollenwechsel und Lebensereignissen sind weitere Beispiele.

Gleichzeitigkeit heißt in einem System nicht gleich sein im Erleben. So werden Belastungen für die einen als bedrückend, für andere als fördernd, auch als stimulierend erlebt. Krisen und Ressourcen schließen sich nicht aus, können durchaus als eine Einheit gesehen werden. Die Stärkung wenig entwickelter oder geschwächter Lebensbereiche in einem System kann z. B. mit Zurückstellen und verminderter Aufmerksamkeit gegenüber besser entwickelten Bereichen ausgeglichen werden. Sind verbaler Ausdruck und körperliches Signal identisch? Das gleichzeitige Auftreten von bewussten und unbewussten Botschaften ist eine Wegleitung hin zur Wesensbestimmung der Familie. Wir haben uns bisher nicht mit diesen Signalen befasst. Was wollen sie uns sagen?

Beispiel 1: Widersprüchliche emotionale Signale

Eine Frau berichtet während einer Sitzung über wiederkehrende Gefühle von tiefer Trauer. Gleichzeitig rinnen ihr die Tränen über die Wangen, ohne dass ihr Gesicht seinen freundlich-lächelnden Ausdruck verliert. Auf die Frage, welchen Gesichtsausdruck sie jetzt wohl zeige, antwortet sie: „Einen traurigen!" Sie

erhält u. a. nach der Sitzung die Hausaufgabe, gelegentlich dann in den Spiegel zu schauen, wenn das Gefühl von Trauer aufkommt. Sie muss ihre Diskrepanz im Ausdruck wahrnehmen, sie muss selbst einfühlend die widersprüchliche Gleichzeitigkeit erfahren.

Situation

Die gleiche Frau sitzt in einer Paarsitzung ihrem Mann gegenüber. Sie beklagt sich, dass er sie gerade dann nicht ernst nehme, wenn sie traurig sei. Wiederum rinnen ihre Tränen, und der Gesichtsausdruck ist gleich wie in der Einzelsitzung. Auf meine Frage an den Partner, ob er nicht sehe, wie seine Frau traurig sei, meint er, sie lache ja immer.

In der ersten Situation haben wir einen freundlich-lächelnden, maskenhaften Gesichtsausdruck bei gleichzeitigem Fließen von Tränen. Der Frau ist sich des widersprüchlichen Ausdrucks nicht bewusst. Das limbische System des Gehirns, als Sitz des Unbewussten, lässt zwar Tränen fließen, es gelingt aber nicht, einen kongruenten mimischen Gesichtsausdruck entstehen zu lassen. In der Einzelsitzung wird sie darauf aufmerksam gemacht und kann darauf den Bewusstmachungsprozess einleiten. In der zweiten Situation ist die Gleichzeitigkeit der Botschaften auch vorhanden, diesmal aber auch als eine doppelbödige Adressbotschaft, die einmal so, einmal so aufgefasst werden kann. Der Partner muss sich in dieser Situation die Frage stellen, welches die wesensentsprechende Botschaft ist. Es ist aber auch möglich, dass sich zwei widersprüchliche „Informationen" für den Partner neutralisieren. Weiter werden bei ihm u. U. Zentren aktiviert, die emotionale Erinnerungen gespeichert haben. Er zieht den fröhlichen Ausdruck vor. Die Gleichzeitigkeit im Auftreten zweier Gefühlsäußerungen bedarf jetzt der gegenseitigen Klärung mit Unterstützung der beratenden Person.

Beispiel 2: „Wir haben gespürt, was der Familie fehlt"

Eine vierköpfige Familie, die Eltern sind um die dreißig Jahre alt, kommt mit ihren drei und vier Jahre alten Kindern in die Beratung (Dold 2010, S. 296). Vorauszuschicken bleibt, dass in meiner Praxis immer auch ein Sandkasten mit allgemeinem und speziellem „Spielmaterial" vorhanden war. Die Eltern äußeren sich über andauernde Streitereien und beiderseits vorhandene Belastungen in der Berufsarbeit. Gleichzeitig „spielen" die Kinder am Sandkasten und bringen nach geraumer Zeit sandgefüllte Essgeschirrlein und bieten sie den Eltern und dem Berater zum Essen an. Dieser Vorgang wiederholt sich.

Die beiden Kinder sind verbal und wissend nicht in der Lage, die aktuelle Wesensbotschaft an die Familie zu richten. Aus einem inneren Gespür heraus – vom Verstand her ist der Zugang noch verwehrt – erfolgt eine Mitteilung an alle anwesenden Erwachsenen. „Während Ihr gesprochen habt", so könnten sie uns etwa sagen, „haben wir gespürt, was der Familie fehlt. Es fehlt die Zeit für Genährt-Werden. Das müssen wir Euch immer wieder mitteilen." Die Kinder, haben einen noch ungehinderten Zugang zu dem, was das Wesen der Familie ausmacht. Deshalb können sie auf den Weg, auf die Weiterentwicklung der Familie hinzuweisen. „Es geht nur, wenn wir wieder Zeit haben uns gegenseitig zu ‚nähren'!"

Treten verbalen Mitteilungen und z. B. Impulsbewegungen gleichzeitig auf, haben wir wie bei Versprechern Hinweise auf nichtbewusste Anteile bei Einzelpersonen oder im Beziehungssystem. Für die beobachtende Person, so sie persönliche Erfahrungen gesammelt hat, ergeben sich aus dieser inadäquaten Koinzidenz heraus Möglichkeiten, das System durch entsprechende Interventionen davon in Kenntnis zu setzen.

1. Mit einem Aufmerksam-Machen, wobei z. B. die Impulsbewegung wiederholt gespiegelt wird, ist ein einfühlbares Bewusstmachen im Beziehungssystem möglich.
2. Dies führt zu einem Synchronisieren der Botschaften. Verbaler Ausdruck und Körperausdruck werden assoziiert und als Erfahrungsschatz gespeichert.
3. Ist eine Person authentisch im Ausdruck, fördert dies eine Klärung in der Kommunikation. Es kann aber auch ein Bewusstmachungsprozess beginnen, der zu einem Akzeptieren von Widersprüchlichem bei gleichzeitigem Bestehen von Ungleichheiten im System führt.

Eine Gleichzeitigkeit von Ereignissen treffen wir immer in Systemen an. Sie ist in allen Lebensphasen,

in Kommunikation und Interaktion beobachtbar. Meist führt sie uns zu den unbewussten Inhalten in Beziehungen und ermöglicht es einem System, den Weg zur Selbstverwirklichung zu finden.

1.3.3 Zirkularität

> Kommunikation ist als ein zirkulärer nicht linearer Prozess zu sehen (Schwing und Fryser 2007, S. 42), als ein bewusstes Verwirrung-Stiften (Ludwig 1983, S. 90), als ein Regelkreis, der eingebundenes Verhalten in einem Kreislauf sichtbar werden lässt (Schlippe und Schweizer 2007, S. 118). Will man menschliches Verhalten verstehen, muss man lernen, in vollständigen Kreisläufen zu denken (Bateson 1983, S. 589).

Simon und Stierlin (1984, S. 393) definieren Zirkularität als: „Eine Folge von Ursachen und Wirkungen, die zur Ausgangsursache zurückführt und diese bestätigt und verändert. Dasselbe gilt für die Prozesse des Argumentierens und logischen Schließens."

Eine Familiendynamik wirkt sich immer vernetzt in einem Beziehungsfeld aus. Konflikte können oft nur dann angegangen werden, wenn es gelingt, dieses Verhängt-Sein wenigstens teilweise offenzulegen. Diesem Zweck dient das zirkuläre Befragen. Dies muss keineswegs nur auf verbal geäußerte Inhalte beschränkt sein, sondern sollte durchaus den körperlichen Bereich miteinbeziehen. Gerade die Hirnforschung konnte belegen, dass z. B. kommunikative Signale wie Mimik und Gestik für das Erkennen und Erleben von emotionalem Ausdruck unbestritten sind (Roth und Strüber 2015, S. 73ff.). Was zirkulär im Zentralnerven-System bei der Einzelperson stattfindet, zeigt sich in Resonanz interaktionell. Dies geschieht, so die Autoren Roth und Strüber (2015, S. 64), keineswegs nur im Bewussten.

Beispiel: Spannungsschmerzen
1. Situation
Ein Familienvater beklagt sich über Spannungsschmerzen im Nacken- und Schulterbereich, derentwegen er bereits in physiotherapeutischer Behandlung ist. Der Therapeut hatte ihm angedeutet, dass seine Schmerzen psychischen Ursprungs und somit

nicht ausschließlich mit einer manuellen Therapie behebbar seien.

2. Situation

Die Behandlung findet in der Familienberatung eine Fortsetzung. Der Klient kommt mit der ganzen Familie. Vier Personen sind anwesend. Auch mit allen zusammen werden die Schmerzen des Vaters thematisiert.

Durch **zirkuläres Befragen** wird der Familie Vaters Schmerzzustand verdeutlicht. Fragen an den Sohn: „Wollen Sie einmal Ihre Mutter fragen, was sie über Vaters Schmerzen denkt?" Oder: „Wie empfindet wohl Ihre Schwester den Schmerzzustand Ihres Vaters?" Oder: „Was denkt die Mutter wohl, wie ihre Tochter über die Schmerzen des Vaters denkt."

Der verbal begonnenen zirkulären Runde kann durchaus eine **zirkuläre körperorientierte Runde** folgen. „Wir versetzen uns in den Verspannungszustand, mimen Vaters oder des Partners Körperhaltung. Alle sprechen dann reihum über den selbsterlebten Spannungszustand."

Wenn der **Schmerz personifiziert zu allen in der Runde spricht**, kann das ebenso spannend werden, wie wenn reihum die Kopfhaltung des Vaters imitiert wird. Mutter und Kinder sprechen in der Rolle des Schmerzes zum Vater. Der Vater antwortet allen, die sich mit den Schmerzen identifizierten. Ob es beim Vater zu einem bewussten Erleben der interaktionellen Zusammenhänge kommt und die Familie ihren Anteil und das Mitbeteiligt-Sein erfährt, ist oft dem bewusstem Zugriff verwehrt.

Auch bei zirkulären Abläufen gibt es einen Teil, der dem Bewussten nicht zugänglich ist. Ein Traumbericht soll das veranschaulichen. Der Träumende unterzog sich der Bearbeitung seiner Familienproblematik, und während dieser Zeit hatte er folgenden Traum.

Beispiel: Zirkularität und Unbewusstes

Mit einer Reisegruppe fuhr er nach Paris und stieg dort vor dem Hotel aus, um dann auf eigene Faust die Stadt zu erleben. Bald war er in prächtigen Straßen mit hohen Häuserfassaden, deren weiße Wände durch schmucke Erker und grüne Pflanzen belebt waren. Es luden ihn eine Reihe junger Männer auf einen Pritschenwagen ein. Man unterhielt sich, fuhr durch Vergnügungsviertel, dabei wurde wiederholt die Frage nach dem Aufenthaltsort des Bummlers gefragt. Dem wurde dabei erst unterwegs bewusst, dass er weder den Namen des Hotels, noch Namen oder Adresse der Reiseleitung kannte, nicht einmal an das Hotelgebäude konnte er sich erinnern. So war es den jungen Leuten nicht möglich, ihn zu seinem Bestimmungsort zu bringen.

Er stand allein auf einem großen Platz, das Gefährt mit den Männern war verschwunden. Wie sollte er zum Bestimmungsort zurück ohne Anhaltspunkte kommen? Es war ihm auch nicht möglich Hilfe zu suchen. Es fehlten jegliche Koordinaten. In einiger Entfernung sah er Notre Dame, wobei einer der Türme – im Gegensatz zur Wirklichkeit – einen Helm hatte. Etwa in Augenhöhe zeigte sich ihm in großen, roten Lettern, in Richtung Kathedrale geschrieben, das Wort HOMME. Es war der Name des Hotels, der Ausgangspunkt seiner Tagesreise und nur wenige hundert Meter von seinem Standort entfernt.

Damit war der Kreis geschlossen und der Beweis erbracht, dass auch Träume uns zirkulär zu unserer Bestimmung führen können. Die Reisegruppe, von der er sich trennte – seine Familie – verließ er, und er bedurfte der Traumführung, um wieder nach Hause zu finden.

Systemisch versus ganzheitlich – Einstimmung auf die weiteren Themen
Die Sinnsuche in Systemen, der achtsame Umgang mit gleichzeitig auftretenden Ereignissen in Beziehungen, das bewusste Einbeziehen meditativer Übungen im Alltag geben nicht nur eine Antwort auf eine einseitige Bevorzugung rationalen Denkens in unserer Gesellschaft mit einem breiten Spektrum an Belastungen im Gefolge, sondern bieten auch die Möglichkeit, unsere steuernden biologischen Zentren nachhaltig zu verändern. Zudem stärken meditative Praktiken unser Selbstgefühl für die Außenwelt und spirituelle Lebensbereiche und helfen den Menschen, feinfühliger für die Gefühle anderer zu werden (Newberg und Waldman

2010, S. 86, 87f.). Auf dem Hintergrund dieses Bewusstseins ergibt es Sinn, auch die Lebensphasen einer Familie bewusst anzugehen, wohl wissend, dass Fragen nach dem Wesen einer Person oder einer Beziehung nicht mit dem Willen erzwungen, sondern nur in einer erwartungsvollen, hoffenden Haltung angegangen werden können.

Literatur

Groddeck, G., & Freud, S. (1974). *Briefe über das Es*. München: Kindler.
Plesse-St. Clair, G. (2011). *Orgodynamik, Menschen multidimensional begleiten*. Bad Heilbrunn: J. Klinkhardt.
Schlippe, A. V., & Schweizer J. (2007). *Lehrbuch der systemischen Therapie und Beratung*, 10. Aufl. Göttingen: Vandenhoeck & Ruprecht.
Stvon Sydow, K., Beher, St., Retzlaff, R., & Schweitzer, J. (2007). *Die Wirksamkeit der Systemischen Therapie/Familientherapie*. Göttingen: Hogrefe.

Literatur Abschn. 1.1

Dell, P. F. (1982). Beyond homeostasis: Toward a concept of coherence. *Family Process, 21*, 21–41.
Dührssen, A. (1971). *Psychotherapie bei Kindern und Jugendlichen*. Göttingen: Vandenhoeck & Ruprecht.
Guntern, G. (1980). Die kopernikanische Revolution in der Psychotherapie: der Wechsel vom psychoanalytischen zum systemischen Paradigma. *Familiendynamik, 5*, 1, 3ff.
Lewin, K. (2012). *Feldtheorie in den Sozialwissenschaften*. Bern: Huber.
Ludewig, K. (1983). Die therapeutischen Intervention – eine signifikante Verstörung der Familienkohärenz in therapeutischen System. In K. Schneider (Hrsg.), *Familientherapie in der Sicht psychotherapeutischer Schulen* (S. 78–95). Paderborn: Junfermann.
Richter, H. E. (1970). *Patient Familie*. Reinbek: Rororo.
Richter, H. E. (2012). *Eltern, Kind und Neurose*, 2 Aufl. Reinbek: Rororo.
Schelling, W. (1985). *Lebensgeschichte und Dialog in der Psychotherapie*. Göttingen: Vandenhoeck & Ruprecht.
Stierlin, H. (1979). *Von der Psychoanalyse zur Familientherapie*, 2 Aufl. Stuttgart: Klett-Cotta.

Literatur Abschn. 1.2

Bauer, J. (2011). *Warum ich fühle, was du fühlst. Intuitive Kommunikation und das Geheimnis der Spiegelneurone*. München: Heyne.
Bleckwedel, J. (2015). *Systemische Therapie in Aktion*. Göttingen: Vandenhoeck & Ruprecht.
Capra, F. (2006). *Das Tao der Physik. Die Konvergenz westlicher Wissenschaft und östlicher Philosophie*. Frankfurt am Main: Barth.
Fehrenbach, M. (2006). *Kneipp von A-Z: das Gesundheitsbuch für alle*. München: Ehrenwirth.
Groddeck, G., & Freud, S. (1974). *Briefe über das Es*. München: Kindler.
Jürgens, G. (1983). Überblick zur Familientherapie: Ausbildung, berufliche Situation, Supervision. In Ch. Schneider (Hrsg.), *Familientherapie in der Sicht psychotherapeutischer Schulen* (S. 438–462). Paderborn: Junfermann.
Klofat, H. (2009). *Sebastian Kneipp – Idee, Überzeugung und Lehre*. Altusried: Franz Brack
Kriz, J. (2014). Berufliche Zugänge. Psychologie. In T. Levold, & M. Wirsching (Hrsg.), *Systemische Therapie und Beratung – das große Lehrbuch* (S. 24–27). Heidelberg: Carl-Auer.
Liddle, H. A. (2009). *Multidimensional family therapy for adolescent drug abuse*. Clinician's Manual Center City: Hazelden Publishing Co.
Liddle, H. A. (2010). Treating adolescent substance abuse using multidimensional family therapy. In J. Weisz, & A. Kazdin (Hrsg.), *Evidence-based psychotherapies for children and adolescents*. New York: Guilford Press.
Maurer, Y. (2004). *Zu innerer Kraft und Energie durch körperzentrierte Psychotherapie*. Zürich: IKP.
Maurer, Y. (2006). *Der ganzheitliche Ansatz in der Psychotherapie*. Wien: Springer.
Maurer, Y. (2010). Die spirituelle Lebensdimension als Ressource in der Körperzentrierten Psychotherapie. In: A. Künzler et al. (Hrsg.), *Körperzentrierte Psychotherapie im Dialog*. Wien: Springer.
Newberg, A., & Waldman, M. R. (2010). *Der Fingerabdruck Gottes. Wie religiöse und spirituelle Erfahrungen unser Hirn verändern*. Gütersloh: Random House.
Plesse-St. Clair, G. (2011). *Orgodynamik, Menschen multidimensional begleiten*. Bad Heilbrunn: J. Klinkhardt.
Roth, G., & Strüber, N. (2015). *Wie das Gehirn die Seele macht*. Stuttgart: Klett-Cotta.
Satir, V. (1978). *Familienbehandlung, Kommunikation und Beziehung in Theorie, Erleben und Therapie*. Freiburg: Lambertus.
Satir, V. (1995). *Meditations and inspirations*. Berkeley: Celestial Arts.
Schlippe, A. V., & Schweizer J. (2007). *Lehrbuch der systemischen Therapie und Beratung*. Göttingen: Vandenhoeck & Ruprecht.

Literatur Abschn. 1.3

Bateson, G. (1983). *Geist und Natur*. Frankfurt am Main: Suhrkamp.
Bentrup, M., & Kupitz, G. (2015). *Rituale und Spiritualität in der Psychotherapie*. Göttingen: Vandenhoeck u. Ruprecht.
Bucher A. (2014). *Psychologie der Spiritualität*. Weinheim: Beltz.
Dold, P. (2010). Paare und Familien im Raum. In A. Künzler, et al. (Hrsg.), *Körperzentrierte Psychotherapie im Dialog* (S. 291–302). Heidelberg: Springer.
Fehrenbach, M. (2006). *Kneipp von A-Z: das Gesundheitsbuch für alle*. München: Ehrenwirth.

Jäger, W. (2000). *Die Welle ist das Meer*. Freiburg: Herder.

Ludwig, K. (1983). Die therapeutische Intervention – eine signifikante Verstörung der Familienkohärenz im therapeutischen System. In K. Schneider (Hrsg.), *Familientherapie in der Sicht psychotherapeutischer Schulen* (S. 78–95). Paderborn: Junfermann.

Maurer, Y. (2006). *Der ganzheitliche Ansatz in der Psychotherapie*. Wien: Springer.

Newberg, A., & Waldman, M. R. (2010). *Der Fingerabdruck Gottes. Wie religiöse und spirituelle Erfahrungen unser Hirn verändern*. Gütersloh: Random House.

Roth, G., & Strüber, N. (2015). *Wie das Gehirn die Seele macht*. Stuttgart: Klett-Cotta.

Samy, A. (2014). *ZEN – Der große Weg ist ohne Tor*. Bielefeld: Theseus.

Schlippe, A. V., & Schweizer, J. (2007). *Lehrbuch der systemischen Therapie und Beratung*. Göttingen: Vandenhoeck & Ruprecht.

Schmidt, St. (2015). Der Weg der Achtsamkeit. Vom historischen Buddhismus zur modernen Bewusstseinskultur. In B. Hölzel, & Chr. Brähler (Hrsg.), *Achtsamkeit mitten im Leben*. München: O. Barth.

Schwing, R., & Fryser A. (2007). *Systemisches Handwerk*. Göttingen: Vandenhoeck & Ruprecht.

Simon, F. B., & Stierlin, H. (1984). *Die Sprache in der Familientherapie: ein Vokabular*. Stuttgart: Klett-Cotta.

Utsch, M. (2014). Begriffsbestimmung: Religiosität und Spiritualität. In M. Utsch, R. M. Bonelli, & S. Pfeifer (Hrsg.), *Psychotherapie und Spiritualität* (S.25–34). Heidelberg: Springer.

Therapeutische Ausgestaltung der sechs Lebenszyklusphasen

P. Dold

© Springer-Verlag Berlin Heidelberg 2017
P. Dold, *Paar- und Familienberatung*, Psychotherapie: Praxis,
DOI 10.1007/978-3-662-50482-6_2

2.1 Grundlagen der systemischen Therapie

„Die **systemische Therapie** ist ‚angekommen'" (Wirsching und Levold 2014, S. 544; Hervorhebung durch den Autor). Sie wird von beiden Autoren als eigenständiger Ansatz bezeichnet, wenn auch in der Öffentlichkeit noch bedeutungsgleich mit der Paar- und Familientherapie gesehen. Die Theorie in unserem ganzheitlichen Ansatz wird anhand von Beispielen erläutert und nimmt Bezug zur Fachliteratur.

> ❯ Eine Theorie, die sich als ganzheitlich versteht, muss flexibel und anpassungsfähig und keinem festschreibenden Dogmatismus unterstellt sein.

Der Familienkörper ist thematisch einbezogen, da seine Bedeutung für die Entwicklung von Systemen nicht zur Diskussion steht und gerade er Hinweise für unbewusst ablaufende Prozesse anbietet: Voraussetzungen zu Veränderungen. Das breite Feld der Psychosomatik ist Beweis dafür.

2.1.1 Ressourcen und Störungen

Ressourcen und Störungen stellen sich uns als ein voneinander abhängiges Ganzes dar. Verstärke ich die eine Seite, schwäche ich die andere. Bekämpfe ich ein Übel, mobilisiere ich Gegenkräfte. Ressourcen und Störungen sind in einem System allgemein polar-gleichzeitig vorhanden. Störungen als ein Doppelbild wahrzunehmen heißt, die Auseinandersetzung mit Belastungen als eine Herausforderung anzunehmen und an ihnen zu wachsen. So mobilisiert Belastendes innewohnende Kräfte.

Das hat nichts mehr mit dem zu tun, was ursprünglich von (Richter 1970) noch als Paar- oder Familienneurose erkannt wurde. Eine gefühlte System- auch Körperdiagnose kennt keine psychopathologischen Begriffe. Ein Konzept, das durch Interaktion und Kommunikation zu einer Systemstruktur führt, hat sich ganz von klinischen Diagnosebildern verabschiedet.

Sulz (2011), der zur Beziehungsdiagnose in kognitiv-behavioralen Therapien schreibt, stellt Fragen zu interaktionalen Mustern. Die 33 Fragen betreffen nicht nur Ressourcen, sondern ebenso Therapieziele, Methoden sowie Techniken, Therapiedauer und Auswertung.
- Wie wirke ich auf ihn/sie?
- Er/sie reagiert auf das, was ich mit ihm mache.
- So wirkt er/sie auf mich.
- Ich reagiere auf das, was er/sie mit mir macht.

So gelangt er zu Interaktionsmustern wie:
- Autonomie gewähren, wegsehen → Beaufsichtigen, Kontrolle ausüben
- Ignorieren, vernachlässigen → Bestätigen, verstehen
- Zurückweisen, angreifen → Umsorgen, pflegen
- Herabsetzen, beschuldigen → Helfen, beschützen

Servan-Schreiber (2006, S. 36) verifiziert die erlebnisorientierte Einschätzung von Systemen, wenn er über das kognitive und emotionale Gehirn schreibt, dass das emotionale Gehirn den Körper besser kennt und wir also über den Körper leichter an die Gefühle kommen als über die Sprache. So bilden und prägen emotionale Interaktion und Kommunikation Körper- und Beziehungsstrukturen. Wirsching und Levold (2014, S. 548) halten fest, dass methodenspezifische, vergleichende Wirksamkeitsstudien bei der Behandlung von Depressionen aus systemischer Sicht unsinnig sind.

Levold (2014, S. 143) kommt, im Hinblick auf relationale Diagnostik zu einer bemerkenswerten Synthese. Es „ … dürfte Einigkeit darüber herrschen, dass als Minimalforderung an eine systemische Diagnose gilt, Beziehungen und Kontext einzubegreifen, innerhalb derer Symptome und Probleme überhaupt erst eine Bedeutung erhalten können."

Beispiel: Störungsbild bei Jungen

In einer fünfköpfigen Familie kam der jüngste Sohn, vermutlich wegen einer röntgenologischen Untersuchung während der Schwangerschaft, mit einer Hirnschädigung zur Welt. Die geistige Entwicklung war gegenüber seinen beiden älteren Geschwistern, die eine akademische Laufbahn beschritten, auf die Stufe von noch schulisch bildungsfähig reduziert. Zum Zeitpunkt der Einschulung ergaben sich Auffälligkeiten. Er prügelte sich mit Mitschülern, störte vor allem bei Situationen, die ihm neu waren und wo er sich an keiner vorhandenen Struktur orientieren konnte. So mussten in der Therapie, dies zusammen mit den Geschwistern, verhaltensorientiert z. B. das Warten auf den Schulbus, Einsteigen, Platz nehmen, der Weg vom Bus in die Schule, das gleiche wiederum auf dem Heimweg, eintrainiert werden.

Die ganze Familie bedurfte der Information über die Typik der organischen Auffälligkeit ihres Jüngsten und zwang das System dazu, Kommunikationsmuster zu verändern. Es drängt sich bei typischen Störungsbildern auf, die Belastungen und Ressourcen aller Familienangehörigen einzubeziehen (Lenz und Jungbauer 2008, S. 15).

Legt man ein mehrdimensionales Einschätzungsmodell der Beurteilung von Ressourcen und Störungen von Systemen zu Grunde, stellen sich Fragen, die nicht nur auf das Hinterfragen von Diagnosen abzielen (Borst 2003), sondern auch die Lebensbereiche des Alltags wie Gesundheit, Wohnen, Arbeit, Essen, Beziehungen, Beschäftigungen usw. einbeziehen. Danach können Fragen gestellt werden wie:

- Was gelingt der Familie wo am besten?
- Wie erklären die Familienangehörigen das?
- Was ist ihr Beitrag?
- Wo fühlen sie sich wohl und mit wem?
- Was macht Spaß?
- Auf was haben sie Lust, worüber freuen sie sich, und was können sie genießen?

Es empfiehlt sich, erfolgreiche Bewältigungsmuster in den unterschiedlichsten Lebensbereichen dem System bewusst zu machen, das bringt dem System den Kraftschub, den es braucht, um den Transfer zu den Bereichen herzustellen, die herausfordern und kräfteintensiv sind.

- Dem werden wir uns stellen.
- Wir haben Kraft.
- Zusammen sind wir stark.
- Wir werden sehen, wozu wir fähig sind!

2.1.2 Therapieziele

Das Festlegen von Zielen ist eng mit dem Erkennen der Ressourcen und Belastungen im System verknüpft. Es gibt Familien und Paare, die genau wissen,

was sie wollen, und das scheinbar auch exakt formulieren. „Wir wollen an unserer Beziehung arbeiten. Es geht alles so problemlos bei uns, wenn es so weiter geht, gehen wir auseinander. Ich möchte eine lebendige Beziehung. Seit er eine Außenbeziehung hatte, ist das für uns ein Dauerthema. Sie holt sich wegen jeder Bagatelle Rat bei ihrer Mutter, wen habe ich geheiratet? Das aggressive Verhalten unseres Sohnes dulden wir nicht mehr. Wenn er von der Arbeit nach Hause kommt, kontrolliert er alles, das halte ich nicht mehr aus." Dennoch sind diese Formulierungen allgemein, zu wenig griffig und müssen sich konkret festmachen lassen (Schwing und Fryszer 2007, S. 108 und 145):

- „Um welche Zeit kommt Ihr Mann nach Hause, dies immer exakt gleich?
- In welcher Stimmung ist er dann? Kann sich das auch ändern? Wann z. B.?
- Was kritisiert er dann?
- Wie wirkt das auf Sie? Und wie reagieren Sie und die Kinder?
- Wollen wir konkret auf diese Situationen eingehen?"

Andere Paare kommen und nützen die Gelegenheit, einmal das, was sich schon über lange Zeiträume angestaut hatte, los zu werden: sprechen können, entleeren können ist oberstes Ziel. „Das war das beste Gespräch, das wir bei Ihnen hatten!" Beim Therapeuten war Zuhören und Dabeisein und keine Meinungsäußerung noch eine Beurteilung gefragt. „Bei Ihnen sprechen wir in einer Sitzungsstunde mehr miteinander als zu Hause während einer ganzen Woche."

Ziele festlegen, informieren und dann wie angehen? Bei jeder Situation stellt sich die Frage neu.

Beispiel: Ehekrise durch Alkohol

Ein Mann kommt mit seiner Frau, die von ihm sagt, dass er ein Alkoholiker sei. Er leugnet gewandt, führt gelegentliche Bierchen oder auch einmal etwas Klares als nebensächlich an. Seine säuerliche Ausdünstung, deutlich riechbar schon zu Sitzungsbeginn, könnte rasch dazu missbraucht werden, ihn als Alkoholiker zu überführen. Essigsäure ist das letzte Abbauprodukt des Alkohols im Körper. Kann er die Sorge seiner Frau verstehen? Für sie ist die Beziehung in Gefahr. „Du warst ein anderer, so möchte ich dich wieder haben."

Sollen die Fehleinschätzungen, wie wir sie bei Süchtigen hinsichtlich ihrer körperlichen, leistungsmäßigen und emotionalen Belastbarkeit oft vorfinden, zielführend angesteuert werden? Geht es hier um die Beziehung und darum, wie sie verbessert werden kann? Wer von Anfang an schuldig gesprochen wird, neigt dazu auszuscheren, so kann der Erwartung, Ziele festzulegen, nicht entsprochen werden. Solche Ziele gilt es möglichst schnell zu beseitigen.

Ziele können sich ändern. „Wir hatten uns vorgestellt, Sie würden uns, da wir Schwierigkeiten im Sexuellen hatten, genaue Anweisungen und Techniken vermitteln, stattdessen haben sie ganz einfache Berührungsübungen mit uns gemacht, doch das hat geholfen." Anfänglich klar formulierte Ziele können im Laufe einer Beratung oder Therapie deshalb wieder geändert werden, weil Faktoren auftauchen, die zu Beginn nicht bewusst waren.

Beim Festlegen von Therapiezielen geht es um deren Gegenstand, die Muster, Interaktionsverhältnisse, Befindlichkeiten psychophysischer und sozialer Art. Damit verbunden können auch Vorstellungen von Wachstum, Veränderung und Optimierung sein. Dennoch beinhaltet das Formulieren und Festlegen von Therapiezielen einen Prozess, gegenseitiges Einvernehmen und Verpflichtungen spielen eine Rolle.

Keine Ziele? Sollte man handeln oder nicht handeln? „Ich wollte Ihnen so oft schreiben, einen Termin abmachen, habe es immer wieder verschoben. Im Nachhinein muss ich sagen: Es hat gewirkt." Unterwegs sein, sich mit dem und denjenigen beschäftigen, die anwesend sind, präsentiert eine besondere Art der Zielvorstellung. In die gleiche Richtung geht folgender Kurzdialog:

- **Therapeut:** „Was haben Sie sich für die heutige Sitzung vorgenommen, woran wollen Sie arbeiten?"
- **Klientel:** „Eigentlich haben wir uns für heute nichts vorgenommen. Wir haben gedacht, das wird sich aus unserem Gespräch ergeben."

Das Ziel liegt in der Interaktion und entwickelt sich dialogisch. Wir tragen Ziele in uns und über den Dialog kommen sie zum Vorschein, gelangen sie ins Bewusstsein, werden real. Innewohnende Ziele und Bestimmungen führen uns in der dialogischen Auseinandersetzung zu unserem Lebenssinn.

2.1.3 Methoden und Techniken

Methoden und Techniken bringt unser Klientel mit. In der Art, wie sich Strukturen gebildet, Muster eingeschliffen, Homöostasen verfestigt haben, erhalten wir Entwicklungskonzepte und Entstehungsbedingungen. Wenn wir lernen, wie auch traumatische Erfahrungen, erschütternde Lebensereignisse ihre Bewältigungsformen in sich einschließen, ist es möglich, uns gelassen, voll Vertrauen und Zuversicht auf diese Themen einzulassen.

Welche Personen (Paare, Familien), welche Methoden, welche Interventionen? Welche Therapeutinnen, welche Therapeuten? Ein multiples „Spiel" unbeschränkter Varianten: verbal zirkulär gefragt, körperbezogen interveniert, von den Kindern als den „Kleinsten" im System ausgehend, handlungsbezogen, außen oder innenorientiert, Spiele, psychodramatische Gestaltungen, skulpturierend, unter Einbezug von Räumlichkeiten, Mobiliar, provozierend, umgestaltend, strukturierend, aufweichend, die Liste ließe sich endlos fortsetzen. Es gibt nicht die Methode, wie es auch nicht das Paar und die Familie gibt. Es gibt immer wieder Methoden, die auf kreativem Weg neu erfunden werden. Spaß sollten sie auch machen, denn der ist wie ein warmer Mai-Regen auf empfindliche Pflänzchen oder in Analogie zu Gerald Hüther eine begeisternde Stimulans für unsere Hirnzellen.

Es sei hier keineswegs einem Wildwuchs das Wort geredet. Methoden wollen erlernt, eintrainiert, überprüft, unter Fachleuten besprochen werden. Immer wieder bedürfen sie der Anpassungen, weil wir wissen, dass keine therapeutische Situation gleich ist, keine lässt sich identisch wiederholen. Es tut gut, unsicher zu sein, ungewiss darüber, was wirkt und wie lange oder nach welcher Zeit überhaupt. Es hat genau das nicht gewirkt, was als wirksam bezeichnet wurde, was dann?

Wann sind welche Methoden anzuwenden und wann sind welche schädlich? Wann auflösen, verstören, strukturieren, wann öffnen, wann stärken? Wenn die Methode darin besteht, nur noch Unabänderliches zu akzeptieren, kann ich mich noch verändern, wenn dies beim gegebenen Umfeld und bei vorhandenen Umständen nicht mehr möglich ist? Wir sehen und beobachten Abläufe, welche Methoden sollten hier angewandt werden?

Über die Anwendung und Wirksamkeit von Methoden haben Schwing und Fryszer (2007, S. 173) Prinzipien vorgestellt, die für das Gelingen von Veränderungsprozessen Voraussetzung sind. Es sind dies:

- ▬ Schaffen von Stabilitätsbedingungen,
- ▬ Identifikation von Mustern des relevanten Systems,
- ▬ Sinnbezug und Synergität herstellen und erhöhen,
- ▬ Kontrollparameter finden und Energetisierung ermöglichen,
- ▬ Destabilisierung, Fluktuation verstärken,
- ▬ Resonanz/Synchronisieren,
- ▬ Gezielte Symmetrieberechnung ermöglichen,
- ▬ Re-Stabilisierung.

> ❯ Ohne entsprechenden Auftrag und Kontakt mit den Klienten sollten keine Methoden und Interventionen eingesetzt werden (Schwing und Fryszer 2007, S. 175).

2.1.4   Therapiedauer und Auswertung

Daten über Wirkung und Dauer sowie die Auswertung der Ergebnisse sind nur synergetisch zu gewinnen. Schiepek (2014, S. 531 und 534ff.) bringt ausführliche Vorschläge aus denen sich Daten gewinnen lassen.

- ▬ Tagebucheintragungen,
- ▬ Textanalysen,
- ▬ Therapieskripte und
- ▬ Videoaufzeichnungen.

Besondere Beachtung verdient der Hinweis von Schiepek auf das synergetische Navigationssystem (SNS). Mit ihm, so der Autor, ist die Eingabe von Daten (z. B. Selbsteinschätzungen) zu fast beliebigen Zeitpunkten möglich, dabei können „Items und Fragebogen für die Datenerfassung sehr flexibel an den Zweck der Erhebung angepasst werden können." Der von Schiepek u. a. 2012 entwickelte Therapieprozessbogen lässt sich auch für die Verlaufserfassung von Paar- und Familienprozessen einsetzen.

Ich habe mit dem Scenoinventarium (Dold 1989) wiederholt während eines längeren Therapieverlaufes Familienaufstellungen machen lassen, desgleichen ließ ich Familienzeichnungen wiederholen und konnte z. T. markante Veränderungen im Entwicklungsprozess feststellen. Im bildhaften Ausdruck ließen sich Veränderungen in Positionen, in Nähe-Distanz-Verhältnissen und in Interaktionsmustern erkennen.

Alle bisherigen Methoden zeigen keine Auswertungsvorschläge, was die körperlichen Veränderungen betrifft. Psychosomatische Symptome wie Schlafstörungen, muskuläre Verspannungen und deren Ausschleichen, Reduktion bei Suchtverhalten und Stress sind Indikatoren für Veränderungen. Möglicherweise bereitet es keine Schwierigkeiten, diese Daten zukünftig im SNS unterzubringen.

Nachweislich zeigen Träume in der Paartherapie, dass auch sie Hinweise für Veränderungen anzeigen, denn parallel zum bewussten Beziehungsleben schafft das Unbewusste Ausdruck für dynamische Vorgänge (Dold 1996). Nell (1976) fand in den Träumen von Paaren die Indikatoren für die partnerschaftliche Entwicklung. Geht es hier um Resonanz, um Partikel oder bereits um messbare Quantenübertragung?

Zusammenfassung
Die ganzheitlich orientierte systemische Theorie und Praxis vollzieht eine Abkehr von der Verwendung ausschließlich kognitiver und sprachlicher Methoden und Interventionen hin zu emotionalen, körperorientierten und sinnstiftenden. Diese Kombination erhöht den Wirksamkeitsgrad. Ein zentrales Ressourcenprinzip heißt: Zuerst nähern und stärken und erst dann Einsatz fordern. Auf dem Weg zum Ziel Begleitung sein zu dürfen gehört zu den großen Gnaden therapeutischer und beratender Tätigkeit. Ohne entsprechenden Auftrag und Kontakt mit den Klienten sollte es keinen Einsatz von Methoden und Interventionen geben (Schwing und Fryszer 2007, S. 175). Unabhängig davon, mit welchen Methoden ausgewertet wird, ein selbstreflektierendes Nacharbeiten von Therapieprozessen ist unentbehrlich.

2.2 Zu den Wurzeln: Herkunftsfamilien

2.2.1 Themen und Theorieschwerpunkte

Welche Aspekte bisheriger systemischer Herkunftsfamilientheorien sind zu beachten?

„Störungen und Konflikte in der Kindergeneration ergeben sich regelmäßig aus unbewussten Konflikten zwischen Eltern und Großeltern bzw. Partnern und ihren Eltern. Konflikthaftes Verhalten wird an seinem Ausgangspunkt gesucht, dort wiederbelebt, ausgetragen und nach Möglichkeit verwandelt, so dass Struktur wieder Interaktion wird (Sperling 1983, S. 301)." Für das, was bereits in der Praxis evident war und in der Beratungsarbeit schon immer gespürt wurde, haben Borzormenyi-Nagy und Spark (1973) das theoretische Konzept der Loyalitätsbindungen über mehrere Generationen auf ihre prägenden Wirkungen hin untersucht.

Begriffe wie Loyalitätsbindungen und Loyalitätsverstrickungen, unsichtbare Bindungen, Verdienstkonten und Delegation erwecken den Eindruck, dass jeweils bei der Kindergeneration die Ansprüche – oft wegen eigener Defizite – wieder einzutreiben versucht werden, um intergenerationalen Ausgleich herzustellen. Dabei handelt es sich meist um nichtbewusste Vorgänge. Das **Was** die Loyalitätsbindungen, die Delegationsmuster ausmachen, steht nicht an erster Stelle, sondern das **Wie** ihres Zustandekommens und ihrer Veränderbarkeit. So sind wir auf die Darstellung des Systems angewiesen und müssen zur Kenntnis nehmen, dass jede Familie als ein horizontales und vertikales System angesehen werden kann, somit Vergangenheit und Gegenwart verbunden sind und Ausblicke auf die Zukunft ermöglichen (Reich 2014, S. 107).

Beim Delegationskonzept von Stierlin (1978, S. 91) wird darauf hingewiesen, dass eine Delegation nicht pathologisch sein muss. „Vielmehr handelt es sich oft um einen notwendigen und legitimen Beziehungsprozess: Indem wir delegiert werden, erhält unser Leben Richtung und Sinn, es verankert sich in einer Kette von Verpflichtungen, die die Generationen überspannt."

Virginia Satir (1978, S. 17f.) geht bei einer konkreten Familientherapie davon aus, dass z. B. bei einer aktuellen Symptomatologie eines Kindes Rückschlüsse auf vorausgehende Ereignisse gezogen werden können und nennt dabei Veränderungen außerhalb der Kernfamilie und in den Herkunftsfamilien. Sie differenziert Veränderung als

- ein Erweitern oder Verkleinern des Systems,
- biologischen Faktor,
- soziale, örtliche und zeitliche Umstände.

Von Anfang an ist nicht nur der Symptomträger, sondern das ganze Beziehungssystem in Mitleidenschaft gezogen. Nicht nur bei der Herkunftsfamilienthematik, insgesamt ist das Beratungs- und Therapieverständnis bei Satir (1978, S. 200–214) ganzheitlich, veränderlich und flexibel angelegt und Theorie ist für sie keineswegs etwas Heiliges.

Herkunftsfamilienthematik und Körper

Bei der Herkunftsfamilienthematik wird in der Systemtheorie der Körperlichkeit keine Aufmerksamkeit geschenkt. Der Körper in seiner Bedeutung für die Entwicklung von Systemen ist ausgeblendet. Hier müsste, allein schon beim Begriff der Delegation, den meisten klar werden, welche Bedeutung die Genetik in Familiengeschichten – historisch z. B. nachweislich bei Herrscherdynastien – hat. Am Beispiel der Habsburger konnte die Wissenschaft diesen Zusammenhang zeigen. Durch Heiraten, auch unter nahen Verwandten, ergab sich eine solche Fülle an belastenden Faktoren, dass dies schließlich bei Karl II. zu einer Degeneration und letztlich zum Ende des habsburgischen Zweiges in Spanien führte (Langenbach 2009).

Über Jahre hatte ich Gelegenheit, zusammen mit einem Pädiater in einem Kinderpsychiatrischen Dienst Kinder zu untersuchen. Meist informierten wir uns gegenseitig über die Untersuchungsergebnisse: ich über die psychologischen und er über seine pädiatrischen. Kamen Kinder aus bestimmten, eher abgelegenen Ortschaften, dann bestätigte er wiederholt, dass er gehäuft auf degenerative Stigmata stoße. Meist lebten in diesen Dörfern drei oder vier Familiengeschlechter, die alle untereinander heirateten, was zu familiären Degenerationen führte. Auffälligkeiten in den Anamnesen waren, körperliche Missbildungen, gehäuft auftretende Krankheiten und Mehrfachstörungen.

In meiner eigenen Familie konnte ich selbst einen Hauch von mendelscher Vererbungslehre erleben. Mein Urgroßvater väterlicherseits, ein blondhaariger Schwarzwälder, heiratete eine schwarzhaarige Italienerin. Mein Großvater war seiner roten Locken wegen bekannt. Er heiratete eine strähnig blondhaarige Schwarzwälderin und hatte mit ihr zusammen sechs Kinder. Das Älteste, ein Sohn, hatte blondes, glattes Haar. Der zweite Sohn fiel durch seine schwarzen Locken auf. Es folgten drei weitere Kinder, eine Tochter und Zwillinge mit brünetten, glatten Haaren und beim Letzten, wiederum einem Sohn, zeigten sich füllige rote Locken.

Die Neurobiologie konnte nachweisen, wie negative, traumatische Erfahrungen Auswirkungen auf das Gehirn haben und von einer Generation auf die andere übertragen werden können: eine revolutionäre Erkenntnis (Roth und Strüber 2014, S. 297). Daneben die konstitutionelle Besonderheiten, Vitalität, auch durch Ernährung, Arbeit und Bewegung geprägt, können über Generationen hin zum Markenzeichen eines Familienkörpers werden. Belastungen, Krankheiten, Lebensgewohnheiten, Hygiene, all das meißelt mit am Familienkörperbild. Während bei ausgeprägt willensorientierter Lebensweise die Lippen schmal, die Kaumuskulatur hart und geschlossen, die Schulterpartie blockiert erscheinen, formen Heiterkeit und Freude Gesichter mit Ausstrahlung und nach oben gezogenen Mundwinkeln und Bewegungen voller Anmut. Zudem ist uns der schleppende Gang von bedrückt lebenden Menschen bekannt, deren Kopfhaltung den Eindruck macht, dass auf dem Nacken ein Gewicht aufliegt. Gibt eine Familie der Ernährung und gutem Essen den Vorzug, ohne auf den Verbrauch von Kalorien und das Umsetzen in kinetische Energie zu achten, werden andere Körperbilder entstehen, als dies bei gesundheitsbewussten eher asketischen Familien der Fall ist. Anorektisch reagierende Jugendliche zeigen, wie Nahrung als Druckmittel benützt wird, um sich gegen überstarke Regulierung und Einschränkung von persönlichen Eigenheiten zu wehren. Der bekannte Einfluss von Suchtmitteln auf genetisches Material in Familiengeschichten wird hier nur erwähnt.

Innewohnender Familienarchetyp

Über Jahre habe ich das standardisierte Sceno-Testverfahren bei Einzel- und Familienabklärungen eingesetzt, um Einblick in Familiengeschichten zu erhalten. Wenn ich Personen den Auftrag erteilte, mit dem Material das Bild ihrer Jetztfamilie zu erstellen und vielleicht zu einem späteren Zeitpunkt darum bat, nun auch ein Familienbild der Herkunftsfamilie aufzustellen, konnte ich immer wieder die Beobachtung machen, dass große Ähnlichkeiten bezüglich Raumaufteilung, Struktur des Bildes und Thematik bestanden. Dies ließ mich annehmen, dass jeder Mensch über ein innewohnendes Familienbild verfügen muss, das dann in unbewusster Weise bei Abklärungen, in Gestaltungen, Zeichnungen und auch im Verhalten in Beziehungen sichtbar werden kann. Sceno-Bilder können einen innewohnenden Familienarchetyp zum Ausdruck bringen, der in Bezug auf Raum, Richtungssinn der aufgestellten Personen und Thema der Darstellung übereinstimmende Formen zeigt.

2.2.2 Salutogenetische und pathogenetische Aspekte

Das Doppelbild des Ererbten

» Was du ererbt von deinen Vätern hast, erwirb es, um es zu besitzen (Goethe, Faust).

Dieses Zitat mahnt zur persönlichen Entscheidung darüber, was ich mir bewusst von Überkommenem aneignen will, die Anstrengungen, die ich dafür in Kauf nehme, um Nutzen zu ziehen. Je mehr uns die Forschung ein unüberschaubares Potential an Vererbtem zeigt und die Hirnforschung bestätigt, wie wir außerstande sind, unsere Möglichkeiten während eines Menschenlebens auszuschöpfen, desto mehr bedarf es auch einer Orientierung über den Weg, der beschritten werden soll im Umgang mit Ererbtem.

Wollen oder nicht wollen! Ich will das, was meine Vorfahren lebten nicht fortsetzen. Ich muss das fortsetzen, was in unserer Familie über Generationen ausgeübt wurde. Gerade hier ist der oben zitierte Goethe ein Beispiel. Was hat Goethes Vater Johann Kaspar, ein strenger und eher verbitterter Mann, Jurist von Beruf, mit seinem Sohn Johann Wolfgang gemacht? Er zwang ihn zum Rechtsstudium. Mit 18 Jahren kam der junge Goethe, nachdem er bisher zu Hause vom Vater und angestellten Lehrern privat unterrichtet worden war, nach Leipzig. Fast drei Jahre lang führte der junge Jurastudent ein ausschweifendes Leben. In Faust I finden sich Verse, die darauf verweisen:

» Uns ist`s ganz kannibalisch wohl als wie
   fünfhundert Säuen.

Der Ablösungsprozess vom strengen Regiment väterlicher Erziehung führte zu einem geradezu selbstgefährdenden Lebensstil. Der Blutsturz, den er erlitt, die Folge von geplatzten Ösophagus-Varizen (durch Alkoholismus bedingt erweiterte Blutgefäße an der Speiseröhreninnenwand), weist auf den bedrohlichen Alkoholkonsum. Auch später soll Goethe täglich große Mengen an Wein getrunken haben, zur damaligen Zeit das Drogenproblem Nummer eins. Die Konsequenzen waren Erkrankungen wie Pocken, Blutsturz, Gicht, Schlaganfall und Herzinfarkt; auch starke Depressionen und immer wieder Angst vor der Syphilis. Der Versuch, mit Suchtmitteln sich väterlichem Druck zu entziehen, sich gegen ein Erziehungskonzept zu wehren, führte an existentielle Grenzen. Die Verarbeitung dieses inneren Zwiespaltes hinterließ der Nachwelt ein weltweit bewundertes Lebenswerk. Das Antikonzept Johann Wolfgangs wurde in seiner eigenen Familie fortgesetzt wurde. Christiane Vulpius und Sohn August von Goethe sterben als Alkoholiker, sie 51 Jahre alt, er schon mit 40.

> ● Der nachfolgenden Generation werden
>   keine Pflichten bewusst übertragen.
>   Heute erfordert die immer differenzierter
>   werdende Berufswelt Beratung und
>   Orientierung. Kinder kennen und verstehen
>   die Berufsarbeit ihrer Eltern nicht mehr.
>   Hier zeigt sich in den nachfolgenden
>   Generationen das Phänomen der Sinnsuche,
>   das Bedürfnis nach Orientierung für ein
>   erfülltes Leben.

Dass sich heute die Berufsbilder rasant wandeln, gibt es künftig nur noch wenige Menschen, die ihr Leben lang im erlernten Beruf arbeiten. Das Vorbildhafte an der Lebensweise der Großelterngeneration kann dennoch zum Muster für das Bewältigen eigener Probleme werden, selbst wenn sie nicht konkret als Vermächtnis oder als Pflicht übertragen wird.

Beispiel: Neustart nach Schicksalsschlag

Bei einem über 50 Jahre alten Mann haben sich die unterschiedlichen Schicksalsschläge, denen seine Großeltern mütterlicherseits ausgesetzt waren, eingeprägt. Sie waren weitgereiste Berufsleute, verloren mehrfach Hab und Gut und starteten danach ihr Leben jedes Mal neu. Sich nicht unterkriegen lassen, nach Rückschlägen immer wieder neu starten, waren Muster und Garant für neuen Erfolg. Bei den Großeltern väterlicherseits, die in großer Distanz zur Enkelgeneration lebten, zu der kaum je Kontakt bestand, hatten sich keine Erinnerungen an intergenerational weitergereichte Muster eingeprägt.

Ständiges Lernen, Anpassen und Verändern sind Grundbedingungen für Entwicklung. Ererbtes ist kein festgeschriebener Besitz von dauerndem Wert, heute mehr ein zu entwickelndes und zu optimierendes Potential. Der Wandel, hier auch rückblickend im intergenerationalen Sinne, weist auf die Vorteile dauernder Entwicklung und Veränderung hin.

Ein Beispiel für Auflehnung gegen überkommene Interaktionsformen und deren Veränderung in der dritten Generation:

Beispiel: Über die Nachkommen definieren

Die Großeltern mütterlicherseits hatten sich in dieser Familie über die Kinder und Enkel definiert. „Sie haben sich durch uns definiert (so die heute erwachsene und verheiratete Enkelin)." Es gab immer lebhafte Informationen und Unterhaltungen über Kinder und Enkel und andere, doch die Großeltern sprachen nie über sich. Zu den Großeltern väterlicherseits bestand keine Beziehung. Der Vater hatte alle Brücken zu ihnen abgebrochen und war in der Familie der Schwiegereltern integriert, dort aber in einer untergeordneten Rolle.

In der Elterngeneration machte der heute geschiedenen Mutter das Verhalten ihrer Eltern zu schaffen. Sie versuchte sich dadurch zu lösen, dass sie sich nicht über die Kinder zu definieren versuchte, stattdessen glaubte sie, ein anderes Muster zu entwickeln. Sie baute sich ein Hobby auf, dem sie sich nahezu ausschließlich widmete: Haustiere! Die Kinder hatten nicht selten den Eindruck, den Tieren werde der Vorzug gegeben. Hat sich die Mutter über die Tiere definiert?

Erst in der Kindergeneration begann man damit, auch über Persönliches zu sprechen. Es war aber allen bewusst, dass sie Neuland betraten und es mühsam war, sich dieses neue Muster anzueignen.

Das ererbte Körperbild, wie es sich in Körpergröße, Vitalität und Gesundheit, Augen- und Haarfarbe, Pigmentierung usw. ausdrückt, muss keineswegs auf ungeteilte Zufriedenheit stoßen. Häufig fängt es in der Pubertätszeit an, dass die Jugendlichen die Ähnlichkeit mit den Eltern stört und sie das eigene Körperbild nicht akzeptieren. Oft kann die Therapiearbeit klären, dass es dabei nicht so sehr um eine Auseinandersetzung mit der Ursprungsfamilie geht, sondern um den nicht einfachen Weg zur eigenen Identität der Jugendlichen. „Die Erfüllung oder Nichterfüllung von Vermächtnissen wirkt sich auf den ‚Verdienstkontenstand' eines jeden Familienmitgliedes aus. Sein Gefühl gerecht oder ungerecht behandelt zu werden, Integrität zu besitzen oder einen Lebenssinn zu haben, ist davon bestimmt (Simon und Stierlin 1984, S. 202)." Stierlin (1978, S. 91) verweist auf Entgleisungen beim Delegationsprozess und nennt drei Möglichkeiten: „Sie können so beschaffen sein, dass sie mit den Talenten, Ressourcen und altersangemessenen Bedürfnissen des Delegierten nicht in Einklang zu bringen sind und ihn überfordern."

Als Beispiel mag die Haltung eines Vaters dienen, der seinem geistig behinderten Jungen (Stufe Debilität) jenseits von Verstehen und Nachvollziehen das Einmaleins eindressierte. Der Junge vermochte einige Zahlenreihen auswendig zu lernen, ohne irgendeinen Transfer zum Alltag herstellen zu können. Als zweites nennt Stierlin den Auftragskonflikt. Beispielhaft begegnen wir diesem Konflikt bei einem Elternpaar, uneins über Erziehung und Bildung ihrer Kinder. Die Eltern vertraten in dieser Familie unterschiedliche Anschauungen in der Erziehung.

Beispiel: Konflikt über Erziehung und Bildung
Die Mutter 70 % berufstätig, klar strukturiert, geregelt, verlässlich, verlangte von den Kindern ein exaktes Einhalten der Abmachungen. Der Vater 100 % berufstätig, geprägt von einem Heimaufenthalt in seiner Jugend, vertrat einen lockeren Stil. Die Familie funktionierte gut, beide Kinder besuchten das Gymnasium und zeigten bei guter Intelligenz geschätzte Leistungen. Alles ging gut, bis der Junge in die Pubertät kam und seine um drei Jahre ältere Schwester einen längeren Sprachaufenthalt im Ausland hatte. Er scherte aus, was die Mutter nach ihrem bewährt erscheinenden Muster zum konsequenten Einschreiten zwang. Da nichts fruchtete und sie sich von ihrem Mann nicht unterstützt fühlte, entstand ein Konflikt in der Partnerschaft. Es wurde alles mit dem Jungen versucht: Behörden eingeschaltet, er wurde in unterschiedlichsten Institutionen untergebracht, wo er meist nach wenigen Tagen davonlief. Der Vater war dafür, den Sohn nicht auf der Straße vegetieren zu lassen, während die Mutter dies als letzte Option sah.

Die Mutter hielt die Situation nicht mehr aus, zog in eine andere Wohnung und gab kurze Zeit darauf die Scheidung ein. Zu diesem Zeitpunkt kam die Tochter zurück, sie war geschockt. Das Verhalten der Mutter nahm ihr den Halt. Sie überschüttete die Mutter mit den unflätigsten Ausdrücken, bekam Weinkrämpfe und panische Ängste, sodass der Vater ihr oft über Stunden die Hand hielt, bis eine gewisse Beruhigung eingekehrt war. Die Tochter kam in therapeutische Behandlung.

Weiter sehen wir Entgleisungen zu dem Zeitpunkt, wenn die Kinder ihre Lebenspartner nach Hause bringen und ein Elternteil mit dieser Partnerschaft nicht einverstanden ist. Ebenso finden wir Beispiele bei nicht übereinstimmenden Erwartungen bezüglich beruflicher Ausbildung und Karriere. Beim Loyalitätskonflikt, einer weiteren Form der Entgleisung, geht es um ein Beschuldigen von Delegierten, wenn sie je einen delegierenden Elternteil verraten sollten. Aus Erfahrung treten diese Beispiele bei Scheidungskindern gehäuft auf, die teilweise zu raffinierten, ausnutzenden Waffenbrüdern ihrer Eltern werden können.

2.2.3 Therapieziele

Beim Festlegen von Therapiezielen geht es um deren Gegenstand: die Muster, Interaktionsverhältnisse, Befindlichkeiten psychophysischer und sozialer Art, damit verbunden sein können die Vorstellungen von Wachstum, Veränderung und Optimierung.

Zu nennen sind:

- Entwicklung des systemischen Familienkörpers, durch Ernährung, Berufsausübung und durch die jeweiligen Umweltfaktoren beeinflusst,
- Freiwerden von belastenden Prägungen,
- Aktivierung von Ressourcen aus den Herkunftsfamilien,
- Auseinandersetzung mit dem Persönlichkeitsmaterial psychischer und psychosozialer Muster,
- Auflösen zementierter Beziehungen,
- Rücknahme von Schuldzuweisungen und Anklagen und das Vermeiden von Bestrafungen,
- Aufbau interpersoneller Grenzen und
- Überprüfen der Ablösungsmuster in den Herkunftsfamilien.

Wenn sich Partner über ihre Herkunftsfamilien austauschen, beginnen sie sich bewusst zu werden, dass man Muster verändern kann. Es beginnt mit Aushandeln und Kompromissbildung, bei gleichzeitigem schrittweisen Ablösen von Herkunftsfamilienmustern (Toman 1979, S. 84f.). Neugierde, Erstaunen, Ablehnung, Bewunderung, unterschiedliche Reaktionen kommen auf. Damit bin ich einverstanden, das löst Befremden aus, das ist herausforderndes Neuland, das geht mit mir so nicht. Wer fügt sich in Gegebenes, ist zu Zugeständnissen bereit, lehnt sich auf, setzt sich durch?

Die Herkunftsfamilie als eine organisierte, dynamische Einheit hat Muster für Beziehungsformen geprägt (Lidz 1982, S. 26f.). Sollen nun Anpassungen und Veränderungen erfolgen, so ist es für diejenigen, die diesen Prozess beginnen, nicht gleichgültig, ob es sich um Veränderungen handelt, die nicht nur ein äußeres Erscheinungsbild, sondern auch innere Strukturen tangiert. Es gibt Partner, die über so viel Potential verfügen, dass auch zentrale Veränderungen ausgeglichen werden. Bei anderen Systemen kommt Angst auf, ist eine Beharrungstendenz ersichtlich oder wird Widerstand ausgelöst. So wie bei dem jungen, alkoholsüchtigen und geschiedenen Mann, der – auf seine ausgeprägte Mutterbindung verwiesen – mit folgender Bemerkung reagierte: „Ich lasse nicht zu, dass meine gute Beziehung zu meinen Eltern gefährdet wird." Wer trägt in einem System

zur Bildung und zur Harmonisierung von Mustern bei? Die Ankunft des ersten Kindes macht deutlich, dass alle Anteil haben an Veränderungen und auch ausgleichend wirken können. Tiefe und enge Bindungen bilden den eigentlichen Kern familiärer Beziehungen (Scheib und Wirsching 2002, S. 172).

Therapieziele sind:

- Die Beziehungen zu beiden Herkunftsfamilien – oft in der Ablösung abgebrochen – wieder herzustellen oder die Klärung endgültiger Trennung zu dokumentieren. Es geht um ein Beenden von Schuldzuweisungen, Anklagen und um das Verurteilen der Partner.
- Die belastenden Muster, oft über Generationen tradiert, sollten einem Bewusstmachungsprozess zugeführt werden, um unbeschwerter mit ihnen umgehen zu können. Dabei geht es darum, sich der eigenen Anteile bewusst zu werden, gerade wenn es um Rechtfertigung, Verteidigung und Verleugnung das Zementieren intergenerationaler Muster geht.
- Zur Einsicht zu gelangen, wie befreiend es sein kann, zum Ursprung der Konflikte zurückzufinden und die eigene Entwicklung und die eigenen Beiträge und Verirrungen zu erkennen.

2.2.4 Dyadische Beziehungsmuster in der Herkunftsfamilie

Welche typischen Dyaden (Ehepartner, Eltern-Kinder, Kinder-Kinder) konntest du bei deinen Großeltern und dann in deiner Herkunftsfamilie erkennen? Diese Frage richtet sich darauf, die **Kommunikationsformen** zu erkennen, die **hilfreich, förderlich, stabilisierend: allgemein der Entwicklung der Familie dienlich** waren. Welche **Kommunikationsformen** dagegen erwiesen sich als **schädlich**, blockierten Prozesse, hatten Rückschläge zur Folge und wirkten sich nachteilig auf die Entwicklung einzelner oder der ganzen Familie aus?

Welche **fördernden Kommunikationsformen** waren in meiner Herkunftsfamilie zu erkennen?

- Lob und Wertschätzung → für bewältigte Aufgaben
- Akzeptanz → für Offenheit und direkte Botschaften

▬ Unterstützung → beim Bewältigen von
   Konflikten
▬ Mitgefühl und Verständnis → beim Erleiden
   von Rückschlägen
▬ Trost, Präsenz, Nähe, Empathie → bei Gefühlen
   von Angst, Trauer und Schmerz

Es wurde nicht wegen Leistung, Schönheit oder
Begabungen, sondern vorbehaltlos geliebt!

In der Praxis empfiehlt es sich, Ratsuchende nach
den Mustern und Familienregeln zu fragen, auf die
man stolz sein kann: Identifikationsangebote!

▬ Worauf sind Sie stolz, wenn Sie sich an Ihre
   Familiengeschichte erinnern?
▬ Was betrachten Sie als Qualitäten?
▬ Wie kamen diese schätzenswerten Eigen-
   schaften über mehrere Generationen zustande?
▬ Wovon können Sie sagen: Das hat in unserer
   Familiengeschichte schon immer gut
   funktioniert?
▬ Ließen sich diese Muster auch auf andere
   Bereiche übertragen?
▬ Was sind die Markenzeichen in Ihrer
   Familiengeschichte?
▬ Welche Kommunikationsmuster finden sich
   bei den Großeltern, den Eltern und welche habe
   ich mir selbst zu eigen gemacht?

Erkennen polarer Muster

Wir bewegen uns zwischen Polen, dies nicht nur geo-
graphisch, und sind einmal mehr in der Nähe des
einen, einmal mehr in der Nähe des anderen Pols.
Unser ganzes Leben ist eine polare Einheit. Schwierigkeiten entstehen dann, wenn wir uns eindeutig
einer Seite verschreiben wollen, um gegen die andere
anzugehen: entweder streng oder locker, lieb oder
lieblos sein wollen. Damit wird der Versuch unternommen, die Einheit aufzugeben, daran zerbricht der
einzelne Mensch, und es können daran auch Systeme
zerbrechen. Zwischen Helligkeit und totalem Dunkel
haben wir unendlich viele Nuancen von Farben und
Grautönen. Tag und Nacht sind eine Einheit. Polaritäten ergeben nur als Ganzes Sinn. Krankheit und
Gesundheit sind ein Ganzes. Gesundheit macht nur
durch Krankheit Sinn. „Das Gesundsein ist Bedin-
gung des Fortschritts. Ja, aber das Kranksein nicht
minder" (Groddeck 1990, S. 52).

Im Umgang mit polaren Mustern ist ein Verzicht
auf Wertungen hilfreich und verhindert, gegen die
andere Seite vorgehen zu müssen. Gerade bei Mustern,
die über mehrere Generationen fortgesetzt werden,
stellt sich auch die Frage nach deren Sinn. Handelt
es sich um Aufträge, die im Laufe einer Generation
nicht zu bewältigen sind, sodass die folgende Generation den „Auftrag" weiter führen soll? Sind Ablösungen und Veränderungen erst über drei Generationen möglich? Doch zunächst geht es um das Erkennen
dieser Muster, der Aufträge oder allgemein der Dele-
gationsformen. Die nachfolgenden Gegensatzpaare
erscheinen linear, entgegen gelebter familiärer Wirklichkeit, wo Abläufe und Dynamik komplex sind.

Welche Gegensatzpaare können als Polaritäten
in der Großeltern- und Elterngeneration angetrof-
fen werden?

▬ kontrolliert → unabhängig
▬ ausweichen → öffnen
▬ protestieren, zurückziehen → umsorgen und
   gern haben
▬ schmollend, beleidigt → großzügig, vertrauend
▬ dominant → unterworfen
▬ vernachlässigt → bestätigt
▬ angreifen → gern haben, lieben
▬ beschuldigen, Vorwürfe machen → helfen,
   beschützen
▬ anklagen → beschönigen, harmonisieren
▬ intellektualisierend → emotional
▬ zwanghaft → unbeschwert
▬ infantil, narzisstisch → gesund, funktional,
   gereift mit Selbstwert
▬ rigide → chaotisch-instabil
▬ Verstrickung, eng verbunden → entkoppelt,
   unterorganisiert (Minuchin)
▬ abgekapselt → konfliktfähig
▬ abgegrenzt → offen
▬ zentrifugal → zentripetal
▬ wandlungsfähig, flexibel → stabil, verlässlich,
   beharrend
▬ hintertreiben, Ränkespiele → klare Strategien
▬ nah, körperbezogen → distanziert, körperfern

> ❯ In Beratung und Therapie versuchen wir den
> Raum anzubieten, in dem Paare und Familien
> unter Einbeziehung der Großelterngeneration
> ihre Chancen finden, sich zu entfalten, zu klären
> und sich mit der Sinnfrage zu beschäftigen.

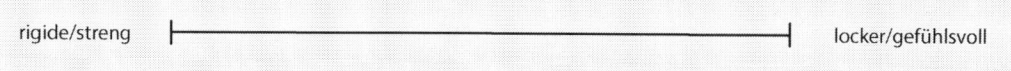

rigide/streng ├────────────────────────────────────┤ locker/gefühlsvoll

◻ **Abb. 2.1** Gegensatzpaar

Im Bewusstsein der Polarität von Gegensätzen und deren Existenz im Alltag, fällt es uns leichter, auf Wertungen zu verzichten. Immer wieder wird der Versuch unternommen, in einem polaren System, einen gangbaren, gemeinsamen Mittelweg zu finden: eine zentrale Aufgabe.

2.2.5 Herkunftsfamilienarbeit: Methoden und Techniken

Zunächst erfolgt bei der Herkunftsfamilienarbeit eine Exploration der Vergangenheit im Jetzt. Die Aufmerksamkeit gilt dem „Hier-und-Jetzt- Prozess" (Brown 1983, S. 99). Eine Bearbeitung richtet sich am gegenwärtigen Empfinden aus. Überkommene Muster finden im Jetzt gelebten Ausdruck. Kommen Paare und Familien mit Themen der Herkunftsfamilien, die ihr aktuelles Leben krisenhaft beeinträchtigen, geht es um eine möglichst rasche Verbesserung der Jetztsituation. Es darf keinen Aufschub geben. Insofern können verbal-, gestalt- und körperorientierte Methoden und Techniken einzeln oder in Kombination zur Anwendung kommen.

Sind wir krank, so unternehmen wir Versuche, die Krankheit zu beseitigen und gehen gegen sie an. Andererseits könnten wir aber die Gesundheit stärken, unsere Widerstandsfähigkeit mobilisieren, das Immunsystem verbessern, auch mit dem Ergebnis, dass die Krankheit an Bedeutung verliert. Bei der Anwendung von Mitteln wird meist das Gesunde im Menschen mitstrapaziert, während wir beim zweiten Ansatz im Umgang mit der Krankheit auf ein Stärken des Gesunden setzen.

Gehen wir z. B. vom Gegensatzpaar rigide/streng → locker/gefühlvoll aus und legen zwischen diesen beiden Polen eine angemessene Strecke fest, dann schaffen wir uns Raum für einen mehrschichtigen Umgang mit diesem polaren Muster (◻ Abb. 2.1).

Unterteilen wir die Strecke beliebig, um zu verdeutlichen, wie wir einmal eher strenger, dann wieder vermehrt locker sein können, veranschaulichen

wir uns, wie sich unser Leben zwischen den Polen bewegt: von sehr streng bis völlig locker. Extreme und ideale Zustände begegnen uns selten. Die Vorstellung von einem schwingenden Pendel unterstreicht ebenso, dass **das Polare als Einheit erhalten bleiben muss,** dies auch bei Themen der Herkunftsfamilien. „Die Großmutter war immer für Ausgleich, während der Großvater unerbittlich und konsequent schien."

━ Wie hat sich dieses Muster in der Elterngeneration fortgesetzt?

━ Welche sensorischen Empfindungen und Gefühle hat dieses Muster bei dir ausgelöst?

━ Bestanden Tendenzen es aufzulösen, zu verändern?

━ Wurde das Muster in der Enkelgeneration fortgesetzt?

━ Kam es aufgrund dieser prägenden Erlebnisse in der Kindergeneration später zu Partnerwahlen mit der Tendenz der Ergänzung, des Ausgleichens, der Konfrontation?

Dem Eindruck, der Großvater sei nur streng, nur gerecht und nicht auch locker und gefühlvoll, kann damit begegnet werden, zu empfehlen, auf der vorerwähnten polaren Strecke 10 bis 15 mögliche Varianten zu notieren: etwas streng, nur äußerlich streng, strenger als gestern, in heutiger Begegnung weich, Wohlempfinden in seiner Nähe, Unnahbarkeit usw. Üben sich Paare und Kinder darin, das Spektrum der nuancierten Eigenschaften zu suchen, auch zuzulassen, weichen sogenannte rigide Muster auf, es wird lebendiger und vielfältig.

Es ist ein Irrtum anzunehmen, der Umgang mit polaren Mustern geschehe in meinem Umfeld, in der Hauptsache mit Großeltern, Eltern und Geschwistern, oder es gehe um einen äußeren Einfluss.

❯ Der Umgang mit Polarem geschieht mehrheitlich in mir, ich muss Grautöne zulassen, muss mir selbst auch Extreme zugestehen, dann wird dies seine Wirkung im System nicht verfehlen.

„Verbittert war er, der Großvater, weil ihm der Krieg seine glänzend begonnene Karriere und den erfolgreichen Start im Berufsleben zunichte gemacht hatte, während die Oma dafür war, nach vorne zu schauen und stetig an dem sich zu freuen, was der Alltag bot."

- Wie haben sich ein Rückblick in Wut und Zorn und eine Lebenseinstellung, die sich am jetzt Machbaren orientiert auf deine Eltern und auf dich und deine Jetztfamilie ausgewirkt?
- Wie kann im Jetzt mit Schmerz und Wut, mit Trauer und Enttäuschung umgegangen werden?
- Wie kann Raum geschaffen werden, dass diese Gefühle ventiliert und durchlebt werden können?
- Wo bist du jetzt, mehrheitlich bei der Wut oder beim Wertschätzen dessen, was du aktuell erlebst?
- Wo siehst du dich, sieht sich die Familie auf der Strecke zwischen den beiden Polen?

Übung: Psychodramatisches Gestalten des polaren Musters

Fordere die Personen einer Familie dazu auf, sie möchten sich auf der polaren Strecke zwischen den beiden Extremen: hier Wut und Zorn und Enttäuschungen in der Vergangenheit, demgegenüber Erleben der kleinen Freuden im Alltag einreihen. Entsprechend der aktuellen Gefühlssituation werden sich die Familienmitglieder unterschiedlich aufstellen. Bilder von einer „Perlenkette" und Anhäufungen können sich zeigen. Die nächste Aufforderung geht dahin, die Position und den Standort zu wechseln und sich an entsprechende Ereignisse zu erinnern, die mehr zu einer Seite der beiden Pole neigten.

Solche Übungen sind nicht nur eine spielerische Wiederholung von Mustern aus den Herkunftsfamilien, sondern ein Ausprobieren und Einüben neuer Verhaltensweisen. Dabei zeigen sich dem Berater oder Therapeuten die Schlüsselsituationen, die dazu führten, die symptomatischen Muster fortzusetzen. Bandler und Grinders (2000, S. 45) verweisen darauf, dass viele Leute sich selbst einschränken, „weil sie ein bestimmtes Verhalten nicht einmal in Betracht ziehen. Würden sie es tun, käme es ihnen oft akzeptabler vor." Versetze ich mich in eine veränderte Position, dann spüre ich an mir selbst die Veränderung,

und sie kann mir durchaus akzeptabler erscheinen. In dem Zusammenhang bezieht sich Giesel (2008, S. 13) auf Satir, die den Begriff stur in prinzipientreu positiv umformuliert. Den Dingen einen neuen Rahmen geben (Reframing) verändert Reaktionen und Verhaltensweisen. Die veränderte Position, die ich auf der Strecke einnehme, verändert meine Befindlichkeit – und hier gerade die Körperliche – und wirkt sich ebenso auf die aus, die ihre Position auf der bezeichneten Strecke eingenommen haben.

Örtliche (Feld, Strecke, Rahmen), zeitlich inhaltliche, interaktive Faktoren sind wesentliche Elemente des Reframing. Bei unserem Beispiel steht die Befindlichkeit in Abhängigkeit zur Position auf der Strecke. Eine Veränderung der Position bietet Voraussetzung für Veränderungen in der Interaktion, im Rollenverständnis und ermöglicht ein neues Verständnis des Kontexts.

Triadische und triangulierende Muster

Auch im Hinblick auf manifeste Muster gilt, dass sie in der Vergangenheit vorgeformt wurden. Sie sind damit meist als intergenerationale Interaktionsmuster (Simon und Stierlin 1984, S. 233) gesetzt und werden dann aber – entsprechend ihrem Erscheinungsbild – im Jetzt angegangen (Müller und Moskau 1983, S. 365). Körperliche, psychische und interaktionelle Dysfunktionen treffen wir weitergereicht im Jetzt an. Für die erste Phase der Kontaktnahme empfiehlt Gammer (1983, S. 113 und 117) „die Arbeit sorgfältig auf jene kreisförmig verlaufenden Interaktionsformen der Familie zu begrenzen, die das Symptom unmittelbar stützen." Sie bezieht in der verbalen Exploration die Vergangenheit dort mit ein, wo sie „unmittelbar symptomrelevant" ist.

Wie ist mit intergenerationalen triadischen Interaktionsmustern zu verfahren? Zu deren Genese schreiben Simon und Stierlin (1984, S. 366), so es sich um konflikthafte, pathologische Muster handelt, z. B. eine krisenbelastete Beziehung, wird eine dritte Person beigezogen, um damit den Konflikt zu verdecken und/oder zu entschärfen. Gehen wir allgemein davon aus, dass triadische Beziehungsformen zum Alltag gehören und leicht schon bei Kinderspielgruppen und im Kindergarten beobachtbar sind, so fällt einmal deren Vorzug auf, der im Einüben vielfältiger und variantenreicher Interaktionsmuster besteht. So kann ein Kind schnell einmal ausgespielt, ausgegrenzt und fünf Minuten später integriert sein, während darauf ein anderes diese Rolle zugewiesen erhält. Zugehörig sein, geschätzt werden, einen Beitrag dafür leisten, unangenehme Wechsel erleiden und durchstehen zu lernen, sind Faktoren in diesem dynamisch veränderlichen „Spiel". In Beratung und Therapie werden wir hingegen eher mit starren und rigiden triangulierenden Mustern konfrontiert.

Zum Bewältigen eines Triangulierungsmuster aus der Herkunftsfamilie folgt hier ein Beispiel:

Beispiel: Bericht durch die dritte Generation

Das Verhältnis zu ihren Großeltern – die Enkelin ist heute über 30 Jahre alt, verheiratet und hat Kinder – war getrübt durch Schuldzuweisungen und Ränkespiele. Ein permanentes Pingpong-Spiel, infrage stellen und kritisieren durch die unglückliche Großmutter führte zu Streitereien. „Du kannst das nicht. Das stimmt nicht. Das ist verkehrt!" Einmal war sie mit diesem, einmal mit jenem Familienmitglied verbündet oder verkracht. Der Großvater schloss sich immer mehr den Eltern der Schwiegertochter an und zog nach seiner Pensionierung zu ihnen. Das dort vorherrschende warmherzige Klima schätzte er. Von dem Zeitpunkt an war die ohnehin abgelehnte Großmutter isoliert. Die Elterngeneration musste in einer kritischen Phase um die nackte Existenz kämpfen, wodurch der Vater, der sich in erster Linie in der Verantwortung fühlte, Empfindungen und Gefühle unterdrücken musste und mit Verschlossenheit reagierte. Nach diesen extremen Lebensereignissen kehrte wieder Lockerheit in der Familie ein. Allein der Vater stellte sich in den Hintergrund, fühlte sich abgewertet und sprach praktisch kaum mehr mit den andern. Zu diesem Zeitpunkt entwickelte er eine Pigmentstörung (Vitiligo), und seine ansonsten braune Haut im Gesicht bekam weiße Flecken, dies zeigte sich auch bei der Tochter.

In der Kindergeneration setzte sich die Tochter mit dieser Hautstörung auseinander. Sie ging davon aus, dass der Vater immer noch unter dem Druck steht, stark sein zu müssen und nicht auch schwach sein zu dürfen. Sie lud den Vater zur Gartenarbeit ein. Nebeneinander arbeiteten die beiden, und die Nähe der Tochter machte es dem Vater möglich, über Erlebtes und Belastendes zu sprechen. Die

Tochter hatte sich zudem entschieden, ihr Symptom abzulegen und vertraute ihre Vitiligo den Rosen im Garten an. Bei ihr verschwanden die Flecken zuerst, etwas später stellte sich das gleiche Ergebnis beim Vater ein.

Dem Isolieren des „Weiblichen" (der Mutter), auch ein Mitfaktor für das Unterbrechen von Kontakten und dem Einschränken seines Selbstwertgefühls, bot die Tochter über den Umgang auch mit der Haut unserem größten Kontaktorgan, das Gegenmuster an: Nähe schaffen statt isolieren und ausgrenzen. Auch an diesem Beispiel bestätigt sich, dass die Unterbrechung des generationenübergreifenden Musters erst der dritten Generation gelingt (Reich 2014, S. 226f.).

> **Wenn Enttäuschungen über frustrierende Nähe, Zurückweisungen und gemiedene Gefühle mit persönlicher Nähe begegnet wird, werden dysfunktionale Muster unterbrochen.**

Methoden, mit Triangulierungen umzugehen, um sie zu entschärfen

- Eine Person in einem Dreiecksverhältnis muss bereit sein, nicht mehr „mitzuspielen". Spannung und Reizatmosphäre werden so neutralisiert. Für die zwei verbleibenden Personen ist das schädigende Spiel rasch fade und ohne Würze.
- Wie die Sichtweise ändern? Wird das Verhalten der triangulierenden Person umgedeutet, dann sehen wir weder Giftmischen noch Hintertreiben, sondern können bei solchen Menschen politische Fähigkeiten entdecken, auch Qualitäten finden, die auf vernetztes Denken schließen lassen. Das Chamäleon, die Wetterfahne, die Intrigantin wird dann mehrheitlich zu einer spannenden, farbigen Person, die bunt aufmischen kann und Verkrustetes aufweicht, auch einmal die Grenzen des moralisch Vertretbaren zu tangieren in der Lage ist.

> ━ Triangulierungen und Triaden: alltägliche Phänomene! Triadische Verhältnisse leben wir täglich, sie sind notwendig, führen zu breiten Informationen, wirken lockernd und bereichern das soziale Leben. Kinder üben sich triadisch immer wenn sie beisammen sind, ohne dass ihnen das bewusst ist. Die triadischen Abläufe tragen dazu bei, uns sozial versiert, sozial kompetent, auch sozial intelligent zu machen. Die Familie als eine Gruppe macht sozial intelligent, entwickelt im freien Fluss neue Formen und Muster der Interaktion.

Anklage-Beschuldigungs-Muster: eine Gruppenübung

Das Ziel ist, verletzende Prozesse zu stoppen! Werden gegenseitiges Anklagen und Beschuldigen als Gruppenübung durchgeführt, fördert sie bei allen Teilnehmern eine rasche und allgemein höhere Wachheit. Stammhirnareale werden aktiviert und damit verbunden erfolgt eine erhöhte Ausschüttung von Adrenalin. So sind die strukturierenden Funktionen des Frontallappens beeinträchtigt, was interaktionell bedeutet: beide Seiten spüren eine Anregung (Bauer 2011) und können vermehrt die Kontrolle verlieren. Wie lässt sich ein Anklage-Beschuldigungs-muster körperbezogen stoppen? Dazu eine kleine Behandlungssequenz!

Auf **Angriff und Beschuldigung folgt keine Entgegnung**, stattdessen wird erklärt und erläutert, was Angriffe und Beschuldigungen an Kränkungen, Schmerz und evtl. Kummer auslösen können. „Das macht mir eng. Ich fühle mich klein und verletzt, abgewertet, dann kommt Wut auf. Dann will ich mich rächen." Dem Angreifenden wird die Frage gestellt: „Wollen Sie Ihre Partnerin verletzen, ihr Schmerz zufügen?" Wird dies verneint, was meistens der Fall ist, dann wird das Gesicht der Partnerin locker und weich. Dem Partner wird daraufhin die Frage gestellt, wie der Gesichtsausdruck seiner Frau jetzt auf ihn wirke. Jetzt sieht er keine Gehässigkeit, keine Infragestellung. Jetzt spürt er, dass seine Frau ihn mag.

Den Angreifer selbst verifizieren lassen, welchen Schmerz er verursacht und ihm bewusst machen, dass er eigentlich nicht absichtlich Schmerzen zufügen wollte. Wenn auf der anderen Seite die Partnerin nicht entgegnet, stattdessen ihrem Schmerz Ausdruck verleiht, wird der Teufelskreis unterbrochen.

Für Berater und Therapeuten können dabei die Körperreaktionen die Trigger sein, die beim Wechseln der Position auftreten und den weiteren Beratungs- oder Therapieverlauf markieren.

Psychodramatischer Rollendialog

Die methodische Vorgehensweise: Großvater oder Großmutter wird von einem Enkel oder einer Enkelin vorgestellt.
- Vorstellen der Person: „Das ist mein/e (Großvater, Großmutter), sie sieht so aus, ist jetzt so alt usw."
- Seine/ihre Rolle in meinem Leben ….

Der Coach stellt während der Darbietung einfache Fragen wie:
- Was hatten Sie an ihm/ihr geschätzt?
- Was hat begeistert?
- Was hätten Sie sich gewünscht?
- Wie haben Sie sich in seiner/ihrer Nähe gefühlt?
- Hattet Ihr Auseinandersetzungen?

Die jeweiligen Antworten können gedoppelt werden (zunächst Einverständnis einholen):
- „Stimmt es für Sie, wenn ich mit dem Körper spiegle oder mit Worten Sie auf Dinge aufmerksam mache, die ich sehe, wahrnehme, allgemein, die mir auffallen?"
- Verbales Doppeln: Einfaches Wiederholen von Gesagtem. Hinweise auf Empfindungen und Gefühle: „Das hat dich gefreut, … geängstigt, geärgert usw."

Jetzt werden Fragen zur körperlichen Verfassung gestellt:
- Wie geht es ihm/ihr jetzt? Wie fühlt sich die Situation jetzt an?
- Woran möchten Sie arbeiten?
- In welcher Richtung erhoffe ich mir eine Veränderung?

Dialektisch-konfrontative Vorgehensweise:
- Wie wäre es, wenn das, was Sie gesagt haben, nicht stimmen würde?
- Wie wäre es, wenn genau das Gegenteil einträfe?

Nach diesem psychodramatischen Dialog wird den Akteuren Dank ausgesprochen und sie werden aus ihren Rollen entlassen.

Bei der Herkunftsfamilienarbeit lohnt es sich bei Beratenden und Therapierenden, Überlegungen darüber anzustellen, wie intergenerationale Muster, unterschiedlichste Inhalte auf Berater und Therapeuten übertragen werden können. Dies entspricht dem Erfahrungsschatz der Psychoanalyse (Sperling 1983, S. 202). Es lohnt sich ebenso, auf die eigenen Wurzeln, auf die eigene Bestimmung und den Lebenssinn hinzuweisen. Wo komme ich her? Ist mein Weg vorgezeichnet? Muss ich meinen Weg selber finden? Will ich ihn allein oder in Gemeinschaft finden? Schon die Vergegenwärtigung der Fragen nach meinem Sinn im Leben, setzt sich in der Frage fort: Welchen Sinn haben die Stärken, die Begabungen, die ich von meinen Herkunftsfamilien erhielt, und welche Entwicklungen konnte ich mir aufgrund von Belastungen, Schwächen und Behinderungen erschließen (Brentrup und Kupitz 2015, S. 109f.). Ich kann mich auch dafür bei meinen Vorfahren bedanken.

> **Zusammenfassung**
> Verdienste, Schulden, Ansprüche, Wiedergutmachung, Treueverpflichtungen präsentieren sich als Themen in der Herkunftsfamilienarbeit (Simon und Stierlin 1984, S. 233f.; Sperling 1983, S. 199–202). Körperbau, Vitalität, äußere Gestalt, Vererbung, die aufeinandertreffenden Erbinformationen: der Körper als Träger der Erbinformation ist das Zentrale eines Systems. Er wird durch die Umwelt und durch Verhalten geprägt und verändert. Alltagsformulierungen zeigen, wie wir den Körper als Träger von Erbinformationen benennen: „Ganz der Papa! Sie ist der Oma wie aus dem Gesicht geschnitten. Da hat sich die Mama, da der Papa durchgesetzt." Auf dem Weg zu einer ganzheitlichen Auffassung und Erweiterung des Begriffes von Delegation

in der Systemtheorie muss die intergenerationale Körperentwicklung in Ursprungsfamilien und Ahnenreihen berücksichtigt werden. Körperliche wie klinisch-psychologischen Abklärungen ist zu entnehmen, dass Stigmata in Familiengeschichten zum persönlichen Spurenlesen aufmuntern und dem Betrachter breite, mehrdimensionale Aspekte anbieten. Wer glaubt, gegen das angehen zu müssen, was an elterlichem Vorleben nicht nachahmenswert erscheint, läuft Gefahr, in ein anderes Muster zu geraten, das im Grunde dem, das man zu vermeiden versuchte, nicht unähnlich ist. Zum Ererbten gehören die gelebten Interaktionsformen, die überkommenen Verhaltensmuster und das, was an charakterlicher Formung prägend wirkte.

Ererbtes und Überkommenes erscheinen in einer Doppelgestalt, dementsprechend wird bewertet. Indem eine Wertung erfolgt, ist gleichzeitig eine Entscheidung dafür oder dagegen gefallen. Wird auf ein Werten verzichtet, so lassen sich eher Möglichkeiten erkennen, mit Überkommenem umzugehen und Chancen zu sehen. Es entsteht Raum, und es kann Lerngewinn abgeleitet werden. Ratsuchende, die problembewusst und angespannt einem nicht gerade angenehmem Gespräch entgegensehen, blühen förmlich auf, wenn ihnen angeboten wird, sich zuerst über die Stärken und Vorteile, die Qualität und Fähigkeiten ihrer Großeltern und Eltern äußern zu dürfen.

2.3 Kontakt und Kennenlernen

2.3.1 Themen und Theorieschwerpunkte

Aspekte bisheriger systemischer Herkunftsfamilientheorien und Partnerwahl

Die Tiefenpsychologen wie Freud, Jung, Adler, Sullivan oder Schultz-Henke vertraten die Ansicht, dass die elementarsten und nachhaltigsten Lebenserfahrungen mit den eigenen Eltern und Geschwistern gemacht werden (Toman 1979, S. 35). Toman weiter: „Das Vorbild der Eltern und ihrer Beziehungen zueinander sowie die Möglichkeiten, mit eigenen Geschwistern von Kindheit an mehr oder weniger ähnliche Beziehungen wie die Eltern zu pflegen, wirkt als Erfahrungsgut bei den eigenen Freundschaftswahlen im Kindergarten, in der Schule, im Beruf und letzten Endes bei der Auswahl eigener Liebes- und Lebenspartner mit (Toman 1979, S. 35)." Szondi formuliert: „Es gibt kein seelisches Gebilde, in dem man nicht Bestandteile des familiären Erbgutes einverleibt und assimiliert aufzufinden vermag (Szondi 1956, S. 214)." Der Autor, in der Auseinandersetzung mit der Schicksalshaftigkeit unseres Wahlvermögens, räumt dem Ich die Möglichkeit ein, Stellung zu nehmen zu den Wahlmöglichkeiten, die das familiäre Unbewusste der Person anbietet. „Wahlhandlungen sind des Öfteren Triebhandlungen und werden durch das Unbewusste des triebhaft Wählenden gelenkt (Szondi 1956, S. 67)." Reich (1996, S. 243) sieht die Partnerwahl als unbewussten Systemprozess und verweist darauf, dass beide Partner in der neuen Beziehung die Befriedigung bisher ungestillter Wünsche, die Bewältigung bisher ungelöster Konflikte und den Ausgleich bisher erfahrener Defizite anstreben.

Die theoretischen Vorbemerkungen leiten über zu wissenschaftlichen Auseinandersetzungen mit diesem Fragenkomplex und zu konkreten Themen, wie sie in der Praxis erscheinen. Passen gleich und gleich zusammen? Ziehen sich Gegensätze an? Sind Dienen- und Helfen-wollen, jemanden vor Unheil bewahren und retten zu wollen die **Motive**, die eine **Partnerwahl** bestimmen? Viele glauben, die für einander gespürte Liebe sei das zeitüberdauernde, tragende Element. Die Neurobiologie versucht, empathische Übertragungen mit den Funktionen spezieller Hirnzellen zu erklären, wobei auch für die Wissenschaftler das Funktionieren der sogenannten Spiegelneuronen beim Verlieben nicht geklärt ist. Wir erfahren durch Zellverbände in unserem Hirn etwas über den Gefühlszustand eines Gegenübers. Doch wie verlieben sich zwei ineinander? Unter dem Einfluss – auch einer physiologisch bedingten Gefühlsoffenheit – blühen häufig schlummernde Persönlichkeitseigenschaften auf, und es kommt zu gegenseitiger Anziehung. Man erlebt ein bis dahin kaum gekanntes Über-sich-Hinauswachsen, das oft Verwundern über die eigene Person aufkommen lässt. Man ist sich noch neu und unbekannt, spürt Kräfte, Mut und zugleich auch Angst. Mit Symbolen z. B. in Form von Geschenken, auch mit Ritualen versuchen junge Partner mit der inneren Unsicherheit umzugehen. Die Frage nach Mitteln und Wegen, eine gemeinsame Beziehung dauerhaft zu sichern, führt zu Überlegungen bezüglich präventiver Vorkehrungen.

Mandel und Mandel (1976, S. 66) meinen, ein intensiver Austausch über unterschiedlichste Problemfelder sei vor der Eheschließung notwendig, um Weichen zu stellen. Tatsache ist, die Probleme können nicht vorweggenommen werden und sie sind in den seltensten Fällen voraussehbar. Sie treten z. B. beim gemeinsamen Zusammenleben schon vor der Ehe auf. Bei alljährlichen Ehevorbereitungskursen, meist lebten die Partner bereit in einem gemeinsamen Haushalt, stellte ich stets konkrete Fragen nach dem Aufteilen der Hausarbeit, nach gemeinsamen und individuellen Vorstellungen über Freizeit und Hobbys, nach den körperlichen Auswirkungen von Stress und dem Umgang mit konkreten Belastungen, nach Vorlieben bei Speisen, nach der Art, wie Regelungen für den Alltag gefunden, welche Lebensmuster aufgegeben, welche zur gemeinsamen Gewohnheit wurden.

Mandel und Mandel (1976, S. 69f.) verweisen darauf, dass nicht ausgeräumte Fehlerwartungen bei der Partnerwahl sich dann verhängnisvoll auswirken, wenn realistische Auseinandersetzungen ausbleiben, wenn das eigene Verhaltensrepertoire eingeschränkt ist und durch Ängste bestimmte Vermeidungsreaktionen vorherrschen. Aus der Forschung ist ebenfalls bekannt (Toman 1979, S. 34), dass angehende Ehepartner im Kontakt mit bekannten Paaren ihre Wünsche und Erwartungen ergänzen und realistischer einschätzen können. Aus der Praxis der Familienberatung und Therapie erfahren wir, wie auch unbewusste Faktoren die Partnerwahl beeinflussen. Sie werden als unbewusste „Transaktionen" bezeichnet, wobei es um die unbewussten internalisierten Beziehungen zwischen dem Subjekt und bedeutenden früheren Objekten geht, die zwischen den Partnern wirksam werden (Reich und Cierpka 1996, S. 290).

Beispiele: Transaktionen

So versuchte die Tochter eines autoritären Vaters bewusst keinen autoritären Mann zu heiraten, sie programmierte den Partner aber zu autoritärem Verhalten, indem sie ihn in herausfordernder Weise fortwährend bei neutralem Benehmen in die autoritäre Ecke drängte.

Die Tochter eines wortkargen, wenig emotional reagierenden Vaters wählte einen überaus empfindsamen Partner, der ihr zum Zeitpunkt des verliebten Kennenlernens ein bezauberndes Bild von Gefühlsoffenheit bot. Wenn er später gehemmt-betroffen schweigen konnte, war er ein Ebenbild ihres Vaters.

Neben der Tendenz, Partner nach den positiv erlebten Eigenschaften der eigenen Eltern zu wählen, besteht die Tendenz, die negativen Eigenschaften der Eltern um jeden Preis in einer Partnerschaft zu vermeiden, was genau die Energien mobilisiert, die Wiederholungen programmieren. Weiter bestimmen uns nicht bewusste Faktoren bei der Partnerwahl. Wer erklärt uns, dass das was wir in einer Beziehung leidenschaftlich suchen, wir selber sind? Suchen wir das, was wir an uns selbst nicht kennen? Wer uns liebevoll anblickt, erweckt in uns angenehme Gefühle. Über die Wahl eines Partners bestimmen auch Faktoren, die wir im Hirnphysiologischen, in den Spiegelneuronen (Bauer 2011) begründet sehen können, als Schwingungen annehmen können. Bauer meint, wir stünden unmittelbar davor, intuitives Verstehen und Empathie zu erklären (Bauer 2008, S. 117–123).

Hüther (2001) würde vielleicht auf kommunikativ notwendige Hirninstallationen aufgrund bestehender, auch programmierbarer Konstruktionen in den Hirnen der Wahlpartner hinweisen, vielleicht mit dem weisen Rat, Wahrnehmen, Empfinden und Erkennen bei notwendigen Beziehungserwartungen den jeweiligen örtlichen, zeitlichen und sozialen Umständen anzupassen. Jede Wahl ist risikobehaftet, mit der geringen Wahrscheinlichkeit, bei der unendlichen Kombinationsmöglichkeit der Faktoren die richtige getroffen zu haben. Zudem werden wir heute auch im Bereich der Systemwissenschaften mit sich wandelndem Zeitverständnis konfrontiert. Es besteht zwar der Wunsch bei Partnern und Familien nach mehr Zeit für Beziehungen, andererseits sehen sie sich immer größeren Anforderungen in immer weniger Zeit gegenüber.

Erschöpfung und Depressionen bestätigen einen Mangel an Zeit, bestätigen ein Gehetzt-Werden. Wir erleben Zeitbeschleunigungen. In immer kürzerer Zeit vervielfältigen sich Informationen, vervielfältigt sich Wissen, mit chaotischen Auswirkungen als mögliche Folgen. Bei der Vielfalt an Angeboten wird die Synthesefähigkeit strapaziert. Die Gleichzeitigkeit von Abläufen zwingt uns dazu, zur linearen Zeit auf Distanz zu gehen. Unter dem Aspekt der Zeit könnten wir Partnern in ihrem Wahlverhalten damit unterstützend beistehen, wenn wir sie auf biologische und natürliche Rhythmen verweisen. Bis heute funktioniert das mit den Heiratsterminen, die meistens im Frühjahr angesetzt sind. Wenn man das Tempo drosseln und mehr Zeit für Gemeinsames finden könnte, zusammen Geisslers Buch (2012) „Enthetzt Euch", studieren und auf die Rhythmen der Natur achten würde, könnte man in Ruhe eine richtige Wahl treffen.

Beispiel: Rückblickend doch das Richtige

Ein Paar lernte sich im Restaurant kennen. Sie servierte dort, und er kehrte als Fernlastfahrer immer wieder zum Essen in diesem Gasthaus ein. So kam die Beziehung zustande. Sie heirateten und zogen ihre Kinder groß. Jetzt stellten sie sich die Frage nach dem was eine Familie ist. Beide Partner waren in Kinderheimen aufgewachsen, und kannten keine „richtige" Familie. Was ist eine richtige Familie? Haben wir es richtig gemacht?

Was sie miteinander gelebt haben, das war die richtige Familie, und sie haben es recht gemacht, wenn auch jetzt wieder Gedanken über nicht erlebte Familien mit den eigenen Eltern zum Gespräch wurden. Die Ungewissheit über Wahrnehmungsstrukturen und Wahrnehmungsmuster in den Herkunftsfamilien, die Fragen nach Wiederholung und Reinszenierung von möglichen Mustern und Konflikten beschäftigten das Paar in unserem Beispiel. Bei der vergeblichen Suche nach den eigenen familiären Wurzeln erkannten sie, dass es so etwas wie ein inneres Bild von einer Familie geben musste, das sie zum Anlass ihres Handelns nahmen. Diese Erkenntnis stellte die Partner zufrieden.

> **Es gibt sie nicht, die „richtige" Wahl, und es gibt sie nicht, die „richtige" Familie.**

Partnerwahl und Geschwisterreihe in den Herkunftsfamilien

Es bedarf keiner allzu großen Fantasie, um festzustellen, dass die ersten Kinder in einer Familie meist mit einem höheren Grad an Aufmerksamkeit und Zuwendung gepflegt und erzogen werden als Nachgeborene. Die Unsicherheit junger Eltern ist noch ausgeprägt. Noch nie stellten sich ihnen so viele Fragen, nie wussten sie genau, ob es richtig ist, was sie gerade machen. Jeder Handgriff muss noch eingespielt werden. Es gibt sie noch nicht, die selbstverständliche, eingespielte Routine im Umgang mit den Kleinen.

Beispiel: Es heiraten Erstgeborene

Eine Frau – an erster Stelle in der Geschwisterreihe – heiratet einen letztgeborenen Mann.
Therapeut: „Was fanden Sie zu Beginn der Partnerschaft anziehend an Ihrem Mann?"
Sie: „Er war locker, unbeschwert, nahm die Dinge nicht so ernst wie ich, das war so neu und erfrischend für mich."
Nach Jahren hatte dieses Paar eine schwere Krise. Jetzt ertrug die junge Frau diese lockere, „oberflächliche" Art nicht mehr. Sie konnte mit dem nicht mehr leben, was ihr anfänglich so attraktiv erschien. „Komme ich heute nicht, dann komm ich eben morgen!" Das ging nicht mehr mit ihr.

In diesem Fall bedurfte es einer Klärung und Annäherung der unterschiedlichen Standpunkte. Kompromissfähigkeit war in diesem Beispiel gefragt. Auf der einen Seite mehr Lockerheit, auf der anderen mehr Zuverlässigkeit und allgemein Verlässlichkeit. Nach einer Phase der Auseinandersetzung entwickelte sich die junge Frau zu einer konzilianten, beweglichen Moderatorin mit diplomatischem Geschick. Er machte Karriere in leitender Position und hatte fortan Verantwortung für eine Abteilung seiner Firma.

Beispiel: Wenn Defizite die Partnerwahl bestimmen!

Erstgeborener heiratet Letztgeborene in einer Geschwisterreihe von sieben Geschwistern. Sie war, soweit sie sich erinnern konnte, immer darum bemüht, ihrer Mutter zu gefallen, um durch Anstrengung ihre Zuwendung und Wertschätzung zu erhalten, dabei ging sie stets leer aus. Umso höher waren ihre Erwartungen an einen sorgenden und tüchtigen Mann, von dem sie sich Ausgleich und Erfüllung wünschte.
Er, Ältester, von einem strebsamen Vater geprägt, folgte den vorgegebenen Spuren, wurde tüchtig, legte eine Karriere hin. Trotz Erfolgs nie gelobt, suchte in der Partnerschaft emotionale Nähe und Geborgenheit. Beide an fünfter und letzter Stelle in der Geschwisterreihe! Wenn beide Eltern in der Geschwisterreihe an fünfter und letzter Stelle stehen, hat dann die Bedürftigkeit mitbestimmende Funktion im partnerschaftlichen Geschehen?

2.3.2 Salutogenetische und pathogenetische Aspekte

Der Alltag beginnt dort, wo scheinbare Unvereinbarkeiten aufeinanderstoßen. Nicht erst das Erkennen von charakterlichen Eigenschaften, zuwiderlaufenden Gewohnheiten, sondern schon die konkreten sogenannten Kleinigkeiten, wie Besorgen der Wäsche, Beschaffen und Zubereiten der Nahrung, die Möblierung, der Geschmack usw. zwingen zur Klärung. Wer hatte die Finanzen im Griff, wer hat den Haushalt organisiert? So will ich es, so nicht? Das will ich verändern, geht das bei dir?

Im Zustand der Gefühlsoffenheit, wenn der Hypothalamus (Teil des Zwischenhirns) die Endorphine und andere Glückshormone ausschüttet, treten häufig latent vorhandene, anziehende Eigenschaften in Erscheinung und lassen unsere Ausstrahlung verändert erscheinen. Belastungen, Unsicherheit, Selbstzweifel, ablehnende Einstellungen gegenüber der eigenen Leiblichkeit, Gehemmtheit usw. treten kurzfristig in den Hintergrund. Ist die Wohnung in Unordnung, Geld vom gemeinsamen Konto abgezogen, verlief das Wochenendprogramm nicht wunschgemäß, dann erscheint die Ausstrahlung matt und ein besorgter Gesichtsausdruck, vielleicht gepfeffert mit Ärger, weist auf einen erhöhten Adrenalinspiegel im Blut. Im „Marschgepäck" aus beiden Herkunftsfamilien findet sich Übereinstimmendes und nicht Übereinstimmendes. Was wird geschätzt, toleriert, bewundert, abgelehnt oder bekämpft?

Die Intensität und Dauer der Prägungen in den Herkunftsfamilien sind Faktoren, von denen es abhängt, wie leicht oder schwer Veränderungen im neuen System möglich sind. Zudem unterliegen Prägungen in den Herkunftsfamilien insofern häufig Fehleinschätzungen, dass den gefühlsmäßigen Verknüpfungen wenig Beachtung geschenkt wird. Doch gerade sie führen zu den Möglichkeiten, mit polaren Gegensätzen umzugehen, sie als eine Ganzheit zu erkennen.

2.3.3 Therapieziele

Auseinandersetzungen wollen eingespielt sein

Streitereien und Aggressionen werden allgemein negativ eingeschätzt. Sicherlich dort zu recht, wo Streit und Aggression ausarten, wo missbrauchendes und brutales Benehmen auftritt. Doch wer Streit beobachtet, Aggressionen gesehen und selbst auch schon Wut gespürt hat, weiß um Wärme und Hitzegefühle im Körper, um das Erleben von Nähe, um den sogar sehr intensiven Kontakt unter den Kontrahenten. Doch die Auseinandersetzungen, die Angriffs- und Gegenangriffsmuster wollen erlernt, geübt und eingespielt sein. Es ist wahrnehmbar, dass Streit, wird er fair ausgetragen, beruhigt, und ein berechenbares Ergebnis zeigt. Man konnte sich wieder einmal einigen, man hat sich vielleicht zum wiederholten Mal die Fähigkeit zur Kompromissfindung bewiesen, was geradezu vorbildhaft für Kinder ist, die den Umgang mit Aggressionen erst lernen müssen. Clifford und Markman (1996, S. 145f.) kommen auf die Bedeutung des Körpers zu sprechen, wenn sie über Streit berichten.

Partner berichten, dass sie sich nicht mehr spürten, die Kontrolle über sich verloren, auch keine Schmerzen mehr empfanden, wenn der Streit eskalierte.

- „Ich habe mich nicht mehr gespürt! Ich war keinen vernünftigen Argumenten mehr zugänglich! Seine Fäuste sind geflogen, und ich wurde wie ein Brett!"
- „Ich fühlte mich so provoziert, dass ich nur noch zuschlagen musste, sonst hätte ich einen Herzinfarkt bekommen. Ich konnte nur noch verschwinden, um Schlimmeres zu verhindern."

Es ist klar, zur Zeit des Kennenlernens sind diese krassen Formen der Auseinandersetzung eher

selten. Sie stehen meist am Ende einer Entwicklung, an deren Anfang das Ausdrücken von unterschiedlichsten Empfindungen hätte geschehen sollen. Das Nichtausdrücken, mehr noch, ein Nichtzulassen und Verneinen von Körperempfindungen im Zusammenhang mit Gefühlen muss langfristig zu schwerwiegenden Folgen führen.

Neben einem breiten Spektrum an psychosomatischen Symptomen zeigen sich die Folgen zunächst im Beziehungsgeschehen, in der Interaktion als:
- Oberflächliche Kommunikation
- Rationale Förmlichkeit
- Emotionale Kühle
- Sprechen über Wissenswertes und Interessantes
- Rational-argumentative Auseinandersetzungen: Disput
- Geringer Einbezug des Körperlichen in der Interaktion
- Eingeschränkte Zeit des Verweilens und herzlichen Beisammenseins

Beim Erlernen von Auseinandersetzungen müssen Vereinbarungen über Art und Stil getroffen werden. Es bedarf eines ganzen Sets an Spielregeln. Wo ist die rote Linie? Auf welchem Niveau soll gestritten und Aggression gelebt werden?

Das Einüben von Durchsetzen, das Vertreten einer Haltung oder eines Standpunkts fordert dialogische, u. U. auch heftige Formen von Interaktionen. Dann werden Unterschiede deutlich und man weiß, woran man ist. Unsicherheit darüber, was auf der anderen Seite vor sich geht, lähmt, lastet, macht Angst, ist schwer zu ertragen. Der Umstand, dass der Körper in vielen Therapieformen eine zentrale Bedeutung erhält, fordert dazu auf, gerade die Zeit des Kennenlernens bei Partnern als eine Chance zu sehen, Körper und Wort im Beziehungssystem als ein Ganzes zu pflegen. Die Stammhirnpotentiale und die Mandelkerne (Kerngebiet des Gehirns, verantwortlich für alle Formen von Erregungszuständen, Angst und Aggressionen; Wahl 2009, S. 7 und 54–60) bedürfen des dialogischen Übens und gegenseitigen Austauschs. Alle Emotionen sind von Körperreaktionen und sensorischen Empfindungen begleitet. Das Gegenteil ist ein Sprechen über Gefühle und Empfindungen, die nicht einmal wirklich wahrgenommen werden müssen.

Kennenlernen unter Einbezug des Körperlichen

Beim gegenseitigen Kennenlernen unter Einbezug der körperlichen Ebene sind folgende Punkte von Bedeutung:

- Spüren und Gewahrwerden des eigenen Körpers;
- Wahrnehmen von Emotionen und deren Auswirkungen im Körper: z. B. wie sich bei Wut Wärmegefühle und Energieschübe bis in die Fingerspitzen ausweiten oder wie Angst im oberen Brustraum eng macht;
- Erkennen, dass gesteigerte Stammhirnreaktionen durch den präfrontalen Cortex (Stirnlappen) u. U. schwer oder nicht mehr steuerbar sind;
- Hinweise, dass eigenes Körperempfinden („Jetzt dreht sich alles in meinem Kopf, und ich habe ein mulmiges Gefühl im Bauch.") nützlicher sein kann, als die in der Gesprächstherapie häufig verwendete Formulierung: „Ich habe das Gefühl ...."
- Erfahrung mit speziellen Körpersignalen umzugehen, die Hinweise auf möglichen, rationalen Kontrollverlust geben („Wenn sein Gesicht die Farbe verlor und weiß wurde, dann bedurfte es nur eines falsches Wortes und extreme Reaktionen folgten.");
- längerer Lernprozess, um sich in emotional aufgewühltem Zustand auf die eigenen Körperempfindungen konzentrieren zu können;
- persönliche Erfahrung, wie sich Körperempfindungen und assoziierte Emotionen – konzentriert man sich auf sie – wandeln;

Kennenlernen beginnt mit dem Körperlesen bei sich selbst. Das, was ich an meinem Körper erfahren kann, macht es mir möglich, Gleiches beim Gegenüber auch zu entdecken.

> **Der Erkenntnisgewinn an mir selbst wird zum Erkennungsgewinn in der Beziehung.**

Clifford und Markman (1996, S. 34–36), die in ihrem Fragebogen zur Partnerschaft sehr wohl Körpersignale und Problemsituationen assoziiert sehen, bleiben beim Umgang mit Konfliktmustern (1996, S. 111–128) bei Erklärungen, beim Darüber-Reden. Er werden Demütigungen erwähnt, ohne ihre Körperwirkung zu erfragen. Es wird von Nähe gesprochen, ohne mit einem körperlichen Annähern zu beginnen. Ein körperbezogener Ansatz geht von einem dialogischen Körpergeschehen aus, dem – wenn dann noch nötig – verbale Erklärungen und Ausführungen folgen können.

Beispiel: Problem von innen lösen

Ein Paar kommt in die Sitzung. Ohne Umschweife macht die Frau ihrem Partner den Vorwurf, er klebe wie eine Klette an ihr, sei nur noch um sie herum und das ertrage sie nicht mehr. Mit Faltenstirn und besorgter Miene bringt der Partner zum Ausdruck, dass er doch nur ihre Liebe suche und alles dafür tue, um das zu erreichen. Er sitzt nach vorne geneigt und angespannt da.

Er kann dazu bewogen werden, sich zurückzulehnen, die Hände auf den Bauch zu legen und mehrmals tief einzuatmen. Mit kurzen Zwischenpausen wird diese Übung wiederholt, etwa eine Viertelstunde. Der Partnerin steht es offen, mitzumachen oder einfach dabei zu sein. Sie entschied sich für das Beobachten und konnte mitverfolgen, wie ihr Partner entspannte, wie seine Gesichtszüge weich und liebevoll wurden, jetzt ohne dieses Suchende und Unruhige, das sie giftig werden ließ. Locker und entspannt, so wollte sie ihn haben, so schätzte sie seine Nähe.

Er konnte so erkennen, dass das, was er bei seiner Partnerin suchte, eigentlich in seinem Innern zu finden war. Sein Problem ließ sich nur von innen lösen. Er kam zu seinem Ziel, als er sich auf seinen Körper konzentrierte.

Ob nun seine Ausstrahlung wirkte, ob die Wirkung durch Spiegelneuronen die bessere Erklärung abgibt, bleibt sich gleich: Die Aufmerksamkeit und Zuwendung seiner Frau konnte er über den Umgang mit seinem Körper gewinnen. Die Arbeit mit dem Beziehungskörper birgt zudem einen weiteren noch wenig beachteten Vorteil. Während in verbal orientierten Therapieformen bei aggressiven Auseinandersetzungen der Partner immer wieder demütigende und provozierende Bemerkungen fallen, die oft Grund sind für weitere Eskalation, wird das bei der Körperarbeit vermieden. Wird zuerst die Kongruenz mit dem eigenen Körper hergestellt, ist es leichter, die Diskrepanz zwischen verbalem Ausdruck und nonverbaler Kommunikation zu beseitigen (Engl und Thurmaier 1993, S. 59). Bei Wahl (2009, S. 108f.) wird auf Aggressionen verwiesen, wo Mädchen Emotionen wie Wut und Ärger eher in Beziehungsaggressionen verarbeiten als in direkter Gewalt. Analog zu unserem Beispiel könnte man sagen, dass die Partnerin ihren Ärger in einem Angriff auf die Beziehung zum Ausdruck brachte.

Wie soll man Therapieziele formulieren? Ergibt es Sinn sie festzulegen? Unterschiede sind normal: Eine Tatsache, die im Zusammenleben alles andere als selbstverständlich ist. Das Kennenlernen und Kontakte, die zur Wahl der Partner führen, sind oft von emotionalen Ausnahmezuständen begleitet. Wenn ich nicht „normal" bin, wie treffe ich dann die Wahl? Was übersehe, überhöre, erfasse ich dann nicht oder anders? Ist mir dann bewusst, was mir nicht entspricht, was entspricht und was stört?

Bei Stress findet sich auf der einen Seite Rückzug mit dem Bedürfnis nach Ruhe für eine ungestörte Regeneration, die andere Seite braucht gerade dann das Gespräch, entlastet sich im Dialog. Unterschiede sind normal? Wo liegt die Lösung, im System oder außerhalb? Wie erweisen sich die Fähigkeiten zu Kompromissbildung?

Was sollte Partnern in der Phase des Kennenlernens empfohlen werden, wo die jungen Menschen in den meisten Fällen im Schwung der neuen Liebe weder Probleme sehen, noch sehen wollen? Menschen in manischen Lebensphasen fühlen sich wohl, und wenn die Umgebung nicht reagiert geschieht nichts. Also am besten ist es keine Ziele zu formulieren. Es muss nicht auf mögliche kommende Probleme hingewiesen werden. Zukunft geschieht im Jetzt.

Damit entfallen auch Ratschläge zum partnerschaftlichen Gespräch, dessen Zielsetzung und die notwendigen Techniken beim Einstieg, beim Zuhören, bei einzelnen Schritten usw. (Clifford und Markman 1996, S. 173–200). Ratschläge über optimale Kommunikation oder wechselseitige Initiativen für Gespräche über die Beziehung (siehe auch Mandel et al. 1976, S. 43–48) verhallen ungehört (aus Praxiserfahrung in Ehevorbereitungskursen über

zehn Jahre). Gleiches gilt für Hinweise auf Muster misslungener Kommunikation und deren Beseitigung (Engl und Thurmaier 1993).

Wesentliche Informationen für das Paar können die bisherigen Lebenserfahrungen sein und ein Bewusstsein dafür, was aus den eigenen Herkunftsfamilien im Lebensgepäck mitgeführt wird. Wird Vergangenes im Jetzt erlebt, zeigt dies Wirkung. So geschieht die Zukunft im Jetzt.

2.3.4 Herkunftsfamilienarbeit: Methoden und Techniken

Berührung und gegenseitige Wahrnehmung

Das Johannesevangelium (1.1) stellt das Wort an den Anfang der Schöpfung, er wird bei Gott gesehen. Goethe Faust sieht am Anfang die Tat.

> Am Anfang unserer Entwicklung, einer Beziehung steht die Berührung.

Das fordert uns dazu auf, die Körperwahrnehmung an den Anfang zu stellen. Wie steht es um den Gebrauch und die Zuverlässigkeit der Wahrnehmung durch meine Sinne: um Sehen und Hinsehen, Hören und Hinhören, um Riechen und Schmecken, aber auch um Fühlen und Einfühlen? Beim Kennenlernen erschließt sich mir ein neues „Wahrnehmungsfeld". Mein Lebensraum wird fortan mit jemandem geteilt, desgleichen meine Zeit und mein familiäres und soziales Umfeld. Worin, wo und wann ergeben sich für mich neue Anziehungen, was erlebe ich mir entgegengesetzt, was geht mir jetzt gegen den Strich? Durch das Kennenlernen erfahre ich meinen Körper. Neue Reize, Wünsche und Phantasien, neue Erwartungen und Ängste vor Enttäuschungen, individuelle und partnerschaftliche Bedürfnisse rücken plötzlich ins Blickfeld.

Wie soll man mit der gegenseitigen Körpererfahrung beginnen? Die Haut, unser universelles Kontaktorgan, ist das entscheidende Übungsfeld beim Kennenlernen. Wann und wo habe ich eine Berührung gern? Es gibt hier keine verbindlichen Normen, sondern ein individuelles Empfinden über angenehm oder unangenehm.

Sich halten bei wiegenden Bewegungen, stilles Halten, ein Halten bei einem Ton, der in Höhen und Tiefen verändert sein kann, der tragend und gleichbleibend ist: Halten ist nicht gleich halten. Partner können es lieben, fest umschlungen, kraftvoll sich aneinander zu drücken, andere wünschen eine feine, leichte Art des Umfassens. Streicheln von ganz leicht bis kräftig bietet sich als die Form an, die Qualität der Berührung zu erlernen und zu üben. Mandel et al. (1975, S. 47f.) empfehlen diese Übungen bei geschlossenen Augen durchzuführen und sich nur den Empfindungen und Gefühlen hinzugeben.

Bei Streichel- und Berührungsübungen habe ich die Erfahrung gemacht, dass die Person, die eine Berührung erfährt, die Augen wenn möglich geschlossen halten sollte, so ist es für sie leichter, den inneren Körperempfindungen zu folgen. Auch ein Umfahren, ohne direkten Körperkontakt, also die Bewegung im engeren Energiefeld des Körpers, ist so besser spürbar. Wärmeempfindungen, erhöhter Speichelfluss, Darmgeräusche können Signale dafür sein, welche Tiefenwirkung Berühren bewirken kann. Einfluss wird so auf das limbische System genommen (Hypothalamus, vegetatives Hirnstammzentrum und zentrale Amygdala), auf das unbewusste Selbst (Roth und Strüber 2014, S. 64). Der berührenden Person dagegen ist ein konzentriertes, bewusstes Ausrichten der Sinne auf den Ablauf der Berührung zu richten. „Beseelt" sollen die Hände sein, die im Dienste einer intimen Kommunikation stehen. Sie sollen wahrnehmen, was ihnen entgegen kommt, so ist es ihnen möglich, sich innerhalb der Berührung selbst zu verändern. So gestalten Hände und werden durch Berührung selbst gestaltet.

Aufbau gegenseitiger Wahrnehmungs- und körperbezogener Interaktionsmuster

Was kann von Überkommenem integriert, was muss aufgegeben werden? Es gilt eine erste Bilanz zu erstellen. Es kann mit einem Auspendeln verglichen werden, was anzieht, abstößt, widersprüchlich ist und was als nah oder distanziert empfunden wird. Es geht nicht allein um Nähe und Distanz, sondern ebenso um das Umfeld, die Umstände und Verhältnisse, in denen Nähe erfahrbar ist. Was dient dem Aufbau neuer Wahrnehmungsmuster? Wie werden erste Widersprüche angegangen? Der intrakorporelle Dialog (der innere Dialog: Maurer 2004, S. 35; 2006, S. 163) wird zum interpersonellen Körperdialog.

Dialogische Körperarbeit ist nicht nur das Anwenden von Körpertechniken mit dem Ziel z. B. des gemeinsamen Übens von Gründen (Grounden), Halt zu finden, gegenseitigen Körperlesens usw., sondern das Erkennen von Körpermustern, und mit denen dann Einfluss auf die Kommunikation genommen werden kann.

Es folgt ein Beispiel mit Sequenz aus einer Paartherapie, die aus den Herkunftsfamilien erkennbaren Interaktionsmuster sind ◘ Abb. 2.2 zu entnehmen. Imaginativ ließ ich die Partner sich in Szenen des Alltags versetzen, ließ sie sich auf das Körperempfinden konzentrieren, und beide konnten gemeinsam feststellen, dass die körperliche Anspannung nachließ.

- **Prozessanalyse**
1. Interaktionsmuster aus den Herkunftsfamilien finden ihre Wiederholung in der aktuellen partnerschaftlichen Kommunikation. Sie können hartnäckig und belastend sein.
2. Eine Veränderung in der aktuellen Kommunikation wirkt sich auf das Körpergeschehen aus. Es ergeben sich bewusste und nicht bewusste Reaktionen im Körperlichen.
3. Wird unbewussten Bewegungsabläufen gefolgt, kommt es zu einer Erweiterung der individuellen Wahrnehmung.
4. Es treten z. B. feine, nichtbewusste Impulsbewegungen, auch ein veränderter Atemrhythmus auf. Impulshandlungen sind immer Signale an das System.
5. Die Erweiterung der persönlichen Körperwahrnehmung wird zum Beitrag für ein Verändern der gegenseitigen Wahrnehmung.

Wie Begegnung göttlich sein kann, schreibt Paulus:

> Wisset ihr nicht, daß ihr Gottes Tempel seid und der Geist Gottes in euch wohnt?
> 1. Korinther 3:16

Partnerin

> Sie beginnt mit einem Defizit an Zuwendung ihre zweite Partnerschaft. Beide Partnerschaften verliefen anfänglich sehr glücklich, sie wählte offenbar einfühlsame Männer. Ihre Wahl hatte Bezug zu den innewohnenden, frühesten Kommunikationsformen (Moser, 1957, 63–65) in der Herkunftsfamilie. Sie vermisste die emotionale Nähe zu ihrem Vater und fühlte schmerzlich seine rationale Distanz.

Partner

> Auf seiner Seite fehlte es in der Herkunftsfamilie an der emotionalen Präsenz der Mutter. Der Sinn seines Lebens bestand darin, die Launen seiner Mutter so zu beeinflussen, dass sich für ihn möglichst keine Nachteile ergaben. Eine persönliche Existenzberechtigung stellte er in Frage. Die zunächst erfrischende Zuwendung seiner Partnerin, ihre direkte, offene Art war das, was er sich von seiner Mutter gewünscht hätte.

Die sich in der derzeitigen Partnerschaft wiederholenden Interaktionsmuster

> Jetzt fordert sie von ihrem neuen Partner Engagement, Aktivität und kreative Beiträge in der Beziehungsgestaltung.
>
> Anklagend und unter Vorwürfen, teils auch aggressiv, werden die Forderungen eingebracht. Sie erreicht dabei das Gegenteil dessen, was sie sich wünscht und riskiert eine zweite Trennung. Flucht in Mobilität und erschöpfende Betriebsamkeit haben eine Erschöpfungsdepression zur Folge.

> Auf die Vorwürfe und die aggressiv vorgetragenen Anklagen seiner Partnerin reagiert er mit innerem und äußerem Rückzug. Er verschwindet auf seinem Zimmer und kann über Tage nicht zu sprechen sein. Seine Wut unterdrückte er in der Absicht, so einen positiven Beitrag an die Beziehung zu leisten. Er setzt sich selbst mit Schuldgefühlen unter Druck und wartet ab, bis sich die Beziehungswetterlage wieder bessert.

Diese hartnäckigen Muster waren wiederholt Gegenstand in der Therapie, wobei unterschiedliche Interventionen bisher erfolglos geblieben waren. Doch an dem Wochenende vor der danach folgenden Sitzung wurde eine grundlegende Veränderung möglich.

> Zunächst hatte sie auch diesmal unter Vorwürfen ihren Partner attackiert. Doch als sie ihren Kropf geleert hatte, ging sie auf ihr Zimmer und fragte sich nach ihren eigentlichen Bedürfnissen. Als sie sich derer bewusst war, ging sie wieder zu ihrem Partner, diesmal als eine Bedürftige, die über sich sprechen wollte.

> Auf ihre Anklagen hin kam als erste Reaktion das bekannte Abschotten. Passiv ließ er die Vorwürfe über sich ergehen. Als die Partnerin wieder kam, diesmal ihre Wünsche äußerte, fand er Verständnis für sie. So war er weder Verursacher noch fühlte er sich schuldig und dabei empfand er ein Wohlgefühl.

🔲 **Abb. 2.2** Interaktionsmuster

Zusammenfassung

Beim Kennenlernen eines anderen Menschen erfahren wir den eigenen Körper in einer ungewöhnlichen Vielfalt. Erstmals spüren wir, wie wir damit immer auch auf dem Weg zu uns selbst sind. Das Wahrnehmen von Veränderungen in den Körperempfindungen ermöglicht es uns, an Veränderungen in den Beziehungen teilhaben zu können.

2.4 Die Entscheidung für die zu lebende Beziehungsform: auf dem Weg zur Synthese

2.4.1 Themen und Theorieschwerpunkte

Die Frage nach der Entscheidungsfähigkeit des Menschen hinsichtlich seiner Wahl, war ein wichtiges Thema der Tiefenpsychologie. Sie befasste sich mit neurotischer Wahl (Gefühlskomplikation; Dührssen 1960, S. 61) und mit der Wahl als Symptom eines Konflikts (Freud 1940, S. 427; Moser 1957, S. 14). Sie konzentrierte sich auf die Triebwelt als einer Wahl des Objektes.

Drei Wirkfaktoren wurden dabei hypothetisch vorgestellt (Moser 1957, S. 54f.):

1. Hereditäre Faktoren (Genotropismus nach Szondi)
2. Frühkindliche und pubertäre Erlebensweisen
3. Beeinflussungen durch die gegenwärtigen sozialen Umstände

Unter dem Aspekt dieser drei Faktorenkreise bot sich der Raum für die Entscheidungsfähigkeit der Partner. Ergänzende, kompensierende und korrektive Kräfte waren dann Gewähr für ein lebenslanges Gleichgewicht in einer Partnerschaft.

In einer operationalen Definition würden wir einen Entscheidungsprozess als eine Wahrnehmung bezeichnen, der ein Wert oder eine Bedeutung zugeordnet wird. Je stärker ich etwas mit einem Gefühl verbinde, desto größer ist für mich dein Wert. Mit der Bewertung geschieht ein Wertevergleich. Ein

Mensch bedeutet nur dann mehr als ein anderer, wenn affektiv gebundene Wertvorstellungen ein größeres Gewicht erhalten. „Er/Sie ist es mir wert. Das mag ich an ihr, an ihm." Auch der landläufige Ausdruck: „Das ist es mir wert!" unterstreicht dies.

Wer entscheidet nun, wer ist die Instanz, die eine Entscheidung trifft? Die Tiefenpsychologie ordnet das dem Ich, zugleich auch unbewussten Faktoren zu. In der Systemtherapie, die beim Entscheidungs- und Wahlverhalten von decision-making spricht, gehört Entscheiden zwischen Alternativen zur normalen Entwicklung (Guntern 1983, S. 62). Guntern hält fest: „Wahl- und Entscheidungsverhalten verlangen somit die Fähigkeit zum analytischen, numerischen und sequentiellen Denken unserer dominanten Hirnhemisphäre und die Fähigkeit zum systemischen, pattern-orientierten und simultanen Denken unserer nichtdominanten Hirnhemisphäre." Der Einbezug beider Hirnhälften ist erforderlich.

Was ist es nun, das bei Werteinschätzungen entscheidet? Ist es das Gehirn? Es ist banal festzuhalten, dass unserem Handeln ein inneres Planen, auch aufgrund von inneren Organisationsmustern vorausgeht. Doch ob der innere Plan, da ich doch als dialogisches Wesen (Buber) auf das Du angelegt bin, auch real durchführbar ist, entscheidet sich an weiteren Faktoren. Kann ich mich für den Wunschpartner, die Idealpartnerin entscheiden? Hier gibt es nur dann eine endgültige Entscheidung, wenn vom Gegenüber die Entscheidung mitgetragen wird. Hierin unterscheidet sich eine partnerschaftliche oder systemische Entscheidung von anderen Entscheidungen, die allein entschieden werden können.

Entscheidung für eine Partnerschaft

Der Mensch sucht aus inneren Erfahrungen heraus eine Fortsetzung des Gewohnten. Sich mit einem Menschen zu verbinden, geht wohl aus der tiefsten Beziehungserfahrung hervor, die wir gemacht haben. Ich will mich wieder mit dem verbinden, womit ich schon einmal verbunden war. Eine Bindung eingehen, sich binden, verschmelzen, total eins sein: hierin drückt sich zutiefst ein menschlicher Wunsch aus. Mit idealistischen Vorstellungen kann dieser Wunsch einhergehen, mit einem Streben nach Absolutem: eins sein ohne Einschränkung. So ist auch die

Enttäuschung darüber zu verstehen, wenn dieser Zustand als unerreichbar erlebt wird.

Ein Vortragender gestand seiner Zuhörerschaft offen, dass seine größte Enttäuschung darin bestand, selbst in intimster Vereinigung realisieren zu müssen, dass die ersehnte Einheit utopisch ist.

Die zweite Erwartung im Entscheidungsprozess besteht im Wunsch nach Entwicklung, nach Erwerb, nach Wachstum. Woran orientieren wir uns nun, wenn wir uns entscheiden: an den Instanzen im Stammhirn? Dort finden wir Programme, die auf Vermehrung, auf Lust und auch auf aggressive Durchsetzung gegenüber Rivalen angelegt sind. Das Stammhirn entscheidet sich für vitale Ressourcen, und es hat einen „Riecher" dafür. War es das nun schon? Das Stammhirn haben wir mit den Reptilien gemeinsam. Entscheiden höhere Hirnfunktionen wie z. B. der Frontallappen auch? Er erwacht, wenn Ungewöhnliches passiert oder besondere Gedanken aufkommen, eben wenn unbequeme Einschätzungen und Wertevergleiche unsere Gefühle aufgemischt haben. Jetzt steigt er in die Arena mit klaren Argumenten und schneidender Logik.

Sich entwickelnde Leit- und Wertbilder und die damit ebenso dem Wandel unterworfenen Kommunikations- und Interaktionsformen, führen zu den unterschiedlichsten Formen partnerschaftlichen Zusammenlebens, zu typischen Familiensystemen. Es entstehen neben den klassischen neue Formen: kinderlose Partnerschaften, sogenannte normale Familien mit Kindern, Familiengemeinschaften, Alleinerziehende, Geschiedene, Geschiedene und wieder Verheiratete, Patchworkfamilien, gleichgeschlechtliche Beziehungsformen, Regenbogenfamilien, Jobnomaden. Bei all diesen Formen wird der Beweis erbracht, dass sich Partner sehr wohl für eine bestimmte Beziehungsform entscheiden können; doch wie deren Entwicklung verläuft, ist schwer voraussagbar. Äußere Einflüsse wirken auf die im Entstehen begriffenen Partnerschafts- und Familiensysteme (Lebensereignisse, berufliche Veränderungen, Ortswechsel) und führen selbst zu strukturellen Veränderungen. Vordergründig könnte von einer definitiven Entscheidung gesprochen werden, in Wirklichkeit durchläuft ein System einen lebenslangen Entscheidungsprozess.

2.4.2 Salutogenetische und pathogenetische Aspekte im Entscheidungsprozess

In der Art, wie Entscheidungen in dysfunktionalen Systemen getroffen werden, unterscheidet Guntern (1983, S. 62) zwischen:

- der Unfähigkeit, sich zu entscheiden,
- schnellem und fortlaufendem Entscheiden (acting-out-systems) oder
- mangelhaft getroffenen und rückgängig gemachten Entscheidungen.

Partner durchlaufen einen Entscheidungsprozess, wenn sie sich z. B. bereits beim Einteilen der häuslichen Arbeiten einigen und festlegen. Vorlieben, Zurückstellen und Verzicht von Eigeninteressen, liebgewonnenen Gewohnheiten, die Organisation von Ruhe und Aktivität, Verpflichtungen im und um den Arbeitsbereich, ebenso das Wahrnehmen sozialer Kontakte, die Pflege von Beziehungen und Freundschaften führen in Entscheidungsprozesse. Ökonomische, kulturelle, bewusste und unbewusste, emotional bestimmte Faktoren, sie alle fließen in diesen Prozess ein.

Haben sich die ersten Erfahrungen von Verliebtheit und von Bedürfnissen nach permanentem Zusammensein gewandelt, beginnt eine weitere, nicht unwesentliche Art des Kennenlernens. Widersprüche treten auf, die anfänglich keineswegs ausschließlich als Chancen im Aufbau neuer Systeme erkannt werden müssen. Sie heften sich z. B. an die Art der Essenszubereitung, Gewohnheiten um Hygiene, Wäsche, die Neugestaltung der Haushaltführung, um persönliche Interessen, Intimes. Jetzt wird klar, dass die Entscheidung für eine Beziehungsform kein einmaliger Vorgang, sondern ein konkreter, oft komplexer Alltagsprozess ist, versehen mit Emotionen, auch Symptomen als Signale für die Richtigkeit oder das Ungenügen des bisher eingeschlagenen Weges. Differenzen als Übergänge in einem Lebensabschnitt kreativ erfahrbar werden zu lassen heißt, sich mit Streitkultur zu befassen.

Streit als Kommunikation ist in jedem Fall eine oft mehrschichtige Interaktion, die zwischen einem Paar zirkulär abläuft. **Bei einem Streitgespräch treffen wir auf eine Interaktion bei der verbale**

Informationen zwischen den Partnern stattfinden. **Veränderungen**, z. B. gegenüber bisherigem Verhalten werden erwartet. E**in Körperausdruck** (Mimik, Gesten, auch Impulsbewegungen, Anzeichen für endokrine Ausschüttungen usw.) ist ersichtlich, der meist kongruent den sprachlichen Ausdruck begleitet.

Anlass zu Auseinandersetzungen ergibt sich ebenso aus überkommenen Veranlagungen, aus über lange Zeiträume hin entstandenem Verhalten, aus Entwicklungsfixierungen, regressivem Verhalten, überstarken, nichtabgelösten Beziehungen, auch aus Abhängigkeiten.

Beispiele: Nichtabgelöste Beziehungen

So ging der junge Mann nach Arbeitsschluss regelmäßig bei seiner nahe wohnenden Mutter vorbei, bevor er in die gemeinsame Wohnung zu seiner Partnerin kam.
Die junge Mutter unterließ es nicht, täglich den Rat der eigenen Mutter einzuholen, dies auch bei unwichtigen Fragen hinsichtlich ihres Babys.
In ein als „geschlossen" zu bezeichnendes Familiensystem wurde der junge eingeheiratete Mann von Anfang an einbezogen. Jeden Sonntagnachmittag wurde für Stunden im Familienclan über alles und alle gesprochen: nicht seine Welt!

Unter dem Aspekt emotionaler Offenheit, im Hoch der Gefühle sind jungen Partnern diese Dinge anscheinend kaum bewusst. Erst wenn die Gefühle auf einem Alltagsniveau angelangt sind, werden Diskrepanzen erkannt und wahrgenommen. Dabei werden Hinweise auf neue Erlebnisfelder, auf Ungereimtes nicht selten als Kritik empfunden. Hier wird klar, es gibt kein Verzehren von „Eingemachtem", ein Sitzenbleiben auf erworbenen Gütern; auch Verhindern und Abwehren sind keine Lösungen. Umorientierung, Auseinandersetzung und Streit sind angesagt.

Von diesem Zeitpunkt an beginnt jede Beziehung „spannend" zu werden. Offene und geschlossene Verhältnisse, kongruente und nichtkongruente Kommunikationsformen, aufbauende zerstörerische Kräfte, Sand im Getriebe, beschleunigende und aufheizende Faktoren, stabilisierende, pflegende und fördernde Elemente sind ebenso unverzichtbar im fortdauernden Prozess einer beginnenden Partnerschaft.

2.4.3 Therapieziele im Entscheidungsprozess

Die ernüchternde Erkenntnis, dass präventive Vorkehrungen um Konflikte zu vermeiden und die rechte Entscheidung zu treffen von relativ geringem Nutzen sind, leite ich aus Erfahrungen ab, die ich aus über zehnjähriger Praxis in Ehevorbereitungskursen gewonnen habe. Erst wenn sich erste alarmierende Anzeichen dafür ergeben, Konflikte nicht mehr allein lösen zu können, wenn der Glaube an die alles überdauernde „Macht der Liebe" an Glanz eingebüßt hat, kommt man zur Sache, oder es wird ein Schnitt gemacht. Im Laufe einer über vierzehnjährigen Beratungs- und Therapiearbeit in einer Beratungsstelle für Paare und Familien habe ich den Zeitraum von Eheschließung bis zum Aufsuchen von Beratung untersucht. In den 1980er Jahren geschah dies gehäuft nach 12–15 Jahren Ehe. Bei der Interpretation der Fakten stieß ich darauf, dass die Kinder mit ihren Pubertätsproblemen ungewohnte emotionale Bewegung in das Familienleben brachten. Wobei der Aufstand im Gefühls- und Affektleben eben auch Hinweise dafür zu Tage förderte, dass es über Jahre am richtigen Umgang mit Emotionen und deren Pflege im partnerschaftlichen Leben gemangelt hatte. Als sich meine Jahresstatistik auf stetig kleinere Jahresabstände hinbewegte, musste ich zur Kenntnis nehmen, dass Belastbarkeit, vielfältige Inanspruchnahme, äußere Belastungen und ungenügendes Erholungs- und Ressourcenmanagement einen steigenden Kräfteaufwand bedeuteten.

Persönliche Bewältigungsmuster

Individuell erkundigte ich mich bei den Partnern nach den Signalen für Belastungen, die ihnen der Körper zuspielte: Müdigkeit, Verspannungen, Lustlosigkeit, mangelnde Kontrolle beim Essen, Probleme beim Schlafen, Schwitzen, erhöhter Blutdruck, kalte Füße, Schwindelgefühle, erhöhter Konsum an Suchtmitteln usw. wurden genannt. Doch allein schon die Fragestellung erweckte bei den Befragten den Eindruck, gegen diese „Missstände" etwas unternehmen, dagegen angehen zu müssen. Im Klartext heißt dies, einem „gehetzten Reitpferd" noch die Sporen zu geben. Das bedeutet doppelten Stress!

Gerade diese persönlichen Stressbewältigungsmuster wurden gewohnheitsentsprechend auch in der Partnerschaft fortgesetzt: kein Unterschied zu früher! Es werden ebenso Bedürfnisse und Bedürftigkeit mit in die Beziehung genommen. In dem Maße, in dem ich meine Bedürfnisse kenne, ist es mir möglich, sie kommunikativ einzubringen. Ich muss sagen können, was ich brauche, was mir hilft, worauf ich angewiesen bin.

Kommunikation über Signale: gegenseitiges Klären.

Es darf nicht davon ausgegangen werden, bei Partnern gleiche Bewältigungs- und Kommunikationsmuster anzutreffen. Revenstorf schreibt, dass bei unproduktivem Streiten Partner zu einem anderen Kommunikationsstil umerzogen werden müssen (Revenstorf 1999, S. 102). So kann nicht in jedem Fall von einer symmetrischen Kommunikation ausgegangen werden. Im Klären der kommunikativen Abläufe kann das Vier-Fenster-Modell (Hansen 2014, S. 107f.) behilflich sein, wo die Partner durch die Erlebnisfenster von früher hinausschauen.

> 🔊 Gegenseitiges Klären der Kommunikation ist ein Hauptziel im Entscheidungsprozess.

Revenstorf (1999, S. 101), wenn er auf durch Wiederholung entwickelte Kommunikationsabläufe zu sprechen kommt, stellt zwei hauptsächliche Muster vor: symmetrische und komplementäre. Bei beiden spielen verbale und nonverbale Komponenten eine Rolle. Revenstorf unterließ es bei seiner Darstellung, den Inhalt des kommunikativen Ausdrucks zu erwähnen. Was soll mit verbalem oder körperlichem Ausdruck vermittelt werden? Ist davon auszugehen, dass Kongruenz besteht?

Wenn der Speichelfluss bei Streit reduziert ist, die Hände schwitzen, das Herz klopft und der Blutdruck bei Auseinandersetzungen steigt (Notorius und Markman 1996, S. 147), signalisiert der Körper Gefahr, wobei keine existentielle, sondern eine Gefahr für die Beziehung und deren Funktionieren besteht. Aber worum geht es eigentlich? Die beiden Autoren bezeichnen die häufigsten Konfliktmuster als: Eskalation, Rückzug und Offensive. So rücken Klärung im sprachlichen und körperlichen

Ausdruck ins Ziel der Beratungs- und Therapiearbeit in Raum und Zeit mit konkretem Inhalt und konkreten Erwartungen. Geht es um den Wochenplan, die Einteilung der Hausarbeit, Finanzen, den persönlichen Raum, Zärtlichkeit und Sexualität, den Umgang mit Wut, Verachtung und Trauer?

Welche Hilfen lassen sich bereitstellen? Bedarf es konkreter Hinweise? Streit und Differenzen sind Anlass und Möglichkeit, sich aktiv zu entscheiden, anstelle von Leugnen und Hinausschieben oder sich konfliktscheu zu verweigern.

- Es besteht Klärungsbedarf des bisherigen Rollenverständnisses. Soll das Eingebunden-Sein in die Normen der Herkunftsfamilien fortbestehen?
- Welche Glaubenssätze und Wertungen können aufgegeben werden, welche sind unverzichtbar?
- Es geht um das Normen- und Werteverständnis, das in der Partnerschaft aufgebaut wird, und um ein Abstimmen der eigenen Bedürfnisse und Interessen.
- Freiheit und Einschränkung sowie Grenzen in der Partnerschaft werden thematisiert.
- Es geht um Erkenntnisprozesse. Das polare Verständnis von streiten und nicht streiten verzichtet darauf, gegen den Streit anzugehen, anstatt mit dem Streit umzugehen und die zielführende Möglichkeit von konstruktivem Streit zu erkennen.
- Es geht darum, Distanz und Nähe, auch intime sexuelle Distanz und Nähe als zyklische, natürliche Prozesse zu erkennen, mit denen man zu leben lernen muss. Anziehung und Abstoßung sind auch biologische Vorgänge, die natürlichen endokrinen Ausschüttungsabläufen unterliegen.
- Es kann nicht sinnvoll sein, permanent nach unbefriedigenden Beziehungsmustern zu suchen, aber es ergibt Sinn, an befriedigenden Beziehungsmustern konkret zu arbeiten.
- Wut, Trauer, Spannungen sind Gefühlszustände, sie wandeln sich, bewegen, sind wie der Sprit für den Motor, werden sie nicht von vornherein disqualifiziert und auszumerzen versucht.

Stellen sie sich einmal vor, zu Beginn einer Partnerschaft sollten Entscheidungen für eine lebendige Beziehungsform getroffen werden und man wäre sich vorab nur skizzenhaft ihrer Komplexität bewusst: wie viele Beziehungen kämen dann überhaupt zustande? Einen unbelasteten Schritt auf die Zukunft hin zu machen heißt, keine allzu großen Belastungen aus der Vergangenheit mitschleppen zu müssen (Schindler 2014, S. 249). So ist es gut, sich nicht allzu sehr mit dem zu befassen, was eintreten könnte. Leben wir vorweg mit dem, was sich uns gerade stellt, und das ist immer noch eine Menge. Zu entdecken gilt es die unendlichen Möglichkeiten in uns und die Bewältigungsmuster, die uns Begleitung sind im Entscheidungsprozess des täglichen Zusammenlebens. Dass Auseinandersetzungen und Streiten dabei eine dringende Notwendigkeit sind, haben Bach und Wyden (1969, S. 5) als erstes Kapitel (Weshalb Intimpartner streiten müssen) in ihrem Buch: „Streiten verbindet" dargelegt.

Das Unbewusste im partnerschaftlichen Entscheidungsprozess

Das Ringen um Entscheidungen, das Annähern oder Entfernen und Entfremden verläuft im Entscheidungsprozess auch auf der unbewussten Ebene. „Träume erhellen die innerpersönlichen Konflikte, die als zwischenpersönliche Spannungen und Projektionen häufig zu Zwistigkeiten führen (Nell 1976, S. 8)." Analysen von Paarträumen belegen, dass mit Beginn einer Partnerschaft die Träume Partnerschaftliches einbeziehen. Neue Symbole und Personen treten in der Traumszenerie auf. Es entsteht ein partnerschaftliches Unbewusstes (Dold 1996, S. 161), das auf Ziele hinweisen kann. Träume fordern auf, konkret zu werden, nicht untätig zu sein (Dold 1996, S. 94–98). Die Sprache der Träume ist hier sehr direkt, die Wegweiser zum Ziel unmissverständlich.

2.4.4   Methoden und Techniken

Selbst- und Fremdwahrnehmung

Die Techniken, die einen systemischen Entscheidungsprozess fördern, dienen Klärungen, die meist durch Auseinandersetzungen möglich werden. Dabei ist das Überprüfen gegenseitiger Wahrnehmung eine entscheidende Grundbedingung. Voraussetzung ist allerdings, dass ich meine Selbstwahrnehmung

pflege, denn ich kann an anderen nur das wahrnehmen, was ich an mir erfahren kann.

Die folgenden energetischen Übungen oder das meditative Morgengebet mit „Hand und Fuß", habe ich in Anlehnung an St. T. Chang (1993) zur Pflege der Selbstwahrnehmung entwickelt. Die in Einzel- und Gruppenarbeit angewandten Übungen fördern ein verstärktes Körperbewusstsein, weil sie – dies bereits bei der Kopfmassage – eine Steigerung der Hirnfunktionen bewirken und bei der weiteren Körpermassage die Tätigkeit der einzelnen Organe anregen, den Energiefluss stimulieren, somit rückkoppelnd auch Einfluss nehmen auf die Reizleitungs- und Ausschüttungssysteme. Klienten, die ich dazu bewegen konnte, solche Übungen täglich durchzuführen bestätigten: „Ich fühle mich gesünder und allgemein verändert."

> Wer seine Wahrnehmung verändert, verändert sich.

Bevor ich die beschriebenen Übungen durchführe, sollte ich mir Fragen nach deren Sinn stellen: **Was** will ich erreichen? Welchen Sinn gebe ich ihnen? Geht es mir darum, in einer einmaligen Übung die energetische Wirksamkeit dieser Behandlung zu erfahren, oder will ich etwas für meine Gesundheit tun? Strebe ich ein regelmäßiges Tun an, das seinen Platz im Alltag einnehmen soll? Wenn es mir um die Beziehung zu mir selbst und deren Pflege geht, so beginne ich einen Dialog mit mir selbst, mit meinen Wahrnehmungskanälen, meinen Organen, meinem Körper. Der innere Dialog wird von Maurer (2006, S. 132) als allergrößte Ressource angesehen.

Das Herstellen eines Bezuges zur beziehungsmäßigen Umwelt kann ebenfalls über Körper und Organe führen. Dabei bieten sich Rollenspiele und Rollendialoge als hilfreich an. In einer weiteren Dimension ist es möglich, eine Reflexion über die eigene Existenz und deren Sinn anzustellen. Auch der Volksmund bietet uns treffende Hilfen an. Was die Umgangssprache in organbezogenen Formulierungen an Weisheiten bereithält, ist von großer Aussagekraft.

Energetische Übungen
- **Handflächen**

Die Handflächen werden aneinander gerieben. So entsteht Wärme in den Händen. An der Hand gefasst worden zu sein, an die Hand nehmen, zur Hand gehen, auf Händen tragen, handlungsfähig sein und in guten Händen wissen und viele andere Bezüge dürfen mir zu dieser Übung einfallen und gleichzeitig meinen Geist beschäftigen.

■ **Kopfhaut**

Die Haare werden mit den Fingernägeln (Krallenhand) nach hinten gekämmt, oder die Kopfhaut wird von vorne nach hinten massiert. Dabei setzt man die Fingerkuppen auf die Kopfhaut und massiert in kleinen kreisenden Bewegungen. Es wird dabei nicht auf den Haaren herumgerieben, sondern die Kopfhaut wird bewegt. Weitere Variante: Mit den Fingerkuppen beider Hände mehrmals von der Stirne zum Hinterkopf hin klopfen. Dies kann je nach Bedeutung intensiver oder auch weich und samtig sein. Zweite Variante: Mit der Krallenhand wird die Kopfhaut von den Schläfen bis zum Hinterkopf massiert. Danach werden die Hände am Hinterkopf so gewendet, dass die Handrücken eine streichende Bewegung – unterhalb der Ohren vorbei – den Hals hinunter, ausführen können. Die Handrücken treffen sich über dem Brustbein, und die Bewegung folgt dem Brustbein hinunter und endet in einem Bogen unterhalb der freien Rippen. Bei all dem manuellen Tun begleiten den Geübten Gedanken und Sinnbezüge über seinen Kopf, der gedankenschwer, wie ein Bienenhaus summen oder leer und orientierungslos sein kann. Den Kopf verlieren oder verkopft sein, den Kopf über Wasser halten: wo und wann beobachte ich das bei mir?

■ **Augen**

Mit zwei Fingern wird den Augenhöhlen entlang rund um die Augen über Stirn- und Jochbein gestrichen. Neben der Ringmuskulatur wird dabei eine Reihe von energetischen Reizpunkten aktiviert (Chang 1993, S. 139–147), was vorbeugende und heilende Wirkung haben kann. Danach die Hände erneut reiben und die erwärmten, hohlen Hände wie Muscheln über die Augen wölben. Die Augen sind heute unser Zufahrtskanal erster Ordnung! Wie viele Informationen passieren diese Eingänge, kontrolliert oder unkontrolliert, brauchbar oder unnütz? Und führt das, was ich hereinlasse zu Einsicht, tieferem Verständnis und Erkennen? Wo muss ich lernen hin- und wo wegzuschauen? Das „Gesicht wahren" und das „Gesicht verlieren" bezieht sich nicht nur auf den Blick.

■ **Nase, Mund, Gesicht**

Die **Nase**nflügel werden mit den angewinkelten Daumenkanten von oben nach unten massiert. Die streichende Bewegung führt über die Mundwinkel hinunter zum Kinn. Beim **Mund** kann zwischen einer äußeren und inneren Aktivierung unterschieden werden. Die innere geschieht mit der Zungenspitze in einer rollenden mehrmaligen Bewegung über Zähne und Zahnfleisch. Die Zunge – einer sanften Zahnbürste gleich – aktiviert den Speichelfluss. Der Speichel kann im Mund wie Mundwasser zum Spülen hin- und her bewegt werden. Energie in **das ganze Gesicht**: Die Hände kräftig reiben und danach auf das Gesicht drücken, so dass jede Zelle von dieser Wärme profitieren kann. Und nun Gedanken zur Nase: Wo stecke ich sie überall hinein, und wo sollte ich eine gute Nase haben? Sollte sie immer vorne sein? Wie ist es mit den Leuten, die ich nicht riechen kann? Inwiefern sind sie mir ähnlich? Wenn ich an den Mund denke, dann müsste ich wissen, wo ich ihn halten sollte, auch sollte ich mir bewusst sein, wo ein gutes Wort kein Schweigen duldet. Wenn sich Wort und Empfinden entfernen, dann gilt: misstraut dem Wort!

■ **Hals (Schilddrüse)**

Eine Übung für die **Schilddrüse** nimmt Einfluss auf den Stoffwechsel, somit auch auf das ganze Endokrinum. So können vermehrt Gifte ausgeschieden werden. Mit Daumen und Zeigefinger wird die vordere Halspartie unter sanften, schiebenden Streichbewegungen von unten nach oben massiert, etwa in eine Fingerbreite Distanz zu Kehlkopf und Speiseröhre (Chang 1993, S. 153).

■ **Ohren**

Die Ohrenaußenkanten werden ausgestrichen und mit Daumen und Zeigefingern von unten nach oben massiert und geknetet. Auch zwischen Zeigefingern und Mittelfingern wie in einem Scherengriff werden die Energiepunkte, die vor und hinter den Ohren liegen, von unten nach oben massiert. Danach legt man die Handflächen so auf die Ohrmuscheln, dass die Finger auf den Hinterkopf zu liegen kommen. Zunächst werden die Ohrmuscheln nach vorne gefaltet und in kreisenden Bewegungen mit den Handballen massiert. Danach folgt ein kurzes Massieren der Ohrmuscheln in Normalstellung. Unter dem leichten

Druck der Handteller auf das Außenohr, entsteht eine Vakuumsituation. Das plötzliche Entfernen der Handflächen schafft Druckausgleich. Kann ich zu- und hinhören, ganz Ohr sein, den Raum durch seine Schwingungen erfassen? Die Unterscheidung treffen zu können, wann eine Stimme aus dem Bauch und wann eine aus dem Kopf kommt, spricht für ein geübtes äußeres Ohr. Eine körperorientierte Pädagogik, sie erinnert an Kindertage, ließ bei Nicht – Hören und Nicht – Gehorchen die Ohren lang ziehen. Woran sollte ich ziehen, wenn ich nicht auf meine innere Stimme höre?

- **Arme**

Es folgen mehrfach wiederholte **Streichbewegungen** über die Arme, beginnend bei den Achselhöhlen am Arm innenseitig abwärts bis zu den Fingerspitzen hinunter von dort über die Handrücken bis zu den Schultern. Wie oft bin ich durch Anspannung in meiner Muskulatur verkrampft? Dann habe ich vielleicht kalte Hände, wenig Gefühl in den Händen. Wenn Hände nicht fühlend sind, wie ist es dann mit Anfassen, Berühren, Berührt-werden? Ein Blockierter energetischer Haushalt birgt die Gefahr von unkontrollierten Entladungen (Dold 2001, S. 45). Und was passiert, wenn die Energie nicht bis in die Extremitäten reicht? Wo kann ich Energie schöpfen (Dold 1998, S. 14f.)? Können Arme und Hände Signalstationen für beginnende Erschöpfung sein?

- **Leber und Magen**

Werden aktiviert. Mit den Handinnenkanten wird, seitlich an den Rippenbögen entlang, mehrfach von außen nach dem unteren Ende des Brustbeins hin massiert. Die Chemie im Zentrum! Stimmt das Verhältnis von Verarbeiten, Auswerten, Austauschen, Speichern, Entgiften? Oder führe ich zu dem Gift, das ich selbst produziere, noch Gifte hinzu? Was fehlt mir, wenn ich mich mit Suchtmitteln zu beruhigen, anzuregen, auszugleichen versuche, auch von der unbequemen Realität wegtreten will?

- **Bauch**

Kreisende Bewegungen mit den Handflächen auf der Bauchdecke im Uhrzeigersinn dienen der Aktivierung der Darmtätigkeit. Bewegungen im Gegenuhrzeigersinn bewirken eine Verlangsamung der Darmtätigkeit. Behalten und Hergeben, das ist keine

Übung auf die alten Tage hin, die dem Halten, Loslassen und Verabschieden breiteren Raum bieten sollten. Wer nie genügend „Nahrung" bekam, neigt viel mehr zum Festhalten, Behalten, selbst wenn „Verstopfung" eintritt. Andererseits eilt Nahrung ungenutzt durch das Gedärm, wenn Angst vor Verlust, Angst vor Versagen, Verfolgungsängste uns „Durchfall" bescheren.

- **Nieren**

Die Nieren werden durch leichtes Klopfen und Streichen aktiviert. Entsorgen, raus mit dem Mist, weg mit dem, was sich angestaut hat. Ich brauche Platz für Neues. Sich verpissen, auch als Pinkelpfahl missbraucht werden, hier spielen Rivalisieren und Markieren des Territoriums eine Rolle.

- **Beine**

Die Beine werden – von oben nach unten – durch Streichbewegungen außenseitig massiert, an den Beininnenseiten von unten nach oben. In die Aufwärtsbewegung lässt sich auch der ganze Körper einbeziehen. Warum die Beine erst am Schluss? Sie sind doch mein Grund, mein Fundament auf dem der ganze Mensch steht. Die Beine, in enger Verbundenheit mit dem Boden, der Realität, verdienen besondere Aufmerksamkeit. Kein Leben, auch keine Therapie ohne Füße. Mit den Füßen bin ich unterwegs, ich bin auf dem Weg zu meinem Ziel, zu meiner Bestimmung. Nur wenn ich meine Füße spüre, spüre ich auch den Weg und damit mein Wesen. Jetzt wird allen klar, die letzte Übung ist auch die erste, und sie steht in Verbindung mit allen anderen.

- **Abschluss**

Zum Abschluss werden die Handteller flach in mittlerer Bauchhöhe übereinander gehalten, sie berühren weder sich noch die Bauchdecke. Mit einem – nur in Gedanken – Kreisen im Uhrzeigersinn wird die Morgenübung beendet. In einer Auseinandersetzung in Gedanken mit der Zeit, in der ich lebe, frage ich mich nach meinem Leben in der Zeit, in der gemessenen und bemessenen Zeit. Wenn die Zeit entfällt, beginnt neues Leben.

> **Wer seine Wahrnehmung verändert, verändert seine Umwelt.**

Unter der Voraussetzung, dass mein Organismus wach ist empfange ich gleich Radartellern unzählige Informationen über den Körper und sende ebenso Körperbotschaften aus. Mein Körper ist somit als dialogischer Körper ganzheitlich vorbereitet und bereit.

Diese Art des Wachmachens, des Erwachens entspricht dem, was in der Vergangenheit einer kleinen Zahl großer Mystiker vorbehalten war. Heute setzt sich vermehrt die Erkenntnis durch, dass das Erwachen für uns alle existentiell geworden ist (Full 2015, S. 153ff.). Wir brauchen eine neue, bewusste Sichtweise, verbunden mit dem Bewusstsein gemeinsam unterwegs zu sein in der Suche nach dem Sinn.

Interaktionsmuster

Bei Bach und Wyden (1976) wird in der Auseinandersetzung zwischen Partnern sofort mit verbalen Interaktionsformen begonnen, somit ein Niveau gewählt, das sich rasch vom konkret Empfundenen lösen kann. Zudem verkommen Streitformen zu einem sich beschleunigenden, zusehends gegenseitig zerstörerischen Hickhack, das am Ende zwei Verletzte hinterlässt. Unter Einbeziehung des Körpers, des dialogischen Körpers, verlaufen die Prozesse langsamer, Beobachtungen werden angestellt und die Verifikation derselben lassen sich im Körperausdruck erkennen. Der Veranschaulichung soll folgende Übung dienen. Sie erwuchs auf einem breiten Erfahrungshintergrund. Immer wieder konnte ich beobachten, wie Angriffe, Unterstellungen, Anschuldigungen, Kränkungen von Partnern geäußert wurden, ohne dabei beim Gegenüber die emotionalen Signale und die Körperreaktionen zu beachten. Manchmal erweckte das den Eindruck von einem selbstbezogenen Monolog.

Übung: Emotionale Signale und Körperreaktionen

Partner sitzen sich in selbstgewählter Distanz gegenüber. Beide werden aufgefordert, die Distanz zu wählen, die im Augenblick angemessen erscheint. Beide Seiten werden darum gebeten, sie möchten sich der augenblicklichen Gefühlsverfassung bewusst werden. Das kann einige Minuten in Anspruch nehmen. Haben die Partner annähernd die Gewissheit, sich ihrer Verfassung bewusst zu

sein, sollen sie sich darum bemühen, diese im mimischen oder allgemein im Körperlichen zum Ausdruck zu bringen. Auch hier sollte man dem Körper Zeit lassen, dies zu bewerkstelligen.

Anschließend kommt es zum Lesen der Körpersprache beim Gegenüber. Bei den Formulierungen gilt es darauf zu achten, dass beschuldigende und anklagende Äußerungen vermieden werden. „Ich habe das Gefühl, dass sich Trauer in deinen Zügen zeigt. Auf mich wirkt deine Körperhaltung direkt, löst Gefühle von Angst aus." Das Gegenüber hat daraufhin die Gelegenheit zu bestätigen oder zu falsifizieren. Dem Berater oder Therapeuten kommt die Aufgabe zu, nachzufragen woran die Gefühlsverfassung erkannt werden konnte. Je detaillierter die Auskunft, desto exakter die Beobachtung und Selbstwahrnehmung.

Bei fortschreitendem Verfeinern der Wahrnehmung werden bei den Partnern eigene Körperempfindungen bewusst, die als Körperübertragungen technisch bekannt sind und heute als Spiegelneuronen hirnphysiologisch erforscht wurden (Bauer 2011).

Die Faktoren, die bei einer Partnerwahl bestimmend sind, finden sich meist in der Art der Kommunikation wieder. Wir treffen auf symmetrische und asymmetrische, sich ergänzende, destruktive, bevormundende und passive, streitsuchende und interesselose Muster. Wenn wir auch hier von den Phänomenen ausgehen wollen, dann betrachten sie einfach zuerst die sich gegenübersitzenden Partner: die Art des Sitzens, Körperneigungswinkel, Haltung, wo werden Arme und Hände platziert, wie ist die Stellung der Beine, wohin ist der Körper ausgerichtet usw. In der Körperhaltung der Partner sind die Kommunikationsmuster bereits definiert.

Gegenseitig anklagendes Kommunikationsmuster

Die Sitzhaltung der Partner ist in ◘ Abb. 2.3 dargestellt. Wie Kampfhähne sitzen die Partner sich gegenüber. Es ist kaum mehr ein Sitzen, sondern wie bei Zehengängern im Tierreich: auf dem Sprung. Die Körper gespannt wie Federn, der Atem kurz und rasch, Bauch und Unterleib eingeengt. Die vegetativen Funktionen sind eingeschränkt, desgleichen Mitempfinden und Mitfühlen. Argument und Gegenargument: angriffig, treffend, scharf und

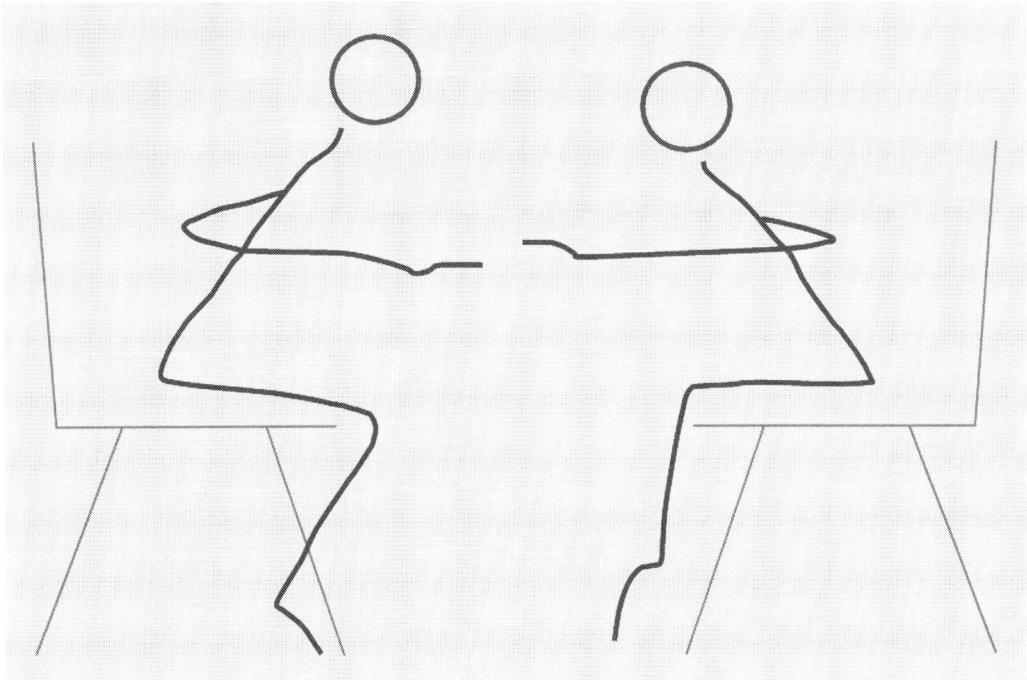

◘ Abb. 2.3   Anklagendes Kommunikationsmuster

spitz, verletzend. „Und Du und erst Du!" Dazu die „Pistolenfinger" aufeinander gerichtet: Schuss auf Schuss, Schlag auf Schlag. Die Sätze – eher geworfene Brocken – überschlagen sich. Sie beschleunigen das Tempo. Das Ganze ist einem Gefährt vergleichbar, bei dem Steuer und Bremsen nicht mehr funktionieren. Umerziehen, meint Revenstorf (1999, S. 102), sei bei unproduktivem Streit notwendig. Doch bei dieser Kommunikationsform heißt es zuerst **stoppen und zwar sofort**, bevor die Partner nicht einmal mehr die Worte des Beraters oder Therapeuten zu vernehmen in der Lage sind oder völlig in Rage handgreiflich werden, sogar die Sitzung verlassen.

Zuerst das Körperliche: Hier gilt es, den Beziehungskörper zu entflechten.

- Bitte stellen Sie Ihre Stühle im Abstand von zwei Metern hin und nehmen Sie wieder Platz. Setzen Sie sich so hin, dass Sie niemanden vor sich haben und allein für sich sind.
- Lehnen Sie sich zurück.
- Setzen Sie Ihre Füße flächig auf den Boden.
- Legen Sie die Handflächen auf die Knie.

Ich gestehe es, solche Interventionen erinnerten mich immer wieder an Polizeirazzien in Filmen: „Hände auf dem Hinterkopf verschränken, Hände auf das Autodach legen, Beine auseinander, keine Bewegung … !" Es muss allen Beteiligten klar sein, eine weitere Eskalation wird nicht geduldet. So nicht weiter! Ich muss aus eigener Erfahrung sagen, dass ich bei einer handgreiflichen Auseinandersetzung während einer Paarsitzung, wie gelähmt war, außerstande zu reagieren. Die Reaktionen waren blitzartig. Vielleicht war ich naiv genug zu meinen, Akademiker könnten sich besser steuern als Durchschnittsbürger.

Nach dem Entflechten kommt die Selbstwahrnehmung:

- Was spüren Sie jetzt in ihren Handflächen?
- Wie ist das Gefühl in den Füßen?
- Wie ist ihr Atem, ihr Puls? Spüren Sie den Atem im Bauch?
- Wie ist das Wärmegefühl? Ist Ihnen heiß oder schwitzen Sie sogar leicht?
- Was spüren Sie am oder im Kopf? (Es empfiehlt sich nach Empfindungen im Kopf

erst am Schluss zu fragen. Das Bewusstsein auf die peripheren Körperregionen zu lenken, ist von ausgleichendem, sogar beruhigendem Effekt).

Meine Gefühle, meine Bedürfnisse
Aggressives anklagendes Verhalten ist eine Aussage an sich. „Ich habe ein Bedürfnis. Ich muss das sagen können, was mich belastet. Ich muss auch das sagen können, was bei mir nicht geht." In der Ich-Form sich ausdrücken dürfen, Gehör finden, schon das nimmt eine Menge Druck weg und erleichtert. Wenn ich von mir spreche, den „Pistolenfinger" auf mich selbst richte, verringert sich die Gefahr als anklagend wahrgenommen zu werden. Anklagende Systeme, dies bestätigt schon die Körperhaltung der Partner, drücken oft ein Bedürfnis nach intimer Nähe, den Wunsch nach Pflege der Intimität aus. Ohnehin sind Lust und Liebe auf zeitlich punktuelles Geschehen beschränkt. Moeller (2004, S. 115) spricht von einer liebesbehinderten Gesellschaft, wo sich die Pflege der Liebe leidlich in einer ökologischen Nische abspielen kann. Sollen Lust und Liebe mehr Raum einnehmen als in einem geschützten Naturreservat vorgesehen ist, dann braucht es als Voraussetzung den achtsamen Umgang mit sich und dem Liebespartner.

Gehen wir zurück zum Beziehungsgeschehen: Welche überwiegenden Empfindungen und welche Gefühle zeigen sich jetzt in der Gestalt und in der Mimik der Partner? Wenn dies in etwa klar ist, dann nehmen sie wieder Blickkontakt mit der anderen Seite auf.

Was sehen Sie jetzt? Man kann Entdeckungen am Gegenüber machen, wenn man ein sicheres Gespür für sich und seine eigenen Empfindungen hat. Zwar ist diese Form des Kennenlernens anstrengend, dennoch lohnt sich die Arbeit, wenn man weiß dass es hier Schätze zu heben gilt, die unter Geröll verschüttet sind.

Beispiel: Asymmetrische Kommunikation
Zwanghaft rational – unkontrolliert emotional
Vorbereitet hat er sich, der Ehemann. Eine lange Liste auf einem Blatt wirkt wie eine Zusammenstellung von Fakten, die jetzt zum Gespräch beitragen sollen. Weit gefehlt, ein Vortrag folgt, der nicht unterbrochen werden darf. Dem Vorlesen einer Anklageschrift gleicht das Ganze. Die Partnerin, man sieht ihr die Unruhe an, hört zu, hin und wieder geht ein Zucken über ihr Gesicht. Es zappeln die Beine. Kurze Zeit kann sie an sich halten, dann gibt es Einwürfe, Rechtfertigungen, Hinweise auf Verletzungen und Kränkungen. Sie wird zur Ordnung gerufen. Die Liste ist noch nicht fertig. Unberührt beendet er seinen Vortrag. Die Argumente sind klar aufgebaut, schlüssig, mit dem Ergebnis eines Schuldspruchs. Dagegen ist formal nichts einzuwenden, doch das Bild einer aufgelösten Frau, die sich nicht beherrschen kann, emotional außer Kontrolle geraten ist, scheint für den Präsentierenden ein Beweis zu sein, eine Stütze seiner Argumente.

„Aufgrund meiner Ausführungen", so wendet der Mann sich an mich, „werden Sie sicher genügend Anhaltspunkte haben, um eine Scheidungsempfehlung zu geben." Auf meine Frage, wie es ihm jetzt gehe, gibt er nüchtern zur Antwort: „Gut, warum?" Berater: „Ihrer Frau geht es nicht gut, wie können wir darauf eingehen?"

Ich bitte das Paar aus unserem Beispiel im Anschluss um ein Problembeispiel aus dem Alltag, bei dem zu keiner zufriedenstellenden Lösung gefunden werden konnte (◖ Abb. 2.4).

Ein anderes Beispiel einer Kommunikation: Sie ist zu Hause, bereitet das Mittagessen vor. Er kommt nach Hause.

- **Sie:** „Wenn du nach Hause kommst, dann habe ich immer einen Stress."
- **Er:** „Ich will dich nicht stressen." Er dreht sich um und geht arbeiten.

Eine inhaltliche Analyse zeigt, wie die Ehefrau meist auf das Mittagessen hin unter Druck gerät, weil sie pünktlich das Essen auf dem Tisch haben muss, wenn er nach Hause kommt. Trotz ihres Bemühens gelingt es ihr nicht, auf die Minute genau bereit zu sein. Er ist derart exakt, man könnte die Uhr nach

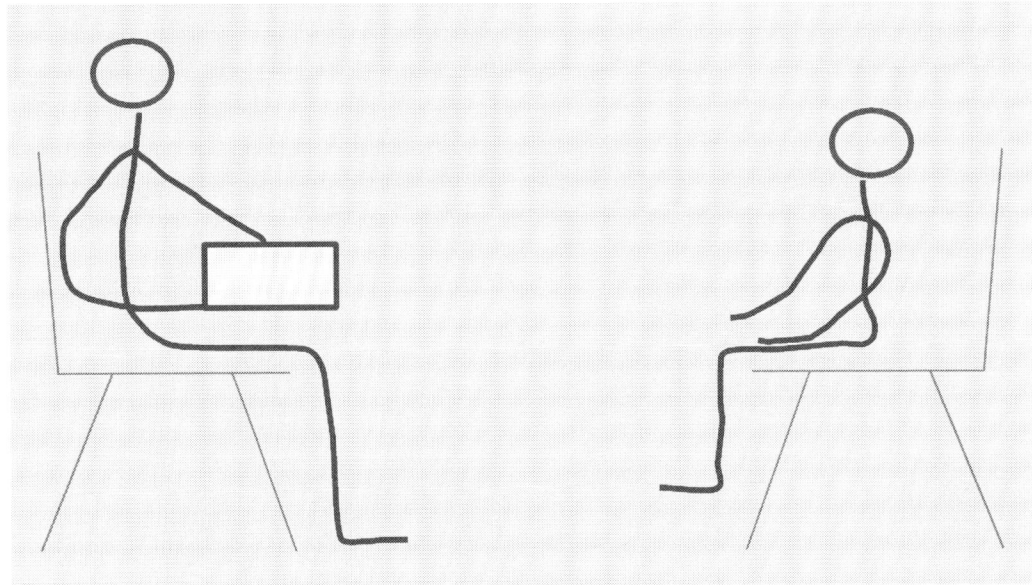

◘ Abb. 2.4   Asymmetrische Kommunikationsform

ihm stellen. Die heute geklärte Situation zeigt dem Partner, wie seine Frau sich selbst unter Druck setzt und wie ihre Bemerkung nicht in erster Linie ihn, sondern die Spannung zum Ausdruck bringen will, die durch eine extreme Exaktheit, der sie sich unterwirft, entstanden ist.

Auch dieses Kommunikationsmuster zeigt im Grunde genommen ein hohes Engagement für die Partnerschaft, ebenso das Bedürfnis achtsamen Umgangs miteinander, Werte sich für sie zu entscheiden. Ein Entscheidungsprozess für eine Beziehung muss das Klären von Schwierigkeiten miteinbeziehen.

In einem weiteren Beispiel asymmetrischer Kommunikation (◘ Abb. 2.5) treffen wir auf eine Partnerin, für die das Schweigen ihres Mannes unerträglich geworden ist, und sie deswegen Hilfe in Anspruch nimmt. Einen ersten Kontakt hatte sie allein wahrgenommen, um mir die Dringlichkeit, auch die Aussichtslosigkeit der Veränderbarkeit ihres Mannes klarzumachen.

Beispiel: Blockierte Kommunikation
Sie spricht – er schweigt

Jetzt wo seine Pensionierung anstünde, wisse sie nicht, ob sie die Partnerschaft in bisheriger Art

fortsetzen wolle. Der Ehemann lasse sich vorzeitig pensionieren. Eine Weile lang trug er sich mit dem Gedanken, in Teilzeit zu arbeiten, dann musste er aber einsehen, dass er in kürzerer Zeit die gleiche Arbeit hätte verrichten müssen. Die Ehefrau führt den kleinen Haushalt, da die Kinder ausgezogen sind. Sie besucht die Enkel, liest viel, bastelt und führt ein äußerlich ruhiges Leben. Sie weint, habe die Tränen allgemein weit vorn. Der Mann rede nicht mit ihr. Darum gehe es ihr nicht gut. Wenn sie Hilfe brauche, dann ertrage sie die mürrische Art ihres Mannes nicht. Er habe ein variantenreiches Schweigen: Strafend, „schnurrlig" und Macht ausübend. Sie reagiere rasch, emotional, auch heftig, ihre Grundstimmung sei aber melancholisch. Sie könne auch aggressiv werden.

Bei der ersten gemeinsamen Sitzung habe ich einen großgewachsenen Mann vor mir mit ruhiger Ausstrahlung. Ein gewisser ängstlicher Zug um seine Augen ist unverkennbar. Er setzt sich in den Stuhl, ist angelehnt, während die Ehefrau aufrecht sitzend sogleich zur Sache kommt und das für sie betrübliche Thema seines Schweigens anführt. Er sitzt regungslos da, lediglich seine Augen scheinen etwas grösser geworden zu sein. Ich frage nach dem Zeitpunkt seiner Pensionierung, worauf ich

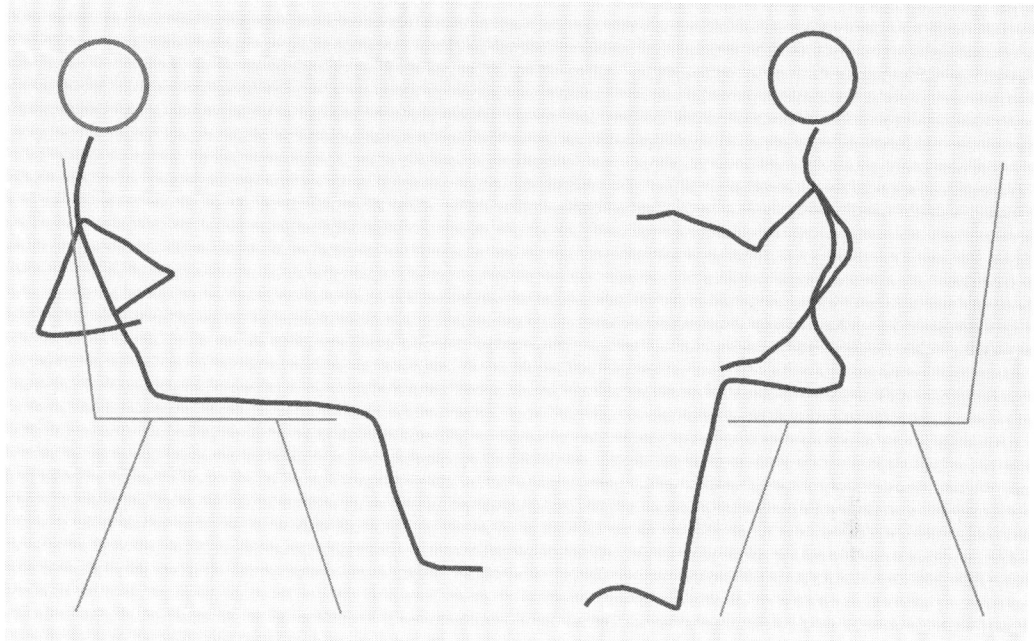

▣ Abb. 2.5   Blockierte Kommunikation

keine Antwort erhalte. Auch auf die beiden nach-
geschobenen Fragen, wie er sich die Zeit nach der
Pensionierung vorstelle und ob er schöne Pläne
habe, bekomme ich keine Antwort. Es schien, als
ob sich die Feststellung der Frau bestätigen würde
und der Mann nahezu mutistisch reagiert. Kurz bin
ich unsicher wie es weitergehen kann, warte nach-
denklich. Dann beantwortet er die erste Frage. In
zwei Monaten werde er sich pensionieren lassen
und für die Zeit danach habe er eine Reihe von Plä-
nen. Er erklärt mir, dass es nicht seine Art sei rasch
zu antworten, er rede auch wenig, das sei aber kein
böser Wille.
Jetzt hat sich die Sitzhaltung der Partner verändert.
Erstaunt und entspannt lehnt sich die Frau zurück,
während der Partner in aufrechter, zugewandter Art
zu sitzen begonnen hat. Er begründet detailliert,
wie es für ihn unmöglich sei, einen Teilzeitjob in der
Firma fortzusetzen. Er ist verantwortlicher Gruppen-
chef, bei dem die Arbeitsorganisation zusammen-
kommt, er muss die Entscheidungen treffen und bei
einer Teilzeitbeschäftigung sei es nicht möglich zu
delegieren.

Zu Sitzungsende erarbeiten wir gemeinsam die
Hausaufgaben.
━ **Er:** Wenn seine Frau ihm Vorwürfe mache, solle
  er sich zu fragen versuchen: Trifft das zu, was
  sie sagt oder ist es nicht so?
━ **Sie:** Falls sie ihm Fragen stelle, solle sie warten,
  auch wenn sie das beunruhige. Zum weiteren
  solle sie ihm nicht befehlen, sondern ihn bitten.

Die lautstarke Anklage der Ehefrau über das Schweigen des Mannes musste zu dem Zeitpunkt verstum-
men, als sie ihn als dialogfähig und mitteilsam
erleben konnte. Es bleibt so auch für sie der Auftrag,
das gemeinsame Schweigen zu beenden, indem sie
ihre Haltung ändert oder erkennt, worin ihr Beitrag
zum gemeinsamen Schweigen besteht.
   „Es ist eine Meisterleistung der täglichen, ener-
gieverzehrenden Verleugnung, sich wechselseitig
die Signale der Distanzierung, der Trennung und
der Kritik nicht bewusst zu machen (Moeller 2004,
S. 34)." An vorausgehendem Beispiel wird Lesern
klar, wie sich die Entscheidung für die Beziehungsform immer wieder neu stellt.

Kommunikation und Austausch im dauernden Lernprozess gegenseitigen Kennenlernens

Eine Beziehung ist eine Einheit, bei der die von mir selbst bemängelten Vorgänge etwas mit mir zu tun haben. Wenn ich mich für eine Beziehung entscheide, werde ich mich auch der unangenehmen Aufgabe stellen müssen, mich in erster Linie selbst zu verändern. Das, was mich stört, ärgert, was ich vorwurfsvoll kritisch anmerke, ist im tiefsten Gehalt eine Botschaft an mich selbst.

Übungen

1. Übung

Mache eine Aufstellung dessen, was du an deiner Partnerin, deinem Partner bemängelst, was dich ärgert, dir auf die Nerven geht. Liste ebenso das auf, was dich freut und Begeisterung weckt. Versuche dann mit jeder der Eigenschaften so in einen Dialog zu treten, als ob es deine eigenen Eigenschaften wären. So rede ich von mir und mit meinen Eigenschaften! Vielleicht sehe ich jetzt auch, was mich an mir nervt.

2. Übung

Achte einmal im Alltag darauf, welche Körperempfindungen durch deine Partner oder deine Partnerin ausgelöst werden. Versuche diese Empfindungen zu lokalisieren. Konzentriere dich mit deiner ganzen Aufmerksamkeit auf diese Körperregion. Dann stelle dir vor, du könntest in diese Region hineinatmen. Nimm dir deine Zeit dazu. Nach relativ kurzer Zeit wirst du eine Veränderung in deinen Empfindungen feststellen. Die veränderten Empfindungen werden zur Stirne hin begleitet und von dort deinem Partner, deiner Partnerin geschickt. Welche Veränderungen stellst du in der Folge in der konkreten Kommunikation fest?

Wie werden Botschaften und Inhalte vermittelt? Die Kommunikation setzt das Erlernen und Entziffern der Körperbotschaften voraus. Im Entscheidungsprozess ist das eine Grundvoraussetzung. Zudem bedarf es des Aufbaus einer beider verständlichen Ausdruckweise. Wir können nicht ohne weiteres von einem gemeinsamen Sprachverständnis ausgehen. Je nach emotionaler Besetzung einer Geste, eines mimischen Ausdruck, eines kurzen Anhaltens des Atems, eines

Wortes gewichte ich anders, so verändern sich auch die Inhalte. Selbst wenn das Konzept der Spiegelneuronen zutrifft, und ich fühle, was du fühlst (Bauer 2011), erhalte ich noch keine Auskunft, wie das persönliche Empfinden ist und wie es verstanden wird. Es bedarf einer sprachlich-klärenden und differenziert-verifizierenden Verständigung über die Gefühle.

Bei der Vorstellung eines Sender-Empfänger-Systems, muss sichergestellt sein, dass die Botschaften ankommen, verstanden werden und Antworten oder Reaktionen möglich sind.

> ⊙ Gegenseitiges Rückfragen klärt und bescheinigt Partnern kommunikative Reife, ohne bestehende Meinungen oder Überzeugungen preiszugeben. Verfüge ich über geklärte Botschaften, dann sind wir entscheidungskompetent!

Klären der mehrschichtigen Kommunikation

- **Körperliches und verbales Überprüfen**

So kann eine mir unbequeme Bemerkung mich zurückhaltend, gespannt oder auch aggressiv-offensiv werden lassen. Gefühle sind mit unseren innersekretorischen Ausschüttungen eng verbunden. So kann Wut zum Schwitzen und Angst zu Gefühlen von Enge und Druck führen (Notorius und Markman 1996, S. 147).

- **Klären der persönlichen Kongruenz**

Hier stellt sich die Frage, ob ich mir bewusst bin wie ich bin, mich aus einer relativen Ganzheit heraus einschätzen kann, damit auch meine Reaktionen kenne.

- **Gegenseitiges Entschlüsseln der Signale**

In einer Partnerschaft, ob es schnäuzen, gähnen, die Art zu essen und zu trinken ist, ob Unsicherheit oder Angst uns bewegt, verändert sich der Ausdruck, was ein Erlernen dieser Signale erforderlich macht. Wie können die in der partnerschaftlichen Kommunikation neu entstandenen Ängste vertraut gemacht werden? Das gegenseitige Überprüfen der Wahrnehmung trägt wesentlich zum Entschlüsseln der Signale bei. „Ich sehe das an Dir, ist das so?" Ich-identisch sprechen erleichtert den schwierigen Umgang mit Gefühlen. „Ich habe das Gefühl", einen Satz so beginnen, wobei ich von meinem realen Empfinden ausgehe, kommt anders an, als wenn ich mit: „Du bist wieder einmal … " beginne.

Notorius und Markman (1996, S. 147) schreiben von vier Konfliktmustern: „Eskalation, Rückzug und die beiden Varianten von Rückzug und Offensive", dies in Zusammenhang mit Erregung, Gedanken und Gefühlen. Diese Muster wollen in einem kommunikativen System erkannt werden. Wie empfinde ich den körperlichen Energiefluss bei Nähe oder Distanz? Wie verhalte ich mich, wenn ich mehr Nähe gestalten will?

Gespräche über Themen der Herkunftsfamilien erklären oft konkretes Alltagsbenehmen und schaffen Verständnis.

Streit und Entscheidungen

Wir streiten uns nur über Kleinigkeiten: herumliegende Kleider, nicht aufgeräumte Küche, stehen gelassener Müllsack usw.! Streit um Trivialitäten: Bach und Wyden (1976, S. 120–129) widmen diesem Thema ein ganzes Kapitel ihres Buches. Große Kriege sind weltweit eher selten, der tägliche Kleinkrieg ein Dauerbrenner. Das ist so und hängt damit zusammen, wie wir gewichten, bewerten und dann reagieren, wenn die eigenen Werte in Frage gestellt scheinen. Es ist eigentlich nicht korrekt, von Trivialitäten zu sprechen, denn ist das trivial, woran sich z. B. unsere Gefühle und Erinnerungen heften? Wir streiten uns über uns Bedeutsames, dessen Sachwert geringfügig sein kann. Darüber muss gestritten werden, so entstehen gemeinsame Wertauffassungen. Gelingt das nicht, werden Gesetze notwendig, die dann wieder kontrolliert durchzusetzen sind, wollen sie ihren Sinn nicht verlieren. Je regelmäßiger gestritten und streitend entschieden wird, desto selbstverständlicher wird der ganze Vorgang.

Es ist sinnvoll, das Streiten, obwohl es so alltäglich ist, konsequent zu üben, um befriedigende Ergebnisse zu erreichen. In einer dem Wort verpflichteten Gesellschaft, kopflastig dazu, lässt sich beobachten, wie Argumente und Gegenargumente z. T. in zunehmender Geschwindigkeit aufeinander treffen, ohne in sich begründet zu sein. Ich solchen Sätzen fehlen die „Satzzeichen", die Pausen, eben die Zeit des Überprüfens. Nicht beendeter Streit und hinausgeschobene Entscheidungen haben gemeinsam: Sie bauen Spannungen und Druck auf. So kommen explosiv

geladene Partner in die Beratung und würden, selbstverständlich mit dem Bedürfnis nach Entlastung, am liebsten sofort lospoltern. Je nach Wahl der „Waffen" kann es dann „Schwerverletzte" oder „Tote" geben.

Die Übung mit den zwei Stühlen bietet sich als eine Hilfe an.

Übung: Zwei Stühle (I)

Es werden zwei Stühle aufgestellt und eine Person wird gebeten, sich auf einen der beiden leeren Stühle zu setzen. Der Auftrag lautet, auf diesem Stuhl so lange über das Belastende zu sprechen, bis alles gesagt ist. Von dem Augenblick an, in dem kein angestautes Material mehr geäußert wird, möge man sich auf den gegenüberstehenden Stuhl setzen und mit den schätzenswerten Dingen und Eigenschaften beginnen. Immer wenn eine „Ladung gelöscht" ist, was wiederholt geschehen kann, erfolgt der Stuhlwechsel.
An den zusehenden Partner oder die Partnerin ergeht der Auftrag, schweigend dem Ablauf zu folgen, sich selbst und die agierende Person zu beobachten. Danach wechseln sich die Partner ab.

Die nun folgende zweite Übung wird wöchentlich zu Hause erledigt.

Übung: Zwei Stühle (II)

Es geht um den gleichen Ablauf, wobei die Partner zuerst über die Qualitäten und die angenehmen und schätzenswerten Eigenschaften berichten und sich dann über zu Beanstandendes äußern. Der zuhörenden Person obliegt es wiederum, ihre eigenen Reaktionen zu beobachten. Für Partner, die Fortschritte in der Streitkultur erreichen wollen, ist es zu empfehlen, einen fixen Wochentag zu einer bestimmten Zeit zu wählen. So hat der „Streit" seinen festen Platz und seine gewohnte Zeit.

Zusammenfassung
Gegenseitiges Klären der Kommunikation ist ein Hauptziel im Entscheidungsprozess. Mit der Veränderung der eigenen Wahrnehmung verändert sich die Person selbst und verändert sich ihre Umwelt, was für die Klärung bei Entscheidungsprozessen Voraussetzung ist.

> Es gibt nicht die Entscheidung für die
> Beziehungsform. Beziehungsformen
> sind fortwährendem Wandel und
> dauernden Entscheidungen unterworfen.
> Die Entscheidung für die zu lebende
> Beziehungsform kann realistisch nur heißen:
> „Unsere tägliche Beziehungspflege gib uns
> heute."
> Wie steht es um die Gültigkeit von
> Entscheidungen? Sicherlich wird über
> bestimmte Lebens- und Beziehungsformen
> entschieden, über deren endgültigen
> Charakter ist bei der Wandelbarkeit und
> Vielfalt noch nichts ausgesagt. Es gibt nicht
> sehr viele lebenswichtige Entscheidungen
> im Verlaufe einer Partnerschaft. Wohl
> gibt es viel Belastendes und konflikthaft
> Herausforderndes, was uns wieder durch
> achtsamen Umgang ins Gleichgewicht bringt
> und zur inneren Zufriedenheit führt.

2.5   Erweiterung der Systeme: Geburt der Familie

Mit dem ersten Kind kommt die Familie zur Welt. Gerspach (2009, S. 21) meint: „Mit der Geburt des ersten Kindes kommen Vater und Mutter auf die Welt."

2.5.1   Themen und Therapieschwerpunkte

Eltern-Kind-System: Körperliche Veränderungen

Meist schon lange vor der Geburt hat sich ein Paar äußerlich und innerlich auf die Ankunft des Kindes vorbereitet. In Kursen erhalten heute werdende Eltern Übungen angeboten, um das Risiko für Schwangerschafts- und Geburtskomplikationen zu verringern. Achtsam sind sie ausgerichtet, da Stress mit geburtshilflichen Komplikationen korreliert (Schwarz 2015). Für junge Eltern ist es dann selbstverständlich, vielleicht aber auch noch ungewohnt, wenn das Neugeborene der Mutter nach der Geburt in die Hände gegeben oder auf den Bauch gelegt wird und der Vater es auf den Arm nehmen darf. Was danach geschieht hängt oft mit dem zusammen, was man selbst erfahren hat. So werden dem Neugeborenen über das Anfassen die „Großeltern" erlebbar (Richter 1963, S. 106). Wie wurde ich in die Hand, an der Hand genommen? Was war das Unverkennbare an den Händen meiner Eltern?

Mit den Händen beginnt Berühren, Halten, Nähren und Pflegen, all das, was wir in unseren Herkunftsfamilien erlernt haben. Kaum sind die neuen Erdenbürger auf der Welt, wenden wir das uns Vertraute bei ihnen an. Schlafen, Trinken, Reinigen, Baden, an die frische Luft gehen, jedes Niesen und Bäuerchen versuchen wir in Einklang zu bringen mit unseren überkommenen Vorstellungen. Auch die umgebenden Laute, die Atmosphäre, die für die Säuglinge wahrnehmbaren Energien eines Systems spiegeln Überkommenes. Mit dem Anfassen, ob wir uns das eingestehen oder nicht, verbinden sich unsere Erwartungen, kompensatorischen Wünsche und bisher nicht erfüllten Hoffnungen.

> ❯ Was wir als richtig erachten und anwenden, verdeckt aber meist nur zu dürftig die Unsicherheit, auch Angst davor, wir könnten etwas falsch machen. Das familiäre Verdrängen von Angst nimmt so seinen Anfang.

Dann das Schreien: tags, nachts, durchdringend, oft nicht enden wollend! Was löst das aus? Doch heute würde niemand es wagen, von Wut auf diese kleinen „Scheusale" zu sprechen. Ehrlich, am liebsten würde man sie schütteln. Wird ja auch gemacht, wobei auf diese Weise eine Wut tödlich sein kann. Gediegen klingt es doch, wenn wir sagen, dass die Kleinen uns nerven können. So startet der Versuch, Wut schon im Keim zu ersticken, wobei gerade dieses Gefühl zur Grundausstattung unseres Stammhirns gehört.

Wo der Gesichtssinn für das Erkennen noch kaum von Bedeutung ist, lassen uns Berichte von Pflegefachleuten z. B. aus Abteilungen von Frühgeburten erstaunen. Neugeborene sind in der Lage, einen gezielten Widerstand zu entwickeln, wenn sie sich gegen ein Ernährt-Werden wehren wollen. Solche Kinder können durch Erbrechen und Verweigern der Nahrung ihre Auflehnung verdeutlichen. Erbrechen sie dann regelmäßig, wenn die Pflegeperson den Raum verlässt, wird das als absichtliches Handeln interpretiert. Eine andere Interpretation könnte allerdings auch Sinn machen: „Wenn du mir die Nahrung gibst, musst du auch bei mir bleiben. Die Nahrung allein macht meine Existenz nicht aus."

Säuglinge können in diesem Frühstadium mit dem Körper Bezug zum System nehmen und mitagieren. Die Dyade der Partner wird mit dem Kind triadisch erweitert: das Spiel zu dritt beginnt. Die Partner werden zwangsläufig in die noch ungewohnte Elternrolle eingeführt. Erwartungen und Übertragungen, wechselnde Verbindungen und Koalitionen sprießen. Es bedarf der gemeinsamen Verständigung, die von Anfang an eine Körpersprache sein muss. Alle beeinflussen alle. Im Beziehungsdreieck beginnt die Familienkommunikation, es entstehen neue körperliche Interaktionsmuster. Wer fühlt sich näher an, macht es besser, wirkt sicherer, verbreitet die wohligere Atmosphäre, Mama oder Papa? Das erste Kind übernimmt bereits in einem Frühstadium seines Lebens Verantwortung für seine Angehörigen. Wem gegenüber scheint das erste Kind sich überwiegend verantwortlich zu fühlen (Hoopes und Harper 1997, S. 277)? Gibt es Besitzansprüche, häufig mit dem Geschlecht des Kleinen verbunden? Erstmals lässt das neue System, Seiten- auch Frontenwechsel zu. Die Kleinen können wirkungsvoll auf Beziehungsknatsch der Eltern reagieren.

Auch soziale Kontakte, Beruf, Freizeit, Freundeskreis, welcher Bereich wird bei diesen Veränderungen nicht tangiert? Es sind erstaunliche Herausforderungen, die auf uns zukommen; unser Leben wird umgestaltet. Ein einführender Lehrer gab Studierenden und Lehramtskandidaten einen nicht gerade aufmunternden Hinweis: „Wenn Sie dann einmal Kinder haben, haben Sie keine Ferien mehr."

Was Eltern stattdessen bekommen, ist die Möglichkeit, am Leben mitzugestalten, zu sehen, wie Erstaunliches in der Entwicklung geschieht, wie schon die Ankunft des Kindes – als ein Großereignis – uns den Atem für Augenblicke anhalten lässt. Herausfordernde Reifeprozesse werden angestoßen.

Beginn der Organsprache im System

Das erste Kind geleitet die Eltern in besonderer Weise hin zum Körperlichen. Es fordert dazu auf, die Organsprache zu erlernen, auch zu üben: Hände zu gebrauchen! Ein Verfolgen der noch unkoordinierten Bewegungen, später das Imitieren einzelner Laute, das Erwidern des ersten Lachens, so beginnt der Körperdialog zwischen Säugling und Eltern. Dann kommt der „dritten Kraft" als Signalinstanz für aktuelle und latente Beziehungskonflikte eine dynamisierende Rolle zu. Mit Ess- und Verdauungsproblemen, Schreien, Schlafstörungen, Kopf- und Körperschaukeln, mit Entwicklungsverzögerungen: mit der Organsprache informiert der Säugling sein System, treibt an, beunruhigt und zwingt nicht selten verunsicherte junge Eltern dazu, fachlichen Rat in Anspruch zu nehmen. Als systemimmanente Ausdrucksformen wollen die Botschaften erkannt und entschlüsselt werden. Die Affekte (Wut, Angst, Trauer, Freude, Widerwillen) sind es, die als körpergebundene Sensationen die jeweiligen individuellen Zustände des Säuglings den Eltern vermitteln (Naumann 2011, S. 21; Krause 1998, S. 31).

Die Organsprache steht Eltern wie Kindern zur Verfügung. Es sind hier nicht allein die aus dem Reptilienhirn stammenden Affektinformationen, dem System sind über die Spiegelneuronen (Bauer 2011) wechselseitige Informationen ebenso zugänglich. Erkennen sich Eltern in ihren Kindern aufgrund körperlicher Eigenheiten wieder, kann dies einen besonderen emotionalen Zugang bedeuten, zu Bevorzugungen, wie auch zu Abstoßungen führen: Lieblinge oder Gehasste.

Beispiel: Geliebt oder gehasst

Eine Mutter, in zweiter Ehe verheiratet, hat zwei Söhne aus erster Ehe. Insbesondere der Ältere schien kaum zu lösende Schwierigkeiten zu bereiten. Alles konzentrierte sich auf das extreme Verhalten des Jungen. Nach einer längeren systemisch orientierten Therapie konnte die Mutter sich eingestehen, dass sie diesen Sohn hasse, weil er genau wie ihr erster Mann aussehe, der sie verlassen hatte.

Der Körper als Träger von Eigenschaften, als Erinnerungsträger führt zu Erlebnissen und Erfahrungen. Es ist eine unbestrittene Tatsache, dass unsere Vorlieben und Verhaltensweisen sich auch am äußeren Erscheinungsbild festmachen.

Innere und äußere Räume

„Bevor ich diese Welt verlasse, ist eines der Dinge, von denen ich mir wünsche, die ganze Welt würde sie wissen, dass menschlicher Kontakt durch die Verbindung von Haut, Augen und Klang der Stimme entsteht. Das sind die Dinge, die uns gelehrt wurden, bevor wir Worte hatten. Die Art, in der unsere Eltern uns berührten, wie sie uns anschauten, wie ihre Stimme klang, das alles ist in uns gespeichert (Satir, 1989)."

Der Bauch der Mutter als Behausung war, Höhle, Haus, als das Innen-Sein, bergend, wärmend, schützend. Aus diesem ersten Gefäß (Neumann 1985, S. 138) hinaus betreten wir die neue Dimension der Interaktion.

Beispiel: Bauch und Berührung

Eine Schwangere, der die zappeligen Bewegungen des Ungeborenen gerade in den letzten Wochen vor der Geburt besonders nachts lästig wurden, drohte dem Kleinen damit: „Warte, wenn du auf der Welt bist, dann boxe und trete ich auch." Die „Kleinen" beruhigen sich allerdings aber auch sichtlich, wenn streichelnde Väter- oder Mutterberührungen über die gewölbte Bauchdecke gleiten. Aber auch dieser erste Raum unserer Existenz, das macht die Natur uns deutlich, ist kein Ort des Verweilens und der Bleibe. Die Geburt ist naturgemäß unerbittlich und gewiss. Von einem ersten Raum begleiten uns Eltern in einen anderen, größeren, noch unbekannten Raum. Wir brauchen ein „Nest", eine Liege, Platz, Bekleidung. Die Eltern treffen Vorbereitungen schaffen Übergänge. Als erwartete Personen erhalten wir einen Namen: Voraussetzung für die persönliche Begegnung.

Wir haben einen Namen, er verbindet uns mit der Familie, der Verwandtschaft, dem Clan, vielleicht sogar mit einem Volksstamm. Dann bekommen wir einen Vornamen, über den sich unsere Eltern meist schon vor der Geburt Gedanken gemacht haben. Was wollen Eltern damit? Entspricht ihre Vorstellung hier einer Mode, einer Religion, einer Ideologie, Traditionen, einer Wertschätzung, einem magischen Denken? Wir selbst haben unsere Namen nur zu akzeptieren, auch wenn die Eltern – kaum haben sie uns den Namen gegeben – ihn in Verkleinerungs-, Koseformen und Abwandlungen verändern.

Das Namengeben und Namenfinden geht im Geschwisterkreis, im Kindergarten, in der Schule, im Beruf weiter. Dann tauchen sie auf die Spitz- und Über-Namen, das Pseudonym, Künstler- und Decknamen. Irgendwann werden wir gezwungen, uns mit dem Namen zu befassen. Habe ich den richtigen, passt er zu mir? Die Frage nach der eigenen Identität wirkt aktuell. Was bedeutet mein Name, was bedeutet er mir?

Adam gab seiner Frau den Namen Eva, was Leben bedeutet (Gen. 2.20). Jesus gab Simon den Namen Kephas, das heißt Fels (Joh. 1, 42). Wer gab meinem Namen Bedeutung, was bedeutet er mir? Ist Name nur Schall und Rauch (Goethe, Faust 1)? Den Namen anbringen, heißt auch Besitzansprüche anmelden (Deut. 12.5.). Wenn Eltern die eigenen Vornamen oder die Vornamen von z. B. den Großeltern für die Kinder auswählen, soll das der Wunsch nach Wiederholung, nach einer Fortsetzung in der Ahnenreihe sein? Welche Art der Delegation findet statt? Sollten Kinder intergenerationale Aufträge erfüllen?

Mit der Unterschrift werden Dokumente bestätigt, Verträge rechtskräftig, ein Geschäft abgeschlossen und ein Urteil gefällt.

Beispiel: Neuer Nachname

Er hätte es geschafft, der junge Mann, bis zur Reifeprüfung das Gymnasium zu besuchen, doch er brach ab, wählte den schwierigeren Weg für eine differenzierte Ausbildung und war erfolgreich. Als nicht nur seine, sondern auch die Existenz einer Beziehung und einer Familie gesichert war, heiratete er. Bei dieser Gelegenheit wählte er den Nachnamen seiner Frau. Zur Hochzeit lud er seine Geschwister und seine Mutter ein, den geschiedenen Vater nicht. „Damals, als ich ihn gebraucht hätte, war er nicht da, jetzt brauche ich ihn nicht mehr."

Mit dem Wechseln des Namens war auch die innere Trennung von seinem Vater dokumentiert.

Beispiel: Neuer Vorname

Eine Frau mittleren Alters, Mutter von nun drei erwachsenen, lebenstüchtigen Kindern, wurde von der eigenen Mutter, von Verwandten und Befreundeten immer noch mit dem niedlichen Namen „Vreneli" angesprochen. Der innere Aufstand gegen diese Unangemessenheit begann mit dem Tod ihres Mannes, dem sie in still duldender Haltung ergeben war. Danach verabschiedete sie sich von ihrem bisherigen Vornamen und bestand darauf, fortan nur noch Vera genannt zu werden. So brachte sie Reife und Selbständigkeit zum Ausdruck.

In einer Paartherapie mit einem co-abhängigen Paar erkundigte ich mich nach dem Vornamen des Partners. Die Partner gaben nachfolgende Antworten:
- **Die Ehefrau:** „Mein Mann heißt Anton."
- **Der Ehemann:** „Zu Hause haben mich alle Toni genannt, später auch alle meine Kollegen." Ich frage ihn, wie er jetzt heißen wolle.
- **Der Ehemann** (mit deutlich spitzer und gereizter Stimme): „Das ist jetzt vorbei, bei meiner Frau bin ich der Anton."

Seiner Frau ist er zugeordnet, sie bestimmt über seinen Namen, wie sie auch darüber befindet, was seine Sucht ausmacht. Die Sucht wird so zum Bereich seiner Beziehungsidentität.

Körperaufbau und Familiensysteme

Richter (1963, S. 104ff.), untersuchte bestimmende Faktoren, die dem Kind – durch elterliche Übertragung entstanden – eine spezielle Rolle im Familiensystem zuweisen. Das Kind erscheint dann:
- als Substitut für einen anderen Partner,
- als Substitut für eine Geschwisterfigur,
- als Substitut für einen Aspekt des eigenen (elterlichen) Selbst,
- als Substitut der negativen Identität (Sündenbock).

Die Aufzählung Richters lässt sich durch weitere mögliche Gefahrenquellen ergänzen. Das erste Kind sollte nicht als Ersatz für konflikthafte Bedürfnisse und zur Stabilisierung der partnerschaftlichen Beziehung missbraucht werden. Bei allen erwähnten Nachteilen sollten Auseinandersetzungen und Defizite als Chancen für den Reifeprozess in der Partnerschaft, für ein Hineinwachsen in die Elternrolle erkannt werden, dann reduziert sich die Wahrscheinlichkeit für unerwünschte Neuauflagen der Herkunftsfamiliengeschichten der Partner.

Gleiches gilt für nicht unähnliche Mechanismen, die später bei der Partnerwahl anzutreffen sind, wo Erwartungen bestehen nach:
- Ergänzung,
- Gleichschaltung,
- gleichen Bewältigungsmustern,
- Wiederherstellung einer Symbiose und
- therapeutischer Einstellung gegenüber dem Beziehungspartner.

Wenn das Verhalten der Mütter beim Bewegen des Kindes, bei Berührungen und beim Anbieten von Objekten untersucht wird (Richter 1963, S. 46f.), finden wir Hinweise für verzögertes, widerstrebendes, wie auch geschmeidig angepasstes Reagieren auf die Signale des Kindes, ebenfalls kontrollierende Zwänge, auch Widerstand gegen die motorischen Neigungen oder Bewegungsaktivitäten und Bewegungsbedürfnisse der Kinder. Wenn Kinder in ihrem ganzen Gehabe zu Abbildern von Vätern oder Müttern werden, finden wir erste Spuren dafür, dass Familiensysteme körperlich prägen. So können sich z. B. depressive Eltern darüber beklagen, dass die Kleinen gar nie auf sie zukämen und sie nicht umarmen würden. Auch ein Schuld- und Angstkörper ist Ausdruck seines Familiensystems.

Beispiel: Familiensystem mit Sceno-Testmaterial

Ein pensionierter Mann wird wegen Alkoholabhängigkeit nach Entzug und Klinikaufenthalt zur ambulanten psychotherapeutischen Behandlung überwiesen. Bei der psychodiagnostischen Untersuchung wird er aufgefordert, eine Familienskulptur mit dem Sceno-Testmaterial aufzustellen. Bereitwillig kommt er dieser Aufforderung nach. Vor sich stellt er auf dem Sceno-Kastendeckel die Rücken seiner Eltern ihm zugewandt dar, davor seine beiden älteren Brüder, sieben und fünf Jahre alt in gleicher, abgewandter Blickrichtung und vor ihnen liegt er selbst als sechs Monate altes Kleinkind am Boden, den Blick auf den älteren Bruder gerichtet.
Eine bedeutungsvolle Szene ging diesem Aufstellen voraus. Dreißig Sekunden lang hatte er die als Großmutterfigur geltende Puppe in Händen gehalten mit der Bemerkung, er suche eine Mutter. Zudem äußerte er, dass er seinen Vater nie anders als mit grauen Haaren gesehen habe.

Die Körperhaltung dieses Mannes ließ im Betrachter das Bild einer gebeugten Demutshaltung aufkommen, wobei der suchende Aufblick ängstlich kontaktbedürftig erschien. Ein Leben lang auf Suche nach der Mutter, den Vater hatte er nie gekannt, lediglich zu seinem älteren Bruder konnte er aufblicken, mit ihm war er stets in Kontakt, so ergaben sich Hinweise, die mitverantwortlich für seine Körpergestalt waren.

Wenn man sich der Problematik bewusst ist, dass auch Familiensystemen und Typologien verallgemeinernd sind, hilft es, die Faktoren leichter zu erkennen, die in den einzelnen Systemen zu spezifischen körperlichen Veränderungen führen.

Einfluss der Herkunftsfamiliensysteme auf die Körperentwicklung

Junge Familien sehen sich mit der Geburt des ersten Kindes hochkomplizierten, auch strapazierenden, neuen Aufgaben gegenüber, verbunden mit all den Konsequenzen von Veränderungen im privaten, beruflichen und sozialem Leben. So sind Hilfsangebote der eigenen Eltern meist hochwillkommen und stellen eine Entlastung und den Austausch von Erfahrungen sicher. „Du musst ihm den Kopf so halten, die Flasche so reichen und beim Baden kannst du mit dem Ellbogen die Temperatur des Wassers exakter überprüfen. Draußen ist es kalt, vergiss die Mütze für das Kleine nicht." Bestanden bei den jungen Eltern aus dem Marschgepäck ihrer Herkunftsfamilien unausgegorene Autoritätskonflikte, Eifersucht, Rivalisieren, dann wird die Unterstützung durch die Großeltern im Bewältigen der neuen Aufgaben und Rollen schnell einmal als Einmischen und übergriffig empfunden. Wie soll man mit den veränderten Möglichkeiten, neuen Fraktionsbildungen, mit Koalitionen, Triaden und Triangulierungen über die Generationengrenzen hinweg umgehen? Auch hier die Frage, will die junge Familie gegen die neuen Belastungen angehen oder die neuen Chancen nutzen? Die Organsprache des Kindes wird hier im System zum neuen, gewichtigen Faktor.

Körperbotschaften von Neugeborenen: Frühe Prägung und Folgen

Die mich nähren und halten, zu ihnen gehöre ich. Ich bin das, was man mir gibt, mit mir macht! Ernährung, Halten, Zuwendung sind die Faktoren, die Urvertrauen, Urbehagen oder Angst und Unbehagen auslösen. Bei Zu-kurz-Kommen wird eine versagende, von Existenzängsten durchwirkte Welt aufgebaut. Zupacken, auf Herausforderungen zugehen, nachjagen oder gar vorauseilen finden sich kaum in diesen Systemen. Schon der Gang in solchen Familien wirkt weich wie auf leisen Sohlen, auch haftend: kein Hakentritt und kein bestimmt – kräftiges Auftreten. Auch Gier und Erwerbslust finden sich höchsten dann, wenn Mittel zum Überwinden von Hemmungen und körperlichen Energieblockaden eingesetzt wurden und dann in der Folge oft zu Suchtverhalten auswachsen. Die Atmosphäre im Familienverband ist mehrheitlich unauffällig, man hört kein homerisches Lachen, hingegen sind feinsinniges Schmunzeln und sinniger Humor hier eher zu Hause.

> ⟩ **Zu unterscheiden ist zwischen dem klinischen Bild der Depression und den Auswirkungen einer typischen systemischen Struktur als einer Erlebens- und Verhaltensweise.**

So findet sich schon früh eine Tendenz, vielleicht sogar ein Streben nach symbiotischer Nähe zu einem oder mehreren Familienangehörigen. Die warme, herzliche Nähe wird gesucht, verbunden mit Mitgefühl und altruistischer Einstellung zur Familie. „Ich fühlte mich immer verantwortlich dafür, dass es den Eltern und Geschwistern gut geht. Mich in den Vordergrund zu stellen, hätte Egoismus bedeutet." Später erwächst hieraus eine aufopfernde Haltung, die den Lebenszweck darin sieht, andern zu helfen. Die eigene Existenz hat nur darin Sinn, für andere da zu sein. Es findet ein Sich- Identifizieren mit den anderen statt, während das eigene, körperliche Empfinden blass, teils auch fremd wirkt. Schon eine unterschwellige Vernachlässigung, die keinesfalls den Charakter der Selbstaufgabe hat, wirkt sich verlangsamend auf den ganzen Erlebnisverlauf aus und hat Folgen für neuronale Prozesse. Die körperliche, auch verantwortungsbedingte Haltestruktur blockiert den Energiefluss und wirkt dämpfend auf das systemische Umfeld.

Die Neugeborenen geben die Botschaften an das System über den Körper, dabei werden die entsprechenden, zur Verfügung stehenden

Funktionsbereiche benützt. Der Magen-Darm-Trakt steht im Vordergrund: Erbrechen, Durchfall, Verstopfung, Bauchschmerzen sind zu nennen. Im Bewegungsbereich können Kopf- und Körperschaukeln auftreten, zudem ist Schreien eine wirksame Botschaft an junge Eltern. Mit diesen unbequemen Signalen ist die Freude am Nachwuchs durchwürzt. Den Vorteil gilt es dennoch nicht unbeachtet zu lassen, denn wenn Eltern eben kein pflegeleichtes Baby haben, dann wird ihnen die Chance geboten, nah dem Körperlichen, dem Ursprünglichen zu sein und Ärger und Wut sind Gefühle, die dem Wandel unterliegen und auch an den Körper gebunden sind. Mit zunehmendem Alter sind Einnässen, Haare ausreißen, Nuckeln, Nägelkauen die oft auch mehrdeutigen Informationen, die Eltern und Fachpersonen zu entschlüsseln haben. Oft spielen Ängste, Trennungsängste, Verlustängste um die Liebe der Eltern eine Rolle. Dann werden Formen von Anklammern und Bedürfnisse nach Dauerpräsenz von den Eltern beklagt, wobei die nächtlichen Rituale, die die Kleinen entwickeln können, den Eltern besonders an den Kräften zehren können.

Nachgeborene – Geschwistersysteme

Die Beziehungen von Geschwistern sind die längsten Beziehungen und können ihren Einfluss bis ins hohe Alter ausüben (König 2008).

Nachdem das erste Kind seinen Platz im System eingenommen hat, vielleicht die besondere Zuneigung eines Elternteils erwerben konnte, werden die Karten neu gemischt, wenn ein zweites Kind kommt: ein neues Spiel beginnt. Der zeitliche Abstand zum zweiten Kind ist von Bedeutung. Purzeln die Kleinen gleich hintereinander in die Welt, ist das Verhältnis untereinander ein anderes, als wenn Zweitgeborene mehr als drei Jahre später zur Welt kommen. Häufig besteht die Auffassung, ein naher Altersabstand bedeute auch eine engere Beziehung, damit größere emotionale Verbundenheit. Wie ist es aber zu beurteilen, wenn ein erstgeborener Zweijähriger mit dem Kopfkissen dem neu angekommenen Schwesterchen die Atemwege zudrückt? Eifersucht und Konkurrenz, gewachsen auf einem unsicheren Hintergrund, auch selbst in ungenügendem Maße Zuwendung erfahren zu haben, können hier eine Rolle spielen. Wenn die

konstante körperliche Nähe weniger erfahrbar wird, die uneingeschränkte Aufmerksamkeit ausdünnt, eigener Glanz verblasst, wenn ein „Sonnenschein", ein „Liebling der Eltern" ins Zentrum rückt, wird das Erstgeborene verunsichert. Gefühle von Alleinsein und körperliche Unruhe sind zu beobachten, wenn Kinder zum ersten Mal erfahren, wie es ist, nicht mehr zu wissen, wohin man gehört, wohin man sich wenden soll, das stellt Ansprüche an ein Ich, das sich erst entwickeln muss.

In der Literatur lesen wir (Bank und Kahn 1989, S. 17f.; Vogt 2014, S. 350f.), dass ein Altersunterschied von acht bis zehn Jahren einen geringen emotionalen Zugang untereinander bedeute. Wenn aber 15 und 17 Jahre alte Brüder ihren zweijährigen Halbruder bei jeder sich bietenden Gelegenheit unterhalten, mit ihm spielen, ihn auf dem Rücken tragen, mit ihm turnen und der Kleine seine „alten" Brüder heiß liebt, kann der emotionale Zugang nur als groß bezeichnet werden. Es gibt statistisch belegte Trends, doch die Einmaligkeit einer Situation zwingt uns von Fall zu Fall hinzusehen.

Rivalisieren

„Bis zu meinem vollendeten dritten Jahre waren wir unzertrennlich gewesen, hatten einander geliebt und miteinander gerauft und diese Kinderbeziehung hat, wie ich schon einmal angedeutet, über all meine späteren Gefühle im Verkehr mit Altersgenossen entschieden" (Bank und Kahn 1989, S. 194). So schrieb Freud in seinen Kindheitserinnerungen über seinen um ein Jahr älteren Neffen John.

Kämpfe zwischen Brüdern und Schwestern bleibt für Eltern ein frustrierendes Thema. Streithähne trennen, Schlichten, Schmerzen lindern, Zerstörtes kitten, Ordnung und Ruhe wieder herstellen: anstrengend, stressig und selbst bei Erwachsenen noch Wut auslösend. An den Haaren reißen, boxen, mit Füßen treten, Spielzeug zerstören, da müssen Eltern einschreiten und in die Schranken weisen, auch „Spielregeln" aufstellen und erkennen lassen, wo Grenzen sind. Müttern kommt – aus der Praxis bekannt – wie in der Forschung im Nachhinein wissenschaftlich bestätigt, eine regulative Funktion zu, was Wut und Ärger anbelangt zu (Shortt et al. 2010).

■   **Rivalisieren um Raum**

Mein Leben in meinem Raum! Der Raum als: zugeteilt, erworben, genommen, erkämpft, erhalten, geschenkt? Wo ist mein Platz am Tisch, wo schlafe ich? Wer sitzt neben mir, mir gegenüber? Muss ich meinen Platz teilen?

Raum erfahren, Raum schaffen, das beginnt für uns Eltern sichtbar, wenn Säuglinge z. B. nach ihrem Spielzeug greifen, wenn sie es aus dem Kinderwagen hinauswerfen und dann mit den Eltern ein Spiel treiben. Sie wollen, dass wir es wieder zurückgeben. Wenn die Kleinen robben, die Wohnung von „unten" erobern, dann sind all die Schubladen interessant, die einfachen Zugriffen zugänglich sind. Wie beklagte sich eine junge Mutter darüber, dass ihr Kleiner die unteren Schubladen im Küchenschrank ausräume, in denen sie Mehl, Zucker, Salz, Teigwaren und andere Nahrungsmittel untergebracht hatte. Für den Kleinen wurde der Küchenboden zu einem unendlichen Gestaltungsplatz. Auch die eigene Kleidung wurde in diesen kreativen Prozess einbezogen.

Was hätten Sie dieser genervten Mutter empfohlen? Nun, ja! Das Kochgeschirr ist allemal ein willkommenes Musikinstrument, von den Kleinen heiß geliebt. Die provozierende Frage könnte hier auch lauten: Kann von unten nach oben auch getauscht werden? Oder: auch wenn Dinge auf dem Kopf stehen oder gestellt werden, gibt es eine neue Ordnung, gibt es einen neuen Sinn.

> **Spielräume – Lebensräume**
> Sicher ist es so, dass die Eltern den Wohnraum bei der Ankunft des ersten Kindes neu einteilen: Schlafraum und Laufgitter sind dafür Beispiele. Von dem Augenblick an, wo interagierend, wo kommunikativ mit Räumen umgegangen wird, werden Ich- und Raumansprüche artikuliert. Geschwister, auch Eltern von ihrem Platz zu „vertreiben" ist eine bekannte Spielform. „Da bin ich!" Und das muss nicht nur bei Tisch so sein. Der Raum wird zu einem Gut, zu einem Besitz, um den gestritten werden kann. Ansprüche werden geltend gemacht. Mit dem Besitz von Raum, mit meinen zunehmenden Fähigkeiten, einen Raum zu

> erwerben und zu gestalten, gewinne ich an Geltung und Macht. Will hier der Stärkere mehr, dann bedarf es des ordnenden Korrektivs, um Allmacht-Ansprüchen soziale Grenzen zu setzen. Rivalisieren um Raum mündet damit in das Aushandeln und Feilschen um Raum. Die Kinder verfügen über diese Fähigkeiten umso besser, wenn es den Eltern gelungen ist, einen partnerschaftlichen Konsens zu finden.

Zu den **Interventionen** bei Raumansprüchen in familientherapeutischen Sitzungen ist zu beachten, dass auch in Familiensitzungen, wo Szenenaufbau und Rollenverteilung erfolgen, wir Hinweise auf die Einteilung von Räumen und entsprechende Ansprüche erhalten. Kinder, die zu Beginn einer Familiensitzung um die besten Sitzgelegenheiten rangeln, tun nur Gewohntes und wiederholen das Aushandeln von Räumen zu Hause.

Bei diagnostischen Abklärungen, z. B. beim Familien-Sceno (Dold 1989), beim Fast-Test (Gehring 1998), auch bei Familienzeichnungen bieten sich Gelegenheiten zu unterstützenden Interventionen, wenn bei Systemen mit ängstlichen Angehörigen der Raum ein Angebot für Entfaltungen anbietet (Aichinger 2012, S. 106f. und 109).

■   **Rivalisieren als Bestandteil unserer Kommunikation**

Rivalisieren entscheidet in unserer Entwicklung über einen notwendigen, lebenslangen, vitalen Behauptungs- und Durchsetzungsprozess und ist unabdingbar notwendig für den Erwerb von Empathie und Mitempfinden. An Geschwistern wie an Eltern wird geübt, gerieben, gemessen, gerangelt. Es braucht beide Seiten als Vorbilder, Korrektive und Spiegelbilder.

▬   Die Angehörigen beweisen einander Kraft und Fähigkeiten, Talent und Geschick.

▬   Es wird in Eifersüchteleien oder in blanker Missgunst um eine Mehr an Aufmerksamkeit und Zuwendung gebuhlt, auch etwa einem Elternteil kommuniziert, wenn mit ungleichen Massen bemessen wird.

- Rollen werden definiert: Top Dog- und Under-Dog-Position. Ein Leben lang können solche Prägungen bestehen.
- Rivalisieren ist ein Prüfstein für die Fähigkeit, mit unangenehmen Menschen auszukommen, mit ihnen zusammen zu arbeiten, damit wird der Beweis für soziale Reife und Gruppentauglichkeit erbracht.
- Rivalisierende Kinder sind in der Lage, besonders intellektualisierende Systeme zum Handanlegen zu zwingen.
- Die soziale Trag- und Belastungsfähigkeit kann provoziert werden. Wer hält am längsten aus? Wer ist der Stärkere, wer zieht den Schwanz ein?
- Rivalisierende können eigene Unsicherheiten, eigene Schwächen ausloten und so Strategien entwickeln.
- Rivalisieren macht einen erheblichen Teil der Familiendynamik aus, es bewegt, fordert heraus und bietet die Chance für die Reifeentwicklung eines Systems.
- Wenn ich den „Liebling" der Eltern austrickse, treffe ich die Eltern: Rivalisieren als Taktik!

Rivalisiert wird schon vor der Ankunft des ersten Kindes. Mit Rivalisieren bestätigen wir soziale Gestaltungsfähigkeit. Wie wollen wir, wie will eine Familie mit dem Rivalisieren umgehen? Dabei kann auf eine Definition von Rivalisieren verzichtet werden, wo die Herausforderung doch darin besteht, dass Erfahrungen gemacht werden können.

Dann noch ein Verabschieden von einem Helferdogma, dessen Widersinn greifbar ist. Sollen Familien vor Rivalisieren geschützt, sollen Gegen-Techniken entwickelt werden? Ein Eintreten auf dieses falsch verstandene Helfen-wollen würde den Erwerb komplexer, psychosozialer Erfahrungen verhindern, und es käme damit zu keinem Abspeichern von Erlerntem im Organismus. Bewusst erwähne ich hier nicht das Gehirn als Speicherorgan. Jede Körperzelle besitzt Speicherfähigkeiten. Darüber hinaus zeigen Erfahrungen, dass ein systemischer Körper, ein Familiengesamt ein Rivalisieren speichert: alle haben gespürt, was gespielt wurde, was vor sich ging. Den Ort, an dem unsere Erfahrungen gespeichert werden, sollte man getrost vergessen. Wir wissen sehr wenig darüber, wie und wo Materie gespeichert wird, sicherlich nicht nur im Gehirn.

Beim Rivalisieren geschieht ein immenser Informationsaustausch auf unterschiedlichen Ebenen, und dieser Prozess ist nicht allein auf das Verhalten von Geschwistern und ihren Eltern beschränkt.

- **Rivalisieren um Besitz**

Wie soll man das Rivalisieren üben? Indem man es übt! Worum geht es Rivalisierenden? Es geht um haben wollen und das von Anfang an. Wer in Tierfilmen schon einmal ein Löwenrudel um die erlegte Beute streiten sah, für den ist unverkennbar: es geht um die Beute, um den größten und besten Anteil, und ich komme zuerst. Je schneller und durchsetzungsfähiger ich bin, desto mehr Beute mache ich. Besitz wird zu einem Ich-Bestandteil, somit geschieht das, was an meinem Besitztum geschieht, an mir selbst. Wird unter Geschwistern Spielzeug entwendet oder entrissen, ist das meist der Beginn von Streit. Wenn ich dein Eigentum treffe, dann treffe ich dich. So demolierte ein Junge, der sich einem Stärkeren gegenüber nicht durchsetzen konnte, dessen Fahrrad.

Übung: „Ich will!"

Lassen sie eine Familie an einem reißfesten Stück Stoff, einem Handtuch, einem Kissen, einem Kleidungsstück zerren, wird allen sehr schnell klar, welche Kräfte und Energien hier freigesetzt werden. „Ich will! Ich will für mich! Ich will mehr als die anderen!" Wenn eine Zeitung gemeinsam zerrissen wird, erhalten einige größere, andere keine oder kleine Fetzen.

Setzen Sie z. B. einer Familie einen Teller mit unterschiedlich geschätztem, süßem Gebäck oder sonstigem Konfekt zur Selbstbedienung vor, dann nehmen sich die Kinder und nicht nur sie – im allgemeinen Wettkampf der „Bescheidenheit" – das Beste; und was nicht gegessen werden kann, wird gehortet: eine bekannte Situation.

Jeder ist sich selbst der Nächste, so sind die kleinen Menschen, wenn die Erziehung noch nicht eingewirkt hat. Eltern sind herausgefordert, wenn beim Vergleichen von Erworbenem und „Ergattertem" das Teilen mit den Kindern und unter den Kindern geübt wird. „Du kannst nicht das Meiste haben, weil du der Stärkste bist. Gib einen Teil deinem

Bruder, deiner Schwester usw." Teilen, vom Besitz abtreten kann wehtun, ist spürbar. So beginnt Mitfühlen mit denen, die weniger haben, langsamer, vielleicht behindert sind und nicht auf der Sonnenseite des Lebens stehen. Erziehung besteht hier nicht darin, Unterschiede herauszustellen, sondern das Lernen von Teilen und solidarischem Verhalten zu üben.

- **Rivalisieren und Geltung**

Es geht um den ersten Platz, um Rang und Ansehen, um ein Mehr an Rechten. Kulturen und Völker, Religionen und Sitten haben auf diesem Terrain Spuren hinterlassen. Wie können Familien bei diesem Thema beratend unterstützt werden? Das rücksichtslose Voranstürmen, das Durchsetzen unter Einsatz von Ellbogen und Gewalt, eben auch ein bekannter, angeborener Überlebenstrieb, wie ist das spürbar zu machen? Geltung haben, sie nicht haben, Gewalt ausüben und Gewalt an sich erleben, zwischen diesen Polen führt das Spüren zur Erkenntnis. Wer dies einmal erfahren hat, der weiß es!

Lieblinge und Bevorzugte und solche, die wegen geringerer Aufmerksamkeit und weniger Zuneigung bleibende Probleme mit sich herumschleppen, bedürfen oft der Hilfen und besonderer Achtsamkeit. Was die Kinder brauchen, sollten sie erhalten. Jemanden lieben müssen, den man nicht liebt, bedarf eines Eingeständnisses, über das gesprochen werden kann, da es ohnehin empfunden wird. Die Vorstellung, wir hätten alle gleich gern und dies sei ein unveränderlicher Zustand, ist eine Illusion. An viele persönliche Erfahrungen und Erlebnisse sind Bevorzugungen und Benachteiligungen geknüpft. „Zu dem Zeitpunkt, als Du auf die Welt kamst, war mir alles zu viel. Ich habe Dich noch gar nicht erwartet."

Eine solche Erklärung entlastet und lässt die Anstrengungen erfahren, die einer Mutter abverlangt wurden. Die Kinder spüren lassen, dass man sie um ihrer selbst willen, auch jedes seiner besonderen Art wegen gern hat, lässt loben, fördern und wertschätzen. Loetz (2002, S. 561), sich auf Downing beziehend, unterstreicht den Wert, gelungene Interaktionen zwischen Eltern und Kindern hervorzuheben und dysfunktionale anzusprechen.

> **Wo ist mein Platz in der Familie?**
> Sind mehrere Kinder in einer Familie, dann kann es ähnlich wie in einem Löwenrudel zugehen: um „aggressives" Durchzusetzen im Kampf um die Beute. Wettkampf, Durchsetzen, Behaupten, der Einsatz von Ellbogen, die Positionen müssen im Subsystem ausgemacht werden: Top-dog, Underdog, Vermittler, Waffenträger, Alphatier, Star, Mauerblümchen, Aschenbrödel. Wer hat während und nach dem Kampf welchen Platz?

Beispiel: Alle Positionen schon besetzt!
„Ich musste feststellen, dass alle Positionen in unserer Familie schon besetzt waren, als ich in der Familie ankam." Eine Frau mittleren Alters, selbst Mutter von drei erwachsenen Kindern, stellte dies fest und äußerte sich so über die Rollenverteilung in ihrer Familie: „Gescheitestes, Sportlichstes, Musikalischstes, Beliebtestes! Alle diese Rollen waren schon vergeben, für mich blieb keine Nische mehr."

2.5.2   Familiensysteme und Körper

Jede Familie entwickelt, auch wo es um das Abstimmen und Arrangieren dessen geht, was die Partner an Mustern und Regeln aus den Ursprungsfamilien mitbringen, neue Verhaltensweisen, neue Muster und regelhafte Abläufe. Ob erschöpfte, depressive, rigide, anklagende, psychosomatisch reagierende, infantile, chaotische Verhältnisse vorliegen, ob Alleinerziehende, in Ablösung und Auflösung begriffene, ob selbstzerstörerische, suizidale, traumatisierte, missbrauchte, abhängige, gleichgeschlechtliche Verhältnisse anzutreffen sind, jedes System entwickelt einen besonderen Stil im Umgang mit dem Körper und Körperlichem. Dies beginnt bereits im Erwarten und mit der Ankunft des ersten Kindes. Der Familienkörper nimmt Formen an.

Organisation und Interaktion im und um den Familienkörper: Ausgangslage

Formen des Familienkörpers sind dort erfahrbar, wo die Familie lebt, sich ihren Raum schafft, sich organisiert, sich in einem Handlungs- und

Interaktionsdialog bewegt. Wenn Kleinkinder ihren Eltern in Nasen und Ohren zu beißen versuchen, sie an den Haaren ziehen, die Finger in den Mund oder in die Nasenlöcher zu stecken versuchen, geht es um den Erwerb von Kenntnissen über den Körper eines Gegenübers, ebenso wie um die Reaktionen, falls Schmerzgrenzen erreicht oder überschritten wurden. Wenn in Paartherapien Partner wieder den Gesichtsausdruck im Gegenüber entschlüsseln müssen, stellt sich die Frage nach gelungener oder mangelhaft gelungener Installation vom körperlichen Wahrnehmen des Partners (Hüther 2001).

Es ist eine Alltagserfahrung in körperorientierter Paartherapie, dass Partner verbal kommunizieren, ohne den mimischen Ausdruck, Gestik, Haltung, die Anspannung im muskulären Gewebe, Ausdünstungen, Impuls- und Entlastungshaltungen als eine körperliche Botschaft zu erkennen, geschweige denn Inhalte dieses Ausdrucksgeschehens gewahr zu sein. Gesellt sich die „dritte Kraft" zum System, sind psychologische und körperbezogene Abwehrformen bereits anzutreffen. Selbst das Ungeborene ist in dieses System einbezogen.

> Diese Abwehrformen verstehen sich aus systemischer Sicht immer auch als ein Interaktionsgeschehen.

Lerne die Abwehrmechanismen in ihren Vorteilen für dich erkennen!
- Wie habe ich die Abwehr damals aufgebaut?
- Wie lebe ich sie heute?
- Betrachte ich dies als eine „Leistung"?

Jetzt kann ich mich nach deren gegenwärtigem Sinn fragen.
- Brauche ich sie heute noch?
- Wo ist der Grund, der Sinn, wo sind die „Inhalte" geblieben?
- Gibt die Art des Aufbaus der Abwehrmechanismen Aufschluss über deren Abbau?

Die Fragen nach konkreten Abwehrformen im Alltag sind:
- Womit stelle ich mich zufrieden: essen, trinken, arbeiten, mobil werden?
- Suche ich Kontakt bei Unbehagen?
- Stürze ich mich in betriebsame Beschäftigungen, wenn mir eine Situation sinnlos erscheint?
- Laufe ich davon?
- Igle ich mich ein?

Erscheinungsformen und Entwicklungsmöglichkeiten des Familienkörpers

Es sind die zugehörigen Personen, die das Körperbild im kommunikativen Austausch miteinander entwickeln. Diese Information hat ihre Bedeutung für das System, wie für Außenstehende (Kriz 1999).

Aus unterschiedlichen körperpsychotherapeutischen Schulen erhalten wir aufschlussreiche Informationen über Zugänge zu Störungsbereichen im Körper. Wenn z. B. von Energieblockade gesprochen wurde (Reich 1982), so wurde dieser Begriff auf Individuen angewandt. Diese lineare Sicht ist aus systemischem Blickwinkel heraus nicht haltbar. Jede Energieblocke, ob in Körpergestalt, Haltung, Gestik, Bewegung usw. manifest, ist von Signalwert für eine Beziehung. Die Blockade kommt systemisch in anklagender, beschwichtigender, rationalisierender oder ablenkender Weise zum Ausdruck (Satir et al. 2007). Es gibt keinen Körperpanzer, keine Blockaden, Verschlüsse, Verspannungen, psychosomatischen Symptome, Entwicklungsstörungen, keine Veränderungen im Biorhythmus, keine Störungen bei den endokrinen Ausschüttungen oder Änderungen in anderen Regelabläufen und im Verhalten, die nicht Botschaften an den Familienkörper sind und seine Entwicklungsmöglichkeiten aufzeigen.

Die multidimensionale Sicht erkennt ein Lockern von Verspannungen, ein Aufweichen des Charakterpanzers (Lowen 2002) als die Aufgabe des Systems. Das System, der Familienkörper muss dann gelockert werden, den Energiefluss gilt es dann wieder herzustellen. Die familiäre Handlungsfähigkeit (Geissler 2001) bedarf der Förderung. Bei der heute trendmäßig zu beobachtenden Ganzsicht, bei der Körper und Gefühle, als Einheit begriffen werden, wäre es aus neurowissenschaftlichem Verständnis heraus ohnehin unverständlich, die Bezüge zum System auszusparen (Bauer 2011). Die Teilchenphysik bestätigt uns einen energetischen Informationsaustausch im System.

Um Phänomene familiärer Erscheinungsbilder aufzuspüren ist es ratsam, Körpergestalten, Bewegungsabläufen, dem Stimmklang, Verhaltensweisen zu folgen. Mit wem wurdest du von Außenstehenden, was Körperbau, Bewegungen, charakterlichen Eigenheiten usw. angeht, in Verbindung gebracht, dem Gehabe nach mit Eltern, auch Großeltern? Welches sind die unverwechselbaren Eigenheiten deiner Familie?

2.5.3 Therapieziele

Vernetzte Ebenen im Energiesystem erkennen

Wenn junge Eltern mit Säuglingen und Kleinkindern in die Therapie kommen, geht es ihnen um die Beseitigung der Symptome bei ihren Kleinen. Das ist landauf und -ab Brauch. So suchen sie zunächst den Weg zum Arzt. Gute Ärzte, verweisen unsichere junge Eltern, falls auf der körperlichen Ebene keine Befunde vorliegen, auf den Umgang mit anderen Ebenen und empfehlen weiter, ohne die Diagnose eines diffusen psychosomatischen Erscheinungsbildes festzuhalten und ein spannungslösendes Medikament zu verschreiben.

Bei den Zielen einer Beratung oder Therapie sollte das Bewusstsein für die Existenz unterschiedlicher und vernetzter Ebenen geweckt werden. Wenn wir uns bei einer Symptomatik, z. B. Magenkrämpfen unserer Kleinen einfallen lassen könnten, dass es sich um das Essen, den gestrigen Krach der Eltern, den Besuch der Schwiegereltern, das plötzliche Verschwinden der Katze, den Wetterumschlag, den Wechsel des Arbeitsplatzes, die Ferienverschiebung usw. handeln könnte, wird es spannend. Wir könnten dann unser Therapieziel im Homogenisieren des familiären Energiefeldes sehen und auf körperlicher Ebene mit Halten, Wiegen, Streicheln und beim Einwirken über mehrere Ebenen mit den uns aus der Vorzeit noch erhaltenen Zaubersprüchen wie z. B.: „Heile, heile Säge!" Zuwendung geben. Wenn das körperliche Energiefeld wieder hergestellt ist, überträgt sich dies auf alle anderen mitvernetzten Ebenen.

Regelung der „Sprache"

„Es ist fast sinnlos über den Verstand und das Bewusste zu therapieren. Wir benötigen ein Kommunikationsmittel mit dem Unbewussten, dem

Hauptaktionär unseres Lebens. Wir benötigen Heilmittel, die sowohl das Unbewusste wie auch das Bewusste erreichen können und dort wirksam sind (Albrecht 2012, S. 21)." In meinen Untersuchungen (Dold 1996) konnte an Paarträumen nachgewiesen werden, dass eine Kommunikation mit dem Unbewussten in der Partnerschaft zustande kommt. Dieser Weg steht auch einem sich etablierenden System offen, zudem ist der Körper selbst das Sprachinstrument des familiären Unbewussten (Szondi 1956). Je näher wir unserem Körper sind, desto näher sind wir an der Informationsquelle und können auf unterschiedlichen Ebenen kommunizieren. Wir stoßen dann auch auf das, was an intergenerational Mitgebrachtem vorhanden ist und sich nachhaltig auswirkt. An diesem Punkt entscheidet es sich, ob wir bewusst heilen wollen oder uns in erster Linie um den Inhalt der Botschaften bemühen, bevor „Heilmittel" eingesetzt werden. Das Verstehen von Botschaften selbst ist schon Heilung. Mit dem Aufmerksam-Werden auf das, was am Körper geschieht, beginnt die in allen jungen Systemen verständliche Sprache.

Bearbeiten, Auflösen, Harmonisieren, ins Licht schicken

Das sind nicht ungefährliche Begriffe. Therapieren wird in vielen Fällen so verstanden, dass etwas an mir geschieht und dass jemand das an mir tut: die wohl eleganteste Art, Verantwortung zu delegieren. Delegieren geschieht auch dann, wenn unser Kind „krank" wird und wir „gesund" sind. Das kann die Geburt des identifizierten Patienten (IP) im jungen System sein.

Vergeben, Versöhnen, ins Licht schicken, Gott übergeben, mit der Vorstellung, alles Schlimme sei auf einmal versenkt wie ein Piratenschiff, genauso die – auch aus heutiger neurowissenschaftlicher Sicht geborene Vorstellung – es bedürfe nur der Änderung im richtigen Schaltzentrum und nachhaltige Veränderungen seien ist oft eine Rattenfänger-Ideologie. Der Neurobiologe und Hirnforscher Roth äußert sich gegenüber Thimm (2014) zur Frage der Wirksamkeit von Psychotherapieverfahren. Er äußert die Ansicht, dass die Wirkung von Psychotherapien jedweder Art nicht so hinreichend belegt sei, wie es scheint: „Um mich herum lauter Therapeuten unterschiedlichster Richtungen – und nicht einer kann wissenschaftlich nachweisen, warum sein Verfahren nun genau wirkt, und zwar angeblich besser als alle anderen. Und das in einem sehr teuren und wichtigen Bereich der Gesundheitsindustrie." Im gleichen Interview (Thimm 2014) hält Kernberg fest, dass sich Menschen nicht ändern würden aufgrund von Einsicht. Auch was Roth in diesem Interview festhält ist bemerkenswert: „Wenn Menschen sich ändern, dann nur, wenn eine langfristige verbindliche Beziehung im Spiel ist."

Die Vergangenheit lastet auf mir, alte Wunden, traumatische Erlebnisse: Sollten sie nochmals aktiviert werden? Als ich Tuberkulose hatte, musste ich auch an schönen Sommertagen im Bett liegen, während meine Geschwister und Nachbarskinder spielen durften. „Warum immer ich?" Ich lernte aus dieser zunächst misslichen Situation heraus zu phantasieren, Tagträume zu haben, eine innere Welt zu erleben, mit Alleinsein fertig zu werden: im Grunde genommen eine große Chance, für die ich dankbar bin. Welches waren die Vorteile des Nachteiligen? Es macht ja auch Sinn, wenn das Kleinkind die Eile im Erwerbs- und Entwicklungsstreben der Eltern bremsen kann, wenn es unsinniges Streben nach Fortschritt durcheinanderwirbelt, dazu verhilft, dass zu Beginn eines gefährlichen Spiels die Karten erneut gemischt werden.

In den Lindauer Psychotherapiewochen 1965, an denen ich erstmals als Student teilnehmen durfte, war der denkwürdige Satz vom Rednerpult zu hören (ob von H. Stolze oder J. Cremerius, ich weiß es nicht mehr): „Wenn ihr euch nicht beeilt, werden eure Patienten von selbst gesund." Ein Drittel der Klientel wird von selbst gesund. Es bedarf vielleicht nur eines geringfügigen Anstoßes. Handauflegen, Energieübertragen, spirituelles Heilen, Quantenheilen: hier wirkt jede Methode, oft erscheinen Heilungen wie Wunder. Dankbar dafür sein, dass man dabei sein, anderer Glück sehen durfte: ein erhebendes Gefühl. Beim zweiten Drittel sind über eine längere Zeit Hilfestellungen, auch mühsames Durcharbeiten erforderlich, dann stellt sich ebenfalls Erfolg ein. Beim letzten Drittel, so die Erfahrung der Redner, ist Heilung nicht möglich. Die WHO bestätigt heute statistisch diese damals getroffenen Feststellungen. Dieses letzte Drittel kann wiederholt „ins Licht geschickt" werden, Heilung findet nicht statt. Es kann daran liegen, dass es am Willen zur Veränderung fehlt, dass der unbewusste Teil eines Menschen, eines Systems sich gegen eine Heilung sträubt und Fortschritt darin besteht, Unabänderliches akzeptieren zu lernen. Nach Roth (Thimm 2014) sind die Hirnstrukturen über Jahre so geschädigt, dass eine Therapie kaum mehr möglich ist.

Ein Therapeut kann ein chaotisches System auch „Gott" übergeben, wenn nach allen Bemühungen keine Veränderungen möglich sind. „Du hast sie geschaffen, ich bin nicht das geeignete Instrument, das hier Hilfe anbieten kann. Nimm Du sie unter Deine Obhut."

> **Anregungen**
> — Heilen-Wollen aufgeben, sich selbst mit Zielsetzungen nicht unter Druck setzen!
> — An die Selbstheilungskräfte eines Systems glauben und auf sie vertrauen!
> — Sich über die unglaublichen, inneren Kräfte eines Systems zu freuen, ist wie eine Sonne, unter der alles gedeiht.
> — Unter diesen Voraussetzungen können Berater und Therapeuten gelöst auf schwierige Situationen zugehen.

Stress im jungen System

90 % aller gesundheitlichen Probleme stehen in direktem Zusammenhang mit Stress (Loyd und Johnson 2012, S. 53). Bei jungen Familien ist es gerade dieser situative Stress, der über längere Zeit anhält, nicht abgebaut werden kann und der somatische Symptome im Gefolge hat (Loyd und Johnson 2012, S. 310–313). Das Erlernen von Spannungs- Entspannungsmustern ist so ein zentrales Ziel in einer jungen Familie, ebenso ein Erlernen der Symptomsprache.

Wenn in der Familie körperliche Symptome auftreten, dann ist diesen Signalen mit Dank zu begegnen, da sie den systemischen Organismus informieren, ihn warnen, behilflich sind und nicht sofort beseitigt werden wollen.

▬ Was will uns die Schlafstörung sagen?
▬ Braucht unser Kleines mehr Berührung, wenn es Bauchweh hat?
▬ Was spannt, wenn Migräne auftritt?
▬ Wo drückt es, wenn du Bluthochdruck hast?

▬ Wo stammt die Wut her, die zu Hause auftritt?
▬ Was will deine Niedergeschlagenheit sagen?

Die Symptome zu Informanden, zu Gesprächspartnern werden lassen, sie zirkulär befragen:
▬ Reizbarkeit und Unruhe, was wollt ihr uns mitteilen?
▬ Niedergeschlagenheit, was ist deine Botschaft an uns?
▬ Hautausschläge, was ist unter der Haut bei uns los? Was sollte unter die Haut gehen?
▬ Erbrechen und Durchfall: Was muss heraus, ist schwer zu verdauen, liegt auf dem Magen?

Beispiel: Erschöpfung „Nur noch für die Kleinen da"

„Ich bin nicht mehr in mir, nur noch außerhalb. Das letzte Jahr war sehr intensiv. Wo bin ich? Ich bin nicht mehr zufrieden. Ich bekomme von den Kindern keinen Dank, dabei gebe ich ihnen wirklich alles, auch von Herzen gern." So begann die über vierzig Jahre alte Frau, Mutter von drei Kindern im Alter von sechs, vier und zweieinhalb Jahren. „Alle Kinder fressen mich fast auf." Zu Tagesende frägt sie sich: „Was habe ich heute gemacht?" Sie weiß es nicht mehr. Ihr Mann zieht mit, abends, auch wenn er müde und erschöpft ist. Er schlingt das Essen hinunter, wenn ihn die Kinder fragen, ob er mit ihnen spielen könne. In erzieherischen Fragen ziehen die Eltern an einem Strick. Wenn der Vater abends da ist, heißt das für die Frau, jetzt habe ich etwas Luft, doch um sich zu erholen, eine zu kurze Zeit. Abwechselnd bringen die Eltern die Kinder zu Bett, doch beim Vater wird versucht, ihn auszutricksen. Dann gibt es hundert Gründe, nochmals aufzustehen.

Auf diesen Bericht hin ergeben sich Übertragungsempfindungen. Es entsteht das Gefühl von kleinen Vögeln in einem Nest, wo die Alten alles herbeischleppen und die Jungen prächtig gedeihen. Melanie Klein (1972, S. 107 und 145) verwies in ihren Ausführungen über die gute und die böse Brust auf einen notwendigen Lernprozess, beginnend im Säuglingsalter, wo das Kind erfährt, wann es etwas gibt (gute Brust) und wann es nichts gibt (die versagende, böse Brust). So lernen die Kinder, dass Bekommen behaglich und Vorenthalten frustrierend ist und dass eine Person Ursache für beide

Komponenten sein kann. Nur zu geben erschöpft und gefährdet ein System.

Kurzes Zwiegespräch mit der erschöpften Mutter:
▬ **Mutter:** „Ich komme an den Punkt, wo ich nicht mehr kann. Nicht mehr müssen ist für mich schon Erholung."
▬ **Berater:** „Wie ist dieses Gefühl von Erschöpfung?"
▬ **Mutter:** „Wie Abkapseln, wie von einer Zapfsäule abgehängt."
▬ **Berater:** „Können Sie bellen?"
▬ **Mutter:** „Ich beginne damit."
▬ **Berater:** „Wie signalisieren Sie Ihren Kindern, wenn Sie nicht mehr können?"
▬ **Mutter:** Hebt beide Hände in Kopfhöhe und macht eine wegschiebende Geste.
▬ **Berater:** „Gibt es für Sie schon Anzeichen, bevor Sie die „Notbremse" ziehen?"
▬ **Mutter:** „Ja! Immer dann, wenn ich aus Liebe zu den Kindern noch Zusagen mache, obwohl ich schon am Ende bin. Das kommt dann nie gut raus. Das erinnert mich an meine Mutter, wir waren neun Kinder und ich das neunte. Sie war auch nur für uns da."
▬ **Berater:** „Sie spüren dann eine Unsicherheit, eine Ambivalenz?"
▬ **Mutter:** „Ja!"
▬ **Berater:** „Spüren die Kinder, wenn Sie erschöpft sind?"
▬ **Mutter:** „Sie beginnen, doch erklären kann ich ihnen das nicht, vor allem der Jüngste versteht das nicht."
▬ **Berater:** „Wann stehen Sie in der Frühe auf?"
▬ **Mutter:** „Um 6.30, wenn der Jüngste nach der Milchflasche ruft."

Die operationale Systemdiagnose wird wie folgt formuliert: Erschöpfte Eltern und unersättlich erscheinende Kinder, die immer noch fordern, selbst wenn der „nährende" Teil des System kurz vor dem Kollaps steht. Die Aufgabe ist, das System zu stärken unter Einbezug der Kinder. Es ist einleuchtend, dass diese Mutter schon in der ersten Sitzung auf das Angebot einer entspannenden Atemübung bereitwillig eingeht.

Übung: Entspannende Atemübung

In bequemer Sitzhaltung, die Füße flächig am Boden, den Kopf angelehnt, um die Haltemuskulatur zu entlasten, wird in tiefen Zügen sechsmal dorthin geatmet, wo die Hände flach in mittlerer Bauchhöhe aufliegen. Danach folgt eine Ruhepause von etwa drei Minuten. Wiederum wird sechsmal tief ein- und so gut wie möglich auch ausgeatmet, danach ein Pause gemacht, um einen ersten Körpercheck durchzuführen. Der zeigte eine angenehme Ruhe, Entspannung, schwere Beine, kühle Füße (ein schon länger andauernder Zustand), einen warmen Körperstamm und eine Stirne, die sich trüb und unfrei anfühlte.

Die Atemübung wird in gleicher Art fortgesetzt und zeigt bei der zweiten Kontrolle etwa das gleiche Ergebnis, wobei diesmal die Stirne als klarer empfunden wurde.

Eine einmalige Übung ohne eine Fortsetzung zu Hause genügt nicht: Hausaufgaben sichern Erfolg.

Wie zu Hause Pausen durchzusetzen wären, das waren die konkreten Überlegungen. Den Kindern einfach Ruhe verordnen, sich „erzieherisch" durchsetzen, hat häufig den Touch, dagegen anzugehen. Leichter fällt es, mit den Akteuren zu arbeiten, sie einzubinden. Dann ist es erstaunlich, zu was die Kleinen fähig sind.

- Nach dem Mittagessen, wenn der erste Schwächezustand bei der Mutter spürbar ist, übernimmt der Sechsjährige die Verantwortung, gibt sich mit den beiden Kleinen ab. Die Mutter ist für eine Stunde nicht erreichbar. Zu diesem Zweck wird ein Wecker gestellt.
- Die Kinder werden bei der Atemübung, die zu Hause durchgeführt wird, miteinbezogen. Sie legen der Mutter die Hände auf den Bauch und nehmen still an der Übung teil.
- Gegen fünf Uhr, wenn die Kinder unruhiger werden, wird die Atemübung zirkulär durchgeführt, das senkt überschießende Energie im System und trägt zur Organisation und Strukturierung bei.

Sind den kleinen Kindern verbale Erklärungen noch nicht zugänglich, so spüren auch sie über die eigenen Hände, wann Ruhe gut tut und wem sie gut tut: mehr braucht es nicht.

> Für andere da sein und für sich etwas fordern, das ist eine polare Einheit! Wird nur der eine Pol gelebt, verdunkelt sich die Sicht des Menschen für seinen Weg (Zhuang ze 2005, S. 27).

Allgemein können Therapieziele im noch jungen System so formuliert werden:

Allgemeine Zielformulierungen
- Herstellen des Energieflusses bei Blockaden
- Fördern der Kommunikation und Begegnung
- Leben in Beziehungen als etwas Außergewöhnliches sehen lernen
- Aus Sackgassen wieder herausfinden
- Immer wieder Wege für neue Erfahrungen sehen, selbst wenn sie unbequem erscheinen
- Klären von Rollen und Zuständigkeiten
- Chancen der Entwicklungsmöglichkeiten nutzen
- Aufbau des Wir-Gefühls

2.5.4 Methoden und Techniken

Systemische Körperarbeit kann mit drei Personen beginnen. Schon vor der Geburt bietet sich der runde Bauch als Berührungsfläche an. Berühren, Töne, Stöße, Streit, schon eine beachtliche Erfahrungsbreite auch außerhalb des Bewussten ist vorhanden. Zu einem lebensphasisch späteren Zeitpunkt werden uns Berühren und Anfassen bewusst erlebbar und können aus dem Gedächtnis abgerufen werden. Die nicht bewussten Formen von Berühren oder Nichtberühren artikulieren sich bei kleinen Kindern fast durchwegs durch den Körper. Säuglinge fordern mit dem Magendarmtrakt, dem respiratorischen System, mit Bewegungen, Bauchweh, Schlafwachrhythmusstörungen usw. zu Berührungen heraus.

Fragen sind:
- Wie haben mich meine Eltern angefasst?
- Wie würdest du dich selbst gern angefasst haben?
- Gibst du deine spezielle Art des Anfassens weiter und an wen?
- Kannst du die Art, wie du Dinge in die Hand nimmst, so erklären, dass ein Nachvollziehen möglich ist?

━ Achtest du darauf, wie du Gegenstände, Personen, Elemente anfasst?

━ Welches sind deine Erinnerungsspuren und wie blieben sie dir haften?

Eigentlich sollten wir nicht versuchen Körpertechniken bewusst einzusetzen. Es geht darum, von einem gemeinsamen inneren Erleben auf einer organismischen Basis auszugehen. In der kleinen Familie werden Biorhythmen synchronisiert, die zum größten Teil außerhalb der bewussten Wahrnehmung stattfinden. Alle partizipieren – Partner und Säugling – an einem Prozess nonverbaler, wechselseitiger Beeinflussungen. Säuglinge sind in der Lage, die Beziehungen der Eltern mit zu regulieren. Bei Diederichs und Jungclaussen (2009, S. 214) findet sich der Hinweis, dass „die Regulationen des Babys letztlich über die Ko-Regulation, also über die Regulation des Erwachsenen gesteuert werden." Eine eingeschränkte beziehungsmäßige Ko-Regulation zeigt sich als ein Problem für die Selbstregulation des Babys.

Wie ist der Zugang zu wechselseitiger Regulation im ersten Dreiersystem zu erreichen? Downing (1994, S. 80–83; 197) hat in seinen Ausbildungskursen mit sanften Atemübungen, denen er stets die Atembeobachtung voranstellte, ein hilfreiches Instrument bereitgestellt, um gemeinsame Körperarbeit im frühestmöglichen Zeitpunkt zu beginnen.

Übung: Mit dem Atmen zu dritt beginnt das System

━ Legen Sie jungen Eltern einmal nahe, sie möchten sich an das Bettchen oder den Kinderwagen ihres schlafenden Kindes setzen und nichts anderes tun, als den Atem der Kleinen zu beobachten. Übereinstimmend stellen Eltern fest, dass bei ihnen Ruhe einkehrt und zwar nach wenigen Minuten. Geforderten und sich unruhig erlebenden Eltern kann eine Mindestzeit von 15 Minuten empfohlen werden, dann treten ebenfalls Gefühle von Ruhe und Entspannung ein.

━ Können junge Eltern dazu bewegt werden, diese Übung zu wiederholen, dann werden nahezu gleichbleibende Erfahrungen gemacht. Erstens lernen sie die Bauch- und Zwerchfellatmung in Verbindung mit der Atmung im oberen Brustbereich zu spüren. Außerdem kommen Körperübertragungen zustande, mit der Wirkung, dass sich die Atmung bei den Eltern selbst verändert (Downing 1994, S. 82).

━ Weiter besteht die Möglichkeit, sich auf den Atemrhythmus der Kleinen einzulassen: im gleichen Rhythmus mit ihnen zu atmen. Machen Sie das nur dreißig Sekunden lang, um Informationen über den Atemablauf zu erhalten, überhaupt um die eigene Atmung kennen zu lernen.

Wenn sich die Eltern über die bei den Übungen entstandenen Empfindungen und Gefühle informieren, schafft das partnerschaftliche Vertrautheit und fördert die Fähigkeit des Mitfühlens.

Familientherapie, wenn Säuglinge und Kleinkinder miteinbezogen werden, geht nie ohne den Körper, alle müssen den eigenen Körper miteinbeziehen. Es geht nur über die körpernahen Sinne (Gäbler 2006, S. 802).

Steigerung des energetischen Niveaus im System

Wienands (2010, S. 67–69) schreibt von einem individuellen Heben des energetischen Niveaus auf der körperlichen, d. h. interaktionellen Ebene. Er sieht drei Wege, um das energetische Niveau von Interaktion zu erhöhen: **Atmung, Kraft und Stimme.** Das bereits erläuterte Atmen zu dritt kann interaktionell mit den Eltern allein erweitert werden.

Übung: Heben des systemisch-energetischen Niveaus durch Atemübungen

━ Die Eltern setzen sich einander gegenüber, wobei ein Elternteil die Augen schließt, während das Gegenüber den Atemvorgang und die während der Dauer von zwei Minuten auftretenden mimischen und motorischen Bewegungen wahrnimmt. Bei der beobachteten Person können leichtes Zucken, unregelmäßiger Atem, Anspannungen, Wärmeströme auftreten und beobachtbar sein. Alle körperlichen Wahrnehmungen sind mit Gefühlen verbunden. So tauschen sich die Eltern nach beiderseits durchgeführter Übung über Beobachtetes und Gefühle aus. Allein schon dies beeinflusst den beziehungsmäßigen Energielevel. Auch Verspannungen in der mimischen Muskultur werden bewusst und geben dem System Informationen über das Ausmaß des Kraftaufwandes, wenn solche Zustände aufrechterhalten werden.

- Die Eltern bleiben in bisheriger Sitzhaltung und versuchen den Atem einander anzugleichen, dies auch wiederum für zwei Minuten. Sich anpassen, Das Abgeben von Führungsanspruch und Kompromissbereitschaft, das nimmt Zeit in Anspruch. Es kann auch Verunsicherung aufkommen. Die Fähigkeit sich anpassen zu können, Kompromisse eingehen zu können, fördert die eigene und gegenseitige Wertschätzung. Verunsicherungen sind wertvolle Hinweise für ein Verfolgen von Aufgespürtem.
- Lässt man die Eltern Rücken gegen Rücken sitzen, dabei sollen sie wieder auf den gegenseitigen Atem achten, wird ein Harmonisieren des Atmens schneller erreicht, da sich die Lerneffekte aus der vorausgehenden Übung als hilfreich erweisen. Lässt man die Eltern über die aktuellen Gefühls- und Körpererfahrungen sprechen, wird ihnen bewusst, in welchem Körperbereich welche Worte, welche Vokale schwingen. Hier kann es angebracht sein, den Eltern mitzuteilen, dass jede Arbeit an der Beziehung, auch die Arbeit an sich selbst ist und sich auf alle in der Familie auswirkt.

Niemand tut etwas, das nicht Einfluss auf die anderen hätte. Auch der Säugling „erfährt", wann die Eltern üben, wenn sie um Ehrlichkeit sich selbst gegenüber bemüht sind, wenn sie sich selbst und einander gern haben. Verbale, logisch-rationale Argumente und Überlegungen verfangen hier nicht. Der Großteil unserer Beziehungsgestaltung erfolgt über irrationale Impulse (Wienands 2010, S. 28).

Schreien und systemisch-energetisches Niveau

Babys beobachten

Lassen Sie junge Eltern einmal das Schreien ihres Babys beobachten, ohne sofort einem fürsorglichen Trieb zu folgen, dem Kleinen Erleichterung verschaffen zu wollen. Wir kennen den Begriff des Schreibabys und können den Gedanken offen lassen, ob hier wohl nur der Schmerzen wegen geweint wird. Es gibt Säuglinge, deren Tagesplan eine konstante Schreizeit vorsieht, unabhängig von irgendwelchen Umständen. Mit fünf und sechs Jahren war ich in der Familie und näheren Verwandtschaft zu Beginn des

2. Weltkrieges das zuverlässigste „Kindermädchen" und trug Verantwortung. Die Väter im Krieg und die Mütter mit mehreren Kleinkindern überlastet, dazu Haushalt, Landwirtschaft und Garten, alle waren auf Unterstützung angewiesen. Ich sehe die schreienden Babys jetzt noch. Ihre Gesichter waren für mich hin und wieder nur noch ein großes Loch, die Augen zusammengepresst und auch von der Stirne, je nach Haaransatz, blieb nichts mehr übrig. Aufnehmen, herumtragen, schaukeln, den Schnuller ließen sie auch aus dem Mund fallen: es half nichts.

Was blieb übrig: schreien lassen! Dabei bleiben musste ich, das war mein Job. Sie haben alle aufgehört, einen Arzt gab es bei uns nicht und öffentliche Verkehrsmittel bis zum nächsten in der Stadt, sieben Kilometer entfernt, bestanden keine. Bei späteren Überlegungen versuchte ich mir dieses Schreiphänomen mit einer selbstgezimmerten Theorie zu erklären. Übrigens Edvard Munchs Bild der „Schrei" verband ich bald mit den schreienden Kleinen. In meiner Theorie stand fest, die Kinder brauchen das Schreien. So wird der Organismus durchpulst, dafür waren die knallroten Gesichter für mich Beweis genug. Der kleine Mensch probt seine Kraft und strapaziert u. U. die Kräfte im System. Wenn, wie wir wissen, das System dadurch an Grenzen kommt, können Todesfälle durch Schütteln die Folgen sein.

Sollten junge Eltern Schreien üben, vielleicht im Sinne Janovs (2007)? Was sie können, ist das Baby zu imitieren. Sie bilden einen bequemen, langanhaltenden Ton. Beginnt man zu zweit, dann wird bei diesem Duett sofort das unterschiedliche Atemvolumen an der Dauer der Töne deutlich. Neben einem leichten Schwindelgefühl, das der erhöhten Sauerstoffzufuhr wegen eintreten kann, können die Eltern eine weitere Erfahrung machen: Die Dauer der Töne wird länger, und die Größe des ganzen eigenen Atemraumes wird erfahrbar. Zudem lösen sich Verspannungen. Menschen mit flacher Hochatmung bietet sich diese Vorgehensweise als hilfreich an, die Zwerchfell- und Bauchatmung zu aktivieren.

> **Atem und Gefühl sind nicht zu trennen!**

Mit Körperverschlüssen unterdrücken wir unangenehme, auch schmerzliche Gefühle und blockieren Energieflüsse. Wie gehen Kleinkinder mit Schmerzen um? Wenn sie hingefallen, sich den Kopf angeschlagen haben usw. setzt augenblicklich ein entsetzliches Schreien ein, wobei der Eindruck entstehen könnte, sie bekämen keine Luft mehr. Doch danach folgt ein ruckartiges, schluchzendes Einatmen, worauf wiederum, gerade wenn der Schmerz noch nicht nachgelassen hat oder wenn ihnen bis dahin noch keine Aufmerksamkeit geschenkt wurde, nochmals ein langgezogenes Schreien einsetzt. Die ganze Atemluft wird hinausgeschrien. Der Vorgang wiederholt sich, meist in Gegenwart der tröstenden Mutter und der Schmerz ist vorbei. Dieses Muster ist effektiv. In Gesprächen mit Ratsuchenden ist es ein gewohntes Bild, wenn sie in die Nähe ihrer Gefühle kommen, dass sie durch Auf-die-Zähne-Beißen, durch Würgen und Schlucken, die Emotionen zu kontrollieren versuchen. In solchen Momenten imitiere ich das Schluchzen eines kleinen Kindes und lasse die durch das Schluchzen angestaute Luft durch einen langen, entlastenden Ton hinausströmen. Spätestens dann, wenn sich die Klienten meinem Beispiel anschließen, brechen Dämme und Schmerz und Trauer finden wohltuende Entlastung.

Zirkularität auf präverbaler, auch symbolischer Ebene

In der Paar- und Familienarbeit wird zirkuläres Arbeiten durchwegs verbal verstanden. Doch wurde bereits bei Kindern auf zirkuläre gestalterische Möglichkeiten (Dold 2010) hingewiesen, wobei Kleinkinder ihre Eltern in einen Handlungskontext einbinden. Das Spielmaterial dient dabei als verbindendes Element. Es wird herumgereicht, Bedeutungsgehalte zugleich mitangeboten; so erhalten die Eltern durch das Handeln der Kinder Informationen über die Verfassung der Familie. Dort, wo den Eltern im Spiel „Nahrung" angeboten wird, stellt sich die Frage nach der Bedürftigkeit des Systems. Was hat die Familie an Unterstützung, an stabilisierenden, an ordnenden Kräften nötig? Die Kinder verfügen aber auch über die Information durch Symbole. So hat ein Zweitklässler bei einer **Sceno-Darstellung** zwei Männer aufgestellt, davon den einen im Arztmantel und vor den beiden die Sceno-Kuh auf den Boden gelegt. Das Weibliche, symbolisiert in der Kuh (analytischer Deutungshintergrund), ist behandlungsbedürftig. Die Mutter war bei der Sitzung nicht anwesend, sie weilte bei ihrem entfernt wohnenden Freund, während der Vater mit den Kindern zur Abklärung kam und über Bauchweh klagte. Auch **Familienzeichnungen** können als Beweise gelten, dass Kindern der Zugang zum familiären Unbewussten direkt zugänglich ist.

Zirkularität, das beweisen uns die Kinder, geschieht auf allen Ebenen und im Verbund. Aichinger (2012) spricht von der Arbeit mit Teilsystemen, wenn von einer Familie nur bestimmte Mitglieder anwesend sind. Doch in der Wirkung auf das Ganze kann nicht von einem Geteilt-sein ausgegangen werden: Alle sind, was Ausdruck, Verarbeitung, Lösungen finden anbelangt, einbezogen. Die Kleinsten sind in der Lage, im System Terror und Chaos zu schaffen, Druck zu machen, zu lockern, Spaß zu haben, wenn und weil es für die Entwicklung des Systems nötig ist, und dann ist es u. U. unnötig die Pädiatrie zu missbrauchen, um die für eine Veränderung notwendigen Signale (Symptome) chemisch einzuebnen. Immer mehr Ärzte entwickeln ein feines Gespür für das Entschlüsseln von unbewussten Botschaften eines Systems und sind damit den Wurzeln der Störungen nahe.

Das spirituelle Energiefeld im jungen System

Stellen Sie sich vor, die Kleinsten hätten von ihrem schöpferischen Urgrund gerade ihre „Seelen" gefasst und sind der geistigen Welt noch näher als wir Erwachsene. Irgendwie muss das fühlbar und „sichtbar" sein. Das ist so! Ich empfehle denen, die das erleben wollen, und das ist überall in der Öffentlichkeit möglich, Säuglingen und Kleinkindern in die Augen zu sehen, so mit ihnen Kontakt aufzunehmen. Es werden Ihnen Kleine und Kleinste begegnen, mit denen Sie sich „unterhalten" können. Die Kinder verstehen, das ist sichtbar an ihren klaren, strahlenden Augen (Albrecht 2012, S. 53f.) und einem umfassenden weiten Blick. Es bedarf nur weniger Sekunden für diesen Austausch, denn die messbare Zeit spielt hier keine Rolle. Es wird bei den Beobachtungen auch Situationen geben, wo die Blicke der Kleinen erloschen, angsterfüllt und grau sind. Vielleicht kommen sie im Bewusstsein nicht gewünscht zu sein, in eine besonders herausfordernde Welt. Andere Augen erwecken den Eindruck von Lebenserfahrung, von umfassendem Wissen.

Mit der Ankunft des ersten Kindes im System besteht für die Familie eine unerhörte Chance, die geistige, die spirituelle Welt in der Familie zu entwickeln, dabei sind die Kleinsten unsere Lehrmeister. Wir lernen dann gemeinsam, Energiespannungen zu sehen, und das individuelle und familiäre Energieniveau zu erfassen.

> **Zusammenfassung**
> Der kleine Mensch betritt als Mitakteur die Familienbühne und führt mit Regie. Unter Wehen kam er zur Welt, auch unter Wehen ist er an der Mitgestaltung des Familienkörpers beteiligt. Noch näher steht er der geistigen Welt in einem umfassenden Körperbewusstsein als es der Intellekt je vermag und zwingt das System sich mit einer besonderen Sprachregelung zu befassen. Wenn junge Systeme die unbewusste Sprache der Körperbotschaften erlernen, bestehen gute Aussichten auf rasche Veränderungen. Interventionen sind hier körpernah. Säuglinge fordern mit dem Magen-Darm-Trakt, dem respiratorischen System, mit Bewegungen, Bauchweh, Schlafwachrhythmusstörungen usw. zu Berührungen heraus. Mit dem ersten Kind beginnt die triadische Interaktion und mit jedem weiteren Kind wird das im Geschwistersystem fortgesetzt. Triangulieren und Rivalisieren: Entwicklungschancen für das System.
> Das Erleben von Beziehungen beinhaltet den Umgang mit Wandlungen. Roth (Thimm 2014) „Wenn Menschen sich ändern, dann nur, wenn eine langfristige verbindliche Beziehung im Spiel ist."

2.6 Zurück in die Partnerschaft

> Ewiger Aufbruch ist ein natürlicher Vorgang.

Was bleibt uns, wenn die Kinder gehen? – Das Leben beginnt mit Ablösung und endet mit ihr, ohne dass wir uns je lösen, so ist der natürlichste Vorgang unserer Existenz zu beschreiben. Jedes Kind hält sich an der Mutter, wird von ihr gehalten, es lässt sie los und wird losgelassen; das sind Dinge, die wir in ihrer Alltäglichkeit schon kaum mehr wahrnehmen. Die Vorstellung von besonderen Phasen im Beziehungsleben rufen uns allerdings ins Bewusstsein: Es gibt sie, die Ablösungen, die von besonderer Bedeutung für ein Familienleben sind, nicht vergleichbar mit zeitbefristeter Abwesenheit eines Kindes im Kindergarten oder in der Schule oder eines Elternteils im Beruf. Sie lassen uns spüren, dauerndes Beisammensein, nahezu persönliches Besitzen-Wollen führen zum Erstarren von Entwicklungen, verhindern Reifefortschritte, widersprechen dem Leben. Nüchtern hört sich das an, ist es aber keineswegs.

„Trennungen werden nie nur von einem Partner ausgelöst und durchlitten, sie werden immer von beiden Seiten erlebt. Trennungen der erwachsenen Kinder von ihren Eltern sind Trennungsprobleme für den Adoleszenten und für die Eltern, sie bedeuten einen Aufruf in neue Autonomie für beide Teile (Kast 1985, S. 87f.)."

2.6.1 Themen und Theorieschwerpunkte

Überprüfen partnerschaftlicher Verhältnisse, Neuformulierung, Außenorientierung der Kinder

Zwei entscheidende dynamische Elemente zwingen ein bisher funktionierendes System, seine Grenzen – allein schon in funktionaler Hinsicht – neu zu regeln, wenn das dritte Element, die Kinder gehen: das Überprüfen partnerschaftlicher Verhältnisse, deren Neuformulierung (Joraschky und Cierpka 1988, S. 129) und die Außenorientierung der Kinder.

Aus ganzheitlicher Sicht geht es um eine Neuregelung der körperlichen Beziehungen im Sinne einer Nähe-Distanz-Regulation (Maurer 2006, S. 111) und um die Neugestaltung emotionaler, sozialer und spiritueller Verhältnisse. Jedes System verändert sich zwangsläufig, wenn sich ein Faktor im System verändert: eine systemische Banalität. Abgrenzungen und Neudefinitionen stehen immer auch unter dem Einfluss der Selbsterfahrungen im persönlichen Ablösungsprozess in der eigenen Herkunftsfamilie mit möglicher Tendenz zur Neuauflage. Es gilt aber auch die Erfahrung, dass Ablösungsprozesse dann reibungsloser stattfinden, wenn bisherige

Ablösungen gut überstanden wurden (Kast 1992, S. 17). Jede Familie verfügt über ein ganzes Inventar an Ablösungsmustern. Die Ablösung von den Jungen widerspiegelt häufig die bisherigen Bewältigungsformen von Konflikten. Auf dem Weg zur Identität versuchen die sich Ablösenden von jetzt an auch die Werte zu leben, die in der Familie verdrängt (Kast 1992, S. 39) und nicht gelebt wurden oder mit dem Familienideal in Widerspruch standen. Einzuschließen wäre hier der Umgang mit den regelhaften Abläufen, den Mustern, sowie den kommunikativen Prozessen. Besonders bei verletzbaren Eltern mit an hohen Idealen orientierten Lebensausrichtungen kann dies zu Selbstzweifeln und Enttäuschungen führen. „Haben wir alles falsch gemacht? Bleibt von dem, was wir getan und gelebt haben, überhaupt noch etwas übrig?" Gefühle von Entfremdung und Zweifel stellen sich ein. Sie zwingen aber dazu, das partnerschaftliche Leben, das Älterwerden, auf eine neue Identität hin zu leben.

Wie sich zu Beginn der Entwicklung der Familie das System triadisch neu definierte, so zwingt der Weggang der dritten Kraft erneut zu einer Umstellung. Nachdem die Familie über Jahre diese Form gelebt hat, ist beim Auszug des letzten Kindes die z. T. ungewohnt gewordene dyadische Kommunikation erneut gefragt. Zudem tendiert jede Situation, die als defizitär empfunden wird, zu Ergänzung, Kompensation oder Neuorientierung. Bei Abhängigkeitsverhältnissen werden die unter Auflagen verabschiedeten Jugendlichen oft auf trickreiche Art zurückgeholt. Krankheit, Hilfsbedürftigkeit, allgemein ist die Tendenz, bisheriges systemisches Gleichgewicht beizubehalten, die Triebfeder. Mütter klammern sich, und dies nicht nur bei Scheidungssituationen (Haag 2006, S. 29) mehr an die Kinder als die Männer. Allgemein treffen wir hier die unterschiedlichsten Formen des Missbrauchs an, die wiederum generell formuliert, das Ausmaß aufzeigen, dass Eltern in erster Linie die Eigeninteressen und nicht die der Kinder und der sich Ablösenden sehen können. Haag (2006, S. 17–37) besteht hier auf dem Oberbegriff des Missbrauchs und spricht vom inzestuösen, vom parentifizierten, vom symbiotischen, von der Delegation bezüglich Lebenssinn und Lebensaufgaben und vom Missbrauch durch Benutzung Abhängiger im Paarkonflikt.

Es kann aber auch sein, dass Jugendliche, die ein Auseinanderbrechen der Ehe ihrer Eltern zu verhindern suchen, diese unter Druck setzen, Terror machen und die Partner geradezu erpresserisch ins System zurückbinden. Pubertierende und Jugendliche, die, was die Selbststeuerung anbelangt, auf strukturierende Unterstützung angewiesen sind, zeigen nicht selten chaotische Verhaltensweisen. Physiologisch verfügt bei ihnen der Frontallappen des Gehirns über eine oft noch ungenügende Fähigkeit der Koordination und Strukturierung, somit sind Stammhirnreaktionen oft ungebremst.

Für die Eltern drängt sich dennoch die Aufgabe auf, sich systemisch neu zu regulieren, die Rolle der Partnerschaft zu klären. Einem Irrtum gilt es hier zu begegnen, nämlich das Augenmerk ausschließlich auf den Ablösungsprozess zu richten und das partnerschaftliche Zusammenleben wie auch den vorausgehenden Erziehungsprozess außer Acht zu lassen. Der Weg zu Selbständigkeit und Autonomie wird nach Gerhard (2005, S. 183ff.) dann am besten vorbereitet, wenn eine Erziehung die Kombination von Wärme, gepaart mit einem mittleren Ausmaß an Kontrolle bietet. Statistisch gesehen ist das Erziehungsverhalten der Eltern für eine erfolgreiche Individuation Jugendlicher dann gegeben, wenn sowohl die Erziehung durch die Mütter wie durch die Väter/Stiefväter förderlich ist. „Die Verknüpfung elterlicher Wärme mit einem durchaus ansehnlichen, aber nicht zu großen Quantum an Kontrolle ist ein guter Prädikator für eine gelungene Individuation seitens der Jugendlichen, … (Gerhard 2005, S. 185)." „Schließlich beschreibt die systemische Regulation auch die Familien-Umwelt-Grenze, die Partizipation der Familie am sozialen Umfeld (Joraschky und Cierpka 1988, S. 113)."

Selbstdefinition der Familie zum Zeitpunkt der Ablösung

Die Frage nach erneuter Selbstdefinition einer Familie stellt sich zu dem Zeitpunkt, in dem Ablösungsprozesse beginnen.

- Worin bestand der bisherige Zusammenhalt in der Familie? Kann von Homogenität, von hohen verbindenden Normen, von einem starren Gefüge, von lockerem Bezug, von zentrifugalen Kräften, von interagierenden Subsystemen, von fließenden System-Umweltgrenzen ausgegangen werden?

- Wie waren die bisherigen Regeln im System? Boten sie Voraussetzungen für Entwicklungen, Auseinandersetzungen; waren sie Ausdruck von Wertungen, bestimmten sie Kommunikation, setzten sie Ziele?
- Die bisherigen räumlichen Voraussetzungen nahmen Einfluss auf Kommunikation, auf Nähe-Distanz-Verhältnisse und auf die Möglichkeit individueller Selbstentfaltung. Werden neue Lebensräume beschritten, erschließen sich neue Formen der Interaktion, des Dialogs.
- Der Umgang und die Handhabung bisheriger Verhaltensmuster prägten den Familienkörper einer Familie, was Arbeit, Ernährung, Körperpflege, Bewegung, Freizeitbeschäftigung anbelangte und gestalteten ihn.

Die körperliche An- oder Abwesenheit eines Familienmitgliedes, der Körperkontakt übt eine Wirkung aus. Der Familienleib reagiert auf den Weggang eines Angehörigen auch körperlich. So war es bei einer Mutter, die zwei ihrer Söhne beim Weggang von zu Hause begleitete. Sie reagierte jedes Mal mit einer zeitbefristeten Gastritis. Bei Trennungen finden sich oft Leibesempfindungen, die im vegetativen Bereich angesiedelt sind. Kältegefühle, das Schwinden von Energie, auch Mühe in der Sinnesorientierung treten auf. Koinzidierende körperliche Reaktionen oder Symptome bei Ablösungsprozessen fordern dazu auf, diesen Signalen Aufmerksamkeit zu schenken.

- „Erinnern Sie sich an Körperempfindungen als Sie das Elternhaus verließen?
- Wie ging es Ihnen in der Elternrolle, als die Kinder sich zunehmend nach außen zu orientieren begannen?
- Lassen Sie es zu, sich wieder an diese Empfindungen zu erinnern?
- Wie fühlt es sich jetzt an?
- Können Sie sich auf diese Empfindungen konzentrieren und bei ihnen verweilen?
- Was stellen sie fest?
- Was verändert sich, was bleibt gleich?
- Wie lange hält dieses Gefühl an?"

> ❯❯ **Gefühle sind an Leibempfindungen gekoppelt und Ablösungen werden von Reaktionen im Körperbereich begleitet, möglicherweise von einem ganzen Bündel unterschiedlichster Gefühle.**

Bei den Eltern Sorge und Angst, auch Trauer und Schmerz über den Weggang der Kinder, die ihrerseits außerhalb der Familie sich Selbstständigkeit beweisen müssen, auf dem Hintergrund eines noch schwachen persönlichen Selbstwertgefühls. Die Abzulösenden bedürfen auch einer sicheren Orientierung an einer sich wieder stabilisierenden partnerschaftlichen Beziehung der Eltern. Sensible Jugendliche leiden darunter, wenn die Eltern nach erfolgtem Auszug endlose Auseinandersetzungen austragen. So meldete eine erwachsene, bereits selbstständige Tochter ihre Mutter zu einer Beratung an, als ihre Eltern scheinbar unüberbrückbare Auseinandersetzungen führten. Zudem fühlte sie sich verantwortlich, was sich darin zeigte, einen Lösungsprozess der Eltern mit konkreten Vorschlägen zu unterstützen.

Auf den Vorbildcharakter elterlicher Beziehung greifen Ablösende vor allem dann zurück, wenn eigene Probleme anstehen. Daneben bleibt dennoch das Bedürfnis nach Unabhängigkeit, Abgrenzung, nach dem Aufbau einer Intimsphäre und nach Selbstbestimmung. „Ich will jetzt einmal machen, was ich will und wie ich es will!" Heute begegnen wir gerade auch wegen längeren und differenzierteren Ausbildungsgängen Entwicklungen, die eine hinausgezögerte Trennung vom Elternhaus zeigen. Berufswahl, Ausbildung und die finanzielle Abhängigkeit sind oft Ursachen für das längere Verbleiben im Elternhaus.

- Wie fühlt es sich an, immer noch am Finanztropf der Eltern zu hängen?
- Wie ist es, wenn man nicht so unabhängig sein kann, wie man es nötig hätte?
- Wie ist es, wenn man immer noch unter Kontrolle und dem Druck steht, bei Examen, Abschlüssen und Prüfungen Rechenschaft geben zu müssen?
- Gibt es überhaupt die vollständige Autonomie?

In Beziehungen trifft man neben einer häufig zu beobachtenden **Beharrungstendenz** – es möge alles so bleiben wie bisher – die **Ambivalenz** zwischen halten wollen und loslassen. Wenn Einfluss verloren geht, nicht mehr bestimmt werden kann, wenn Meinungen Außenstehender mühelos aufgesogen werden und die Meinung der Eltern fragwürdig erscheint, dann beginnt der erodierende Prozess, der für Ablösungen notwendig ist. Bei schwierigen Ablösungen, wenn z. B. Eltern durch das Bilden einer Krankheitssymptomatik die Kinder an sich zu fesseln versuchen, werden schuldhaft belastete Bindungs- und Ablösungsformen geschaffen. Solche Probleme führen Ablösende dazu, Beratung in Anspruch zu nehmen, ähnlich wie Paare mit Ehe- und Trennungskonflikten.

Raum geben, Raum erhalten und Raum nehmen

Raum geben, Raum erhalten und Raum nehmen bieten Hinweise für einen äußeren und einen inneren Vorgang. Beim Freigeben der Kinder für ihre neuen Lebensräume erhalten Eltern neue Räume für ihre Partnerschaft und für sich persönlich. Erst der Auszug lässt Räume spürbar werden. Wenn jetzt Räume leer sind, unbewohnte Räume haben eine besondere Wirkung, löst dies gleichermaßen Körperempfindungen und Gefühle aus. „Was ist mit den leeren Räumen?" Die zurückgelassenen Kleider und Möbel bleiben befristet wichtige Erinnerungsträger, bis auch sie verblassen. „Sollen wir ausräumen, sollten wir zuwarten? Wie richten wir uns in den „neuen" Räumen ein? Wir wollen dies nach eigenem Geschmack machen!"

Beispiel: Eigene Wohnung

Eine Tochter stellte für sich fest: „Erst als ich eine Wohnung gemietet hatte, sie einrichtete, hatte ich das Gefühl, erwachsen zu sein." Die Kinder kommen wieder auf Besuch, übernachten, tanken auch auf, um erneut abzuheben. So vollzieht sich eine allmählich für alle Seiten erträgliche Ablösung. Das Gefühl, immer wieder nach Haus kommen zu können, willkommen zu sein, stärkt das Selbstwertgefühl und gibt inneren Halt. Es befähigt, sich selbstsicherer in Außenräumen zu bewegen.

Dass der Umgang mit Räumen und persönlichen Dingen schwierig sein kann, dafür spricht folgendes Beispiel.

Beispiel: Räume gehören zu unserem erweiterten Körper

Eine Tochter zog für einen längeren Sprachaufenthalt ins Ausland. Während dieser Zeit räumte die alkoholabhängige Mutter alle Möbel und Kleider ihrer Tochter aus und ersetzte gutmeinend alles neu. Die Tochter erlitt nach ihrer Rückkehr einen derartigen Schock, dass sie sich sofort in eine Wohngemeinschaft begab. Dort war sie für lange Zeit von multiplem Drogenkonsum abhängig.

Räume, Mobiliar, Kleidung gehören zu unserem erweiterten Körper. So erklärt sich, dass hier Eingriffe auch körperlich empfunden werden können. Pflege von Räumen, Mobiliar und Kleidung ist Ausdruck von Achtsamkeit sich selbst gegenüber.

Aufbruch als Sinn der Ablösung

Der tiefere Sinn von Ablösung ist Aufbruch: kein Verharren und Verweilen, kein Zufriedengeben mit Erreichtem und ein Genießen dessen, was u. U. durch harte Arbeit über Jahre erworben wurde.

Beispiel: Herzinfarkt vor Pensionierung

Wie erging es jenem Bezirkschefbeamten, der neben beruflicher Tätigkeit der Zeit nach seiner Pensionierung großes Interesse beimaß? Er erzählte mir und stand gerade neben seinem neuerrichteten Bienenhaus, dass er, da er nächsten Monat pensioniert werde, sich fortan der Bienenzucht widme. Er liebe den Honig. Über seinen Obstgarten sei er mit genügend Obstler versorgt. Seine weiteren Ausführungen zeichneten die Zeit nach der kommenden Pensionierung, als ein mit seiner Frau zusammen angenehmes Verweilen und Genießen. Bei seinen Anstrengungen um die Zeit nach der Pensionierung hatte er dem Leben im Jetzt und der persönlichen Wahrnehmung seiner gesundheitlichen Verfassung kaum mehr Aufmerksamkeit geschenkt. Er hatte sich überarbeitet und erschöpft und konnte die so sehr herbeigewünschten Früchte nicht mehr ernten. Noch vor seiner Pensionierung starb er an einem Herzinfarkt.

Obwohl viele Menschen mit dem, was sie gerade haben, nicht zufrieden sind, stemmen sie sich gegen Veränderungen. Risiko, Ungewissheit darüber, was kommen kann, bremst, lässt beharren und verhindert die immer wieder notwendigen Veränderungen und den inneren und äußeren Aufbruch. Ambivalenz, ein Hin- und Hergerissensein erleben wir im Ablösungsprozess und wiederum trifft dieses Gefühl zwei Seiten.

2.6.2 Salutogenetische und pathogenetische Aspekte der Ablösung

Der Weg zur Selbständigkeit, zur Autonomie, der Aufbruch zu neuen Ufern, getragen vom Wagemut Unerfahrener, ist verknüpft mit Gefühlen von Trauer, Schmerz, Schuld, auch oft begleitet von Selbstvorwürfen und Infragestellung dessen, was vor, während und nach einem Ablösungsprozess stattfand. Zu diesem großen Abschied gesellt sich der der Trennung von Gewohntem, von Heimat, von Selbstbelügen, die Abkehr von der unrealistischen Vorstellung unabhängig sein zu können, wo doch alle ein Leben lang voneinander abhängig sind und die vollständige Autonomie nicht existiert. Auch die Autonomie eines Systems ist eine Art der Abhängigkeit. Es geht um den Abschied von der Vorstellung, verpasste Chancen nachholen zu müssen und von der Meinung, Familie und Beziehungen seien von Dauer.

Der Abschied vom Festhalten-Wollen und von der Auffassung im Augenblick verweilen zu können, geborgen und behütet, trifft uns in unserer Tendenz des Beharrens. Abschied von Ruhe und Selbstzufriedenheit führt uns an Grenzen, führt uns zur Verantwortung für uns und andere, macht uns fähig für neue Beziehungen. Die Vorstellung, unter Schmerzen zu reifen, den Wandel als unsere Chance zu erkennen, macht innerlich weit, eröffnet die Fenster für Neuausrichtung und weitet Horizonte.

Die Zeit der Ablösung beinhaltet die größte Gefahr für das Entstehen von Abhängigkeiten. Wobei andererseits bestehende Abhängigkeiten, z. B. kognitive Bindungen (Stierlin 1976, S. 49) dramatische Ablösungsprozesse nach sich ziehen können. Doch je größer dabei die Bedürftigkeit, die Entwicklungs- und Beziehungsdefizite allgemein sind, desto stärker ist auch die Tendenz zu kompensieren, sich rasch mit dem zu begnügen, was einem nicht entspricht, aber rasch einmal ein vorläufiges

Gefühl von Zufriedenheit vermittelt. Die Rolle der Eltern wird strapaziert in Auseinandersetzungen, die scheinbar den Ablösungsprozess erleichtern, andererseits Wut- und Schuldgefühle auslösen. Die Pflege der Partnerschaft gerät gerade in der Auseinandersetzung mit den Ablösungsproblemen in den Hintergrund. Die auftauchenden Krisen rütteln in klärender Weise auf, werden so zu Voraussetzungen für Neuorientierungen.

Beispiel: Vermeintliche Alphaposition
Ein Ehemann, der sich bis zum Auszug der Kinder in der Alphaposition wähnte, da er als Versorger und Autorität zu funktionieren glaubte, geriet in seiner Position in Schwierigkeiten, als die Ehefrau sich nach einer Tätigkeit im ursprünglichen Beruf umsah. Potenzstörungen zwangen ihn, einen Arzt aufzusuchen, der ihm keinerlei organische Ursachen bestätigen konnte. So war er in einer Paartherapie dazu aufgefordert, sich mit seiner bisherigen Rolle, mit Gefühlen von Konkurrenz und mit Selbstunsicherheit auseinanderzusetzen.

Immer wieder darf der identifikatorische Schmerz um die Jungen um deren ebenso notwendigen wie schmerzlichen Selbsterfahrungen aufkommen. Wie schwer fällt es, sich von der Vorstellung zu trennen, zu kurz gekommen zu sein, nachholen und ausgleichen zu müssen?

2.6.3 Therapieziele

Partnerschaftliche Kommunikation
Spätestens nach Weggang der Jugendlichen erfährt die partnerschaftliche Kommunikation eine **Veränderung**. Die Dialoge bedürfen der Aufmerksamkeit. In schwierigen, emotional belastenden Situationen erweisen sich z. B. die doppelbödigen Botschaften, die keine Klärung erfahren, als wenig beziehungsfördernd.

Beispiel: Mittagszeit
Das zeigte sich auch bei einem über 50 Jahre alten Ehepaar, dessen beide Kinder erwachsen und ausgezogen waren. Die Mutter hatte sich nahezu ausschließlich um die Erziehung der Kinder gekümmert, den Haushalt besorgt und den Mann im Geschäft

unterstützt. Jetzt war sie vermehrt auf Suche nach ihrem Innern. Sie erlebte jetzt ihre unerklärlichen Gefühlsschwankungen, die sie im Alltag oft nicht bremsen konnte. So hatte sie zur Mittagszeit das Essen zubereitet als der Mann nach Hause kam.

Als die Kinder noch zu Hause waren, bot sich um die Mittagszeit weit mehr Wirbel, man hätte meinen können, es sei stressiger gewesen. Doch jetzt spürte sie etwas an ihrem Mann: war es eine Strenge, sein Gesicht schien ausdrucksloser oder schien es ihr nur so? Waren seine Bewegungen ungelenker, hastiger? Was machte ihr Stress? Waren es ihre eigenen Empfindungen, die sie auf ihren Mann übertrug? Sah sie sich in ihrem Mann, ohne dass sie sich dessen bewusst war? Der Mann fühlte sich angegriffen. Er hätte nach der anstrengenden Arbeit beim Mittagessen eine lockere Atmosphäre erwartet.

Klären gegenseitiger körperlichen Wahrnehmung

Es stellen sich gleichzeitig zu den Veränderungen im System auch Veränderungen in der körperlichen Wahrnehmung ein. Nicht mehr beachtete Ausdrucksformen z. B. in Gesten und in der Mimik, werden anders gewichtet, müssen neu geklärt werden. Die Erwartungen nach Bestätigung und Wertschätzung, das Eingehen auf Stimmungen und Meinungen, das Akzeptieren gegensätzlicher Meinungen werden als hilfreich erkannt (Gerhard 2005, S. 42). Es trifft aber auch zu, dass Stimmungen, Meinungen, Wertschätzungen mit körperlichem Ausdruck verbunden sind. Da Alltag, Berufsleben und Routine dazu führen, nicht mehr hinzusehen und es vielleicht überflüssig erscheint, sprachlichen und körperlichen Ausdruck auf Kongruenz zu überprüfen, sind doppelbödige Botschaften und damit Missverständnisse vorprogrammiert. Die Partner sehen sich nicht mehr an, wenn sie sprechen. Dem gesprochenen Wort wird „unbesehen" geglaubt, ohne den mimischen Ausdruck auch als Kontrollmaßstab einzubeziehen.

- „Haben Sie gesehen, wie sich der Gesichtsausdruck bei Ihrer Frau veränderte, als Sie ihr vorwarfen, sie könne nicht haushalten?
- Wenn Sie jetzt das Gesicht Ihrer Frau ansehen, welches Gefühl würden Sie jetzt am ehesten erkennen?

- Wo sehen Sie das Gefühl, um die Augen, um den Mund, allgemein in der mimischen Muskulatur?
- Wie wirkt die Haltung Ihrer Frau jetzt auf Sie?
- Wenn Sie jetzt mehr zusammengesunken erscheinen, wie empfinden Sie das bei sich?"

Auf diese Weise wird das Spüren von Nähe, der körperlichen Übertragungen einbezogen. Wir entdecken hier in unseren Beobachtungen übereinstimmend das, was Bertalanffy (1949, S. 120–123 und 136–138) als permanente, dynamische Energie- und Informationszufuhr, in einem allzeit vernetzten, sich gegenseitig beeinflussenden System bezeichnet hat. Auch der Vergleich mit einem sozialen Energiefeld, das sich neu organisiert, könnte hier herangezogen werden. Es findet, sich laufend verändernd, eine energetische Kommunikation zwischen Mensch und Mensch und Mensch und Umgebung statt. Nach der Traditionellen Chinesischen Medizin ist der Mensch unabdingbar in sein energetisches Umfeld eingebunden (Hempen 2000, S. 15ff.). Wenn ein Mensch wieder heil werden soll, dann muss sein ganzes Umfeld in die Diagnose und in die Therapie einbezogen werden.

2.6.4   Methoden und Techniken

Zeiten von Ablösungen sind Zeiten von Übergängen, wir gehen bildlich von einem bekannten zu einem neuen, noch unbekannten Ort. Meist sind diese Übergänge mit Gefühlen von Unsicherheit, auch Angst verknüpft. Mythologie und Totenkult stellten den Seelen Verstorbener, Abschiednehmender und Trauernder zur Bewältigung dieser Grenzsituationen Masken (Westheim 1966, S. 95) und Engel (Grün 1997, S. 84 und 87) zur Verfügung.

Jede systemische Veränderung bedeutet einen Abschied. Um Abschiede zu bewältigen, haben wir die unterschiedlichsten Methoden entwickelt.

Übergangsphänomene sind uns bekannt als begleitende, stellvertretende Objekte, auch Ersatzobjekte (Dold 1989, S. 53). Als Hilfsobjekte und Protagonisten führen sie uns über den Weg (Dold 2010, S. 300) dauernder Veränderungen. Im Märchen vom Goldenen Vogel (Kast 1985, S. 126–131) und im Märchen vom Erdkühlein (Gewalt und Eifersucht im Märchen Dold, o.J. S. 11–25) sind der Fuchs und das Erdkühlein Übergangshilfen durch schwierige Lebenssituationen. Diese Hilfen werden aufgelöst, verschwinden wieder aus der Dramaturgie des Geschehens, nicht ohne von zurückbleibender Wirkung oder Erinnerung für die sich Ablösenden zu sein. Sie gehören ins Marschgepäck der jungen Menschen, andererseits sind die Eltern auch auf Erinnerungsobjekte an ihre Kinder angewiesen.

Übergangshilfen

Wie für Abschiede und Trennungen Mittel zur Verfügung und Unterstützung bereitgestellt werden können, zeigen **drei Märchentexte**, die von Auszubildenden in Paar- und Familienberatung zum Thema Ablösung vom Elternhaus verfasst wurden.

Beispiel: Märchen 1

Eine fünfköpfige Familie wohnte mit zwei Söhnen und drei Töchtern seit je über den Wolken in den weißen Himmeln. Eines Tages trat der Herr der weißen Himmel zu ihnen und bedeutete allen, dass es an der Zeit sei, in eine andere Welt zu reisen, um Neues kennenzulernen und Aufgaben zu bestehen. Die Familie war damit einverstanden. Alle erkundigten sich aber danach, welche Hilfen sie bekämen. Der Herr der Himmel versprach jedem seine besondere Gabe und zudem einen inneren Kompass, der, wenn sie die Gedanken auf ihn und die weißen Himmel ausrichteten, richtungsweisend für Entscheidungen sei. Der himmlische Herrscher gab dem Vater die Gabe des Rates und Denkens, der Mutter Geduld und Fürsorge, der ältesten Tochter Unbekümmertheit und Kraft, dem ältesten Sohn die Gabe des Schutzes und der Liebe, dem zweiten Sohn die Geschicklichkeit des Lehrens, die zweite Tochter erhielt Beharrlichkeit und Phantasie und die dritte Tochter Gerechtigkeit und Freigebigkeit. Mit diesen Gaben und dem Kompass ausgerüstet, konnte die Familie Übergänge bewältigen, Schweres durchstehen, zudem an Erfahrungen reifen.

Als bedeutsame Übergangshilfen finden wir hier die in der eigenen Familie erworbenen Fähigkeiten als Ausrüstung zur Bewältigung späterer Lebenssituationen. Hier gehen gut Ausgerüstete, Befähigte und Geübte hinaus, wohlwissend dass Bewährungen,

Leid, Krisen, Neues zu erwarten ist. Der „Vater" der weißen Himmel stellt nicht Erfolg, Reichtum und Fortschritt in Aussicht. Aufgaben gilt es zu bestehen, und er deutet auf den Lebenssinn hin, die Existenz zu meistern. Die Familie hat verfügbare, sinnvolle Bewältigungsmuster erarbeitet. Der Ablösungsprozess ist vorbereitet. Auch nach der Ablösung bietet der „innere Kompass" die Möglichkeit des Rückgriffs auf im Elternhaus eingeübte verinnerlichte Bewältigungsmuster.

Der zweite Märchentext präsentiert ein achtköpfiges „Löwenrudel".

Beispiel: Märchen 2

Der Vater jagte, macht Beute, achtete aber auch darauf, dass seine Kinder Fähigkeiten entwickeln und schulisches Können und Wissen erwerben. Die Mutter sorgte sich um die Kinder, wobei das dritte Kind anders war als alle andern. Es war zurückgeblieben, konnte mit den andern nicht mithalten, bedurfte großer Unterstützung und stellte eine Überforderung für die Mutter dar, die in solchen Momenten dazu neigte, den Kindern mit Davonlaufen zu drohen.

Besonders ein Löwenmädchen ängstigte sich gerade deswegen, verkroch sich vor Angst beim Gedanken, die Mutter könne das Rudel verlassen und war deswegen in der Löwenschule oft nicht bei der Sache, sondern in Gedanken bei der Mutter. Schwer fiel es dem Löwenvater zu akzeptieren, dass er ein behindertes Junges hatte. Aber auch die Ansprüche der anderen Kinder wuchsen und wurden ihm vermehrt zur Last. Er wurde krank und starb. Jetzt entstand eine neue Situation in der Löwenfamilie. Die Kinder verteilten die Beute des Vaters untereinander und übernahmen die Führungsrolle. Die Mutter akzeptierte dies widerstandslos. Das Löwenkind, das sich bis dahin immer um die Mutter gesorgt hatte, fand die Vorgehensweise seiner Geschwister nicht in Ordnung. Die Geschwister erklärten das Verhalten dieses Löwenkindes als unsolidarisch und begannen ihre Schwester – erfolglos – zu erpressen. Sie grenzten sie aus.

Das Löwenkind ging daraufhin vermehrt hinaus in die Steppe. Hinter einem Felsen an einer Wasserpfütze weinte es oft viele salzige Tränen, sodass die Pfütze zu einem See wurde. „Dieser Teich", so sagte sich das Löwenmädchen, „ist durch meinen Schmerz

gewachsen. Also hat auch Schmerz einen Sinn und kann Gutes hervorbringen." Einmal kräuselte ein Windstoß die Wasseroberfläche und als Stille eingetreten war, erschien das Gesicht einer wunderschönen Frau mit gütigen Augen. Sie nannte das Mädchen beim Namen und schuf damit jenes tiefe Vertrauen, das Anlass dafür war, bei dieser weisen Frau über drei Tage und Nächte hindurch das Herz auszuschütten. Vor Müdigkeit und Erschöpfung schlief das Löwenmädchen ein und als es erwachte, hatte sich die Welt um es herum verändert. Es selbst war auch verändert, an Stelle der Füße waren ihm Flügel gewachsen, die es in die Lüfte trugen. Die weise Frau bedeutete ihm, auf die Insel im See zu fliegen. Im Nu war es dort in einer Welt von Farben und Wunder. Da war nun eine algenbewachsene alte Kiste mit goldenem Schloss, den Schlüssel hatte das Mädchen bei sich. Auf einem samtenen Kissen lag eine goldene Kette mit einem Rubin. Es griff nach der Kette, die sich wie von selbst um seinen Hals schloss und ein durchströmendes Glücksgefühl im ganzen Körper auslöste. Es verstand die Botschaft: „Echt sein wie der Rubin. Nichts verbergen, nichts sabotieren, nichts manipulieren, nichts erniedrigen, nichts erhöhen nur da sein und annehmen."
Mit diesem Reichtum an unter Schmerzen erworbenen Erfahrungen kehrte es nach Hause zu Mutter und Geschwistern zurück. Jetzt musste man ihm Anerkennung und Achtung zollen, weil es auch in der Lage war, einen Beitrag zur Existenzsicherung zu leisten. Zudem wurde es zum Vorbild für die anderen Geschwister, sich aufzumachen, um die Gefahren in der Welt erfolgreich zu bestehen.
Der Löwenvater betrachtet von den Wolken herunter mit Wohlgefallen sein Löwenrudel.

Wir begegnen in diesem Familienmärchen einem umtriebigen, fleißigen Vater, der sich verantwortungsvoll um die Existenz der Familie kümmerte. Wegen seiner Berufsarbeit konnte er kaum Zeit für Frau und Kinder aufbringen, weil er zu Hause auch regenerieren musste. Die Vaterperson, die nicht nur für die materielle Existenz sichernd einstehen müsste, wäre hinsichtlich psychischer Unterstützung der Kinder, vor allem im Umgang mit Angst im System gefordert gewesen. Es war ihm nicht möglich, sich um die gefühlsmäßigen existentiellen Belange besonders jenes Kindes zu kümmern,

das um die Belastungen der Mutter ängstlich besorgt war und damit eigene Bedürftigkeit zum Ausdruck brachte. Auch ihm selbst vermochte niemand den Kummer über ein behindertes Kind abzunehmen. Überforderung, emotionale Defizite und ängstliche Sorge unterstrichen den Mangel an Sicherheit und Selbstvertrauen im System, schon bevor der Vater erkrankte und starb.

Müller (2008, S. 144f.) verweist darauf, dass Belastungen in Familiensystemen, mangelnde Kommunikation, emotionale Distanz und soziale Isolation im Gefolge haben. Nach Vaters Tod traten strukturelle Veränderungen im System krass zu Tage. Der Versuch, eine demokratische Führungsstruktur aufzubauen, misslang, auch deswegen, weil der Führungsanspruch der Mutter übergangen und sie nicht gestärkt wurde.

>> **Als oberstes Prinzip in krisengeschüttelten Systemen gilt die Forderung, die Leitfigur zu stärken und solidarisch zu stützen.**

Erfolgt dies nicht, ist Chaos die Folge, die in antagonistischer Kommunikation und ausschließender Triangulierung Ausdruck findet. Dieser zunächst destruktiv erscheinende Vorgang provozierte beim „Löwenmädchen" eine außergewöhnliche Entwicklung. Immer wieder hinaus in die Steppe, dem Kummer in vielen Tränen den Lauf lassen, sich der Einsamkeit aussetzen, damit eine Begegnung mit der Angst wagen: all dies formte das Bild der gütigen Frau, der sie alles anvertrauen konnte. Diese in der eigenen Imagination entstandene Person verhalf zur Metamorphose. Von jetzt an ist sie keine Löwin mehr, sondern ein Wesen, das sich auf dem Land und in der Luft bewegen und zu anderen Ufern aufbrechen kann. Im Besitz des Schlüssels öffnet sie die Truhe und entdeckt das Symbol ihres reinen Wesens in Form des Rubins. So ausgestattet kann sie wieder zurück in ein belastetes System und dort Hilfe leisten. Sie wird zum Vorbild für die anderen Geschwister, ihre Ablösung zu wagen, und ist in ihrer Person selbst zu einer Begleitung im Übergang geworden.

Die Besonderheiten in diesem belasteten und geschwächten System:

- Überforderung und Defizite gefährden zunächst die Existenz der Familie.

- Das scheinbar schwächste und ängstlichste Kind zwingt sich dazu, die Herausforderung anzunehmen, Trauer und Schmerz Raum zu geben. Es versucht nicht dagegen anzugehen und nach außen Stärke zu markieren, es sieht die Chance in Tränen und Schmerz.
- Es findet zur inneren Klarheit und Identität, was zur Stütze im System wird.
- Das anfängliche Chaos fördert die Stärken, die für die Übergänge Voraussetzung sind.

Der dritte Märchentext führt uns in eine einsame Gegend zu einem Turm, in dem eine vierköpfige Familie wohnte.

Beispiel: Märchen 3

Die Verhältnisse waren angespannt, weil die Mutter zu hohe Lebensansprüche stellt, die der fleißige Vater, der sich redlich um die Familie kümmerte und es auch zu etwas gebracht hatte, nicht erfüllen konnte. Zwist und Hader ließen sich nicht ausräumen, deswegen konnte der Mann sehr böse werden und für längere Zeit nicht mehr nach Hause kommen. Dann weinten die Frau und die Töchter bittere Tränen. Die jüngere Tochter, ein liebes und einfühlsames Kind, tröstete die Mutter und versprach ihr, immer für sie da zu sein.

Einmal spielte die jüngere Tochter allein im Garten vor dem Turm und war sehr traurig. Da kam ein Ziegenbock vorbei und fragte sie: „Gutes Kind, warum weinst du so salzige Tränen?" „Ach, lieber Ziegenbock, meine Eltern haben immer Streit, dann geht mein Vater weg und meine Mutter leidet." „Das ist wirklich sehr traurig", sagte der Ziegenbock und leckte das Salz von der Tochter Wangen.

Eine Woche später, der Vater war wieder weg und niemand wusste, wo er war, saß die Tochter wieder im Garten und weinte. Abermals kam der Ziegenbock und erkundigte sich nach den Tränen der Tochter. Sie schilderte ihm das wiederholte Verschwinden des Vaters und die Trauer der Mutter. „Was soll ich tun?" „Komm mit mir in meinen Stall und lass deine Eltern alleine, du sollst ihretwegen nicht ein Leben lang weinen müssen", sagte der Ziegenbock und leckte der Tochter das Salz von den Wangen. „Nein, nicht in deinen stinkigen Stall, dann bleibe ich lieber in diesem Turm und leide mit meiner Mutter", entgegnete die Tochter.

Es verging ein Monat, bis der Ziegenbock wieder einmal am Turm vorbeiging, doch diesmal war niemand im Garten. Dann rief er dreimal und jedes Mal lauter: „Holde Tochter, bist du da?" Erst nach dem dritten Mal kam die Tochter ans Fenster und bekundete dem Ziegenbock ihre missliche Lage. „Ich liebe meinen Vater und meine Mutter, aber jetzt kommt der Vater gar nicht mehr heim, und ich kann die Mutter auch nicht mehr trösten." „Jetzt ist aber genug gelitten, du kommst mit mir und wirst es nicht bereuen", sagte der Ziegenbock.

„Aber ich kann meine Mutter und meine Schwester nicht im Turm zurücklassen", entgegnete die Tochter. „Dann nimm sie mit", sagte der Ziegenbock. Der Reihe nach gingen sie des Weges, alle vier. Voraus der Ziegenbock, die jüngere Tochter, die Mutter und am Schluss die ältere Tochter. Durch den Blitz eines plötzlich hereinbrechenden Gewitters wurde der Ziegenbock getroffen, durch die Luft geschleudert und als er zu Füßen der jüngeren Tochter landete, war aus ihm eine stattlicher Prinz geworden, der, nun von dem Fluch einer Hexe befreit, die jüngere Tochter bat, seine Frau zu werden. Er führte alle ins Schloss, wo nun die Mutter auch glücklich war und schließlich kam der Vater wieder hinzu. Und sie lebten glücklich und zufrieden.

Die Ausgangssituation bietet für eine Ablösung vom Elternhaus keine günstige Voraussetzung, da die Partner in Streit und Zank lebten, aber mehr noch dadurch, dass der Vater wiederholt die Familie verließ. Der Faktor Sicherheit wird damit in Frage gestellt. Andererseits kann angenommen werden, dass der Vater den Auseinandersetzungen nicht gewachsen war. Aus tiefenpsychologischer Sicht mag er sich der Übermacht des Weiblichem gegenübersehen (Neumann 1949, S. 154f.). Er verlässt das Feld und kann damit den Kindern kein Vorbild für eine Problembewältigung sein. Schmerz und Solidarisierung mit der traurigen Mutter verbindet und führt dazu, dass die jüngere Tochter die Mutter nicht allein lassen will. Das Mädchen fühlt sich in der Pflicht, der Mutter beizustehen. Das zweitgeborene Kind (Jungbauer 2009, S. 55) wird als beliebter, geselliger und einfühlsamer beschrieben. Es entspricht der Geburtsposition des zweitgeborenen Kindes, dass es die emotionalen Bedürfnisse und Wünsche anderer unterstützt (Hoopes und Harper 1997, S. 278).

So präsentiert sich uns das Muster der Angst um die Mutter, zugleich auch als Ausdruck selbstempfundener Angst als Folge des Vaterverlusts. Demnach kann das System eine Ablösung allein nicht bewältigen. Die Anstöße müssen von außerhalb dazu kommen. Klar wird auch, dass es sich hier ebenso um eine Ablösung vom einsamen, isolierten Turm handelt, den die ganze Familie vollziehen muss, um sich neu zu integrieren. Die Übergangsperson ist im Ziegenbock symbolisiert als einem vertrauenserweckenden Wesen mit echten menschlichen Qualitäten, Garant für den Aufbau einer tragfähigen Beziehung. Auf Ablösungsverhältnisse, die unter ähnlichen emotionalen Bedürfnissen zustande kommen durch abhängig machende Übergangspersonen, verweisen Stanton und Todd (1985). Beim Versuch einer Ablösung, bei in emotionaler Abhängigkeit lebenden Adoleszenten folgt eine erneute Abhängigkeit.

Märchenbilder können als Übergangshilfen von beratender und therapeutischer Hilfe sein (Kast 1986). Die entsprechenden zirkulären Fragetechniken könnten dabei etwa so lauten:

- Was denkst du, was der Vater dazu meinte, als du damals unter Schimpfen ausgezogen bist?
- Wie erging es wohl deiner Mutter, als du wie ein Ausreißer weggelaufen bist?
- Wie erklärst du dir den anhaltenden Schmerz deiner Mutter beim Wegzug?
- Wie fühlten sich die Eltern beim Wegzug der Kinder?
- Als sie das leere Zimmer ihres Sohnes, ihrer Tochter betraten, welche Stimmung kam damals in ihnen auf?
- Wie haben die Geschwister reagiert?
- Haben die Eltern ihren Sohn so sehr an sich gebunden, dass er nur unter Schuldgefühlen das Haus verlassen konnte?
- War Ihnen Ihre Tochter emotional so hörig, dass sie sich aus eigener Kraft nie hätte befreien können?
- Wie kam es, dass Sie als Letztgeborene für den alleinstehenden Vater oder für Ihre abhängig gewordene Mutter sorgen mussten?

Stierlin (1976, S. 50–90) beschreibt Bindungs-, Delegations- und Ausstoßmodi bei dramatischen Ablösungsprozessen.

Ich-stärkende Mutter- und Vaterbotschaften

Nach Rosenberg (1991, S. 207 und 215) sind Mutter- und Vaterbotschaften dem verbalen Interventions-Inventar zuzuordnen. Sie deuten aber auch auf das hin, was Fromm (1990, S. 75) meint, wenn er von der echten Selbstliebe der Mutter spricht, die dem Kind die Erfahrung von Liebe, Freude und Glück vermittelt. Der Vorbildcharakter mütterlicher Selbstliebe gibt Mut, das zu tun, was sich Ablösenden als notwendig erscheint.

Techniken, die körperorientierten Therapieformen entsprechen, beziehen Nähe-Distanz-Verhältnisse ein, nutzen die Dimensionen des Beziehungs- wie z. B. auch des dreidimensionalen Wohnraumes, sie nutzen Außen- und Innenräume, um intrapsychische und interpersonelle Dialoge zu führen.

Als Beispiel für die verkörperte Ambivalenz wird die Sceno-Skulptur (Staabs 1951; Dold 1989, S. 66) eines Familienvaters angeführt, der eine Außenbeziehung hatte und davor stand, seine Frau und zwei Kinder zu verlassen. Folgende Szene war auf dem Sceno-Kastendeckel dargestellt:

Beispiel: Verkörperte Ambivalenz

In einem Geviert – aus Klötzen gestaltet – saßen seine Frau und die beiden Kinder. Sie bildeten eine Dreiersitzgruppe. Die den Vater verkörpernde Sceno-Figur stand in der Türöffnung, den Körper und die Handteller bereits der Familie abgewandt, während der zurückgewandte Kopf die Haltung des Unentschlossenen, Ambivalenten unterstrich.

Auch der Körper – ähnlich wie im obigen Beispiel – spürt im Ablösungsprozess ein Gespalten-Sein. So signalisiert auch er ein Bedürfnis nach Unterstützung. Wie ließen sich – analog zu Rosenberg – körperorientierte Vater- und Mutterbotschaften in diesem Prozess vermitteln? Wir verabschieden uns üblicherweise mit Händedruck. Wie ist es aber, wenn ein Vater seinem heranwachsenden und nun scheidenden Sohn den Arm um die Schultern legt, ihn an sich drückt? Dann speichert der Sohn das Gefühl von Gehaltensein in seinem Körper mit der Gewissheit: hier bist du zu Hause, du bist schon stark, ich traue dir das zu. Dies gibt Kraft für den Neuanfang. Wenn Mütter ihre weggehenden Kinder herzlich umarmen, nennt Rosenberg das „gern haben". Der Körper erfährt: sie hat dich gern! Die Gewissheit spüren geliebt zu werden und geliebt worden zu sein, ist ein unermesslicher Schatz auf dem Lebensweg.

Systemisch-körperorientierte, selbstreflektierende, intrapsychische Dialoge

Sie können z. B. vorausgehender szenischer Arbeit angefügt werden.

- Wohin zieht es mich körperlich, und was ist es, das mich zieht?
- Wenn ich mit dieser Körperhaltung vorwärts gehen würde, wie wäre dann mein Gang?
- Spüre ich, wie ich innerlich nach zwei Seiten orientiert bin?
- Wie ist dieses Gefühl und wo spüre ich es in meinem Körper?
- Wie geht es wohl der Familie auf die ich zurückblicke?
- Sie sehen sich gegenseitig an, mich blickt niemand an.
- Soll ich weiter-, soll ich zurückgehen?
- Kann ich diese Spannung in mir aushalten?

Weggehenden, auch Unentschlossenen, die noch keine Klarheit darüber haben, wohin es sie zieht, sind intrapsychische Dialoge zu empfehlen, selbst wenn diese anfänglich mit dem Bewusstsein enden, Unsicherheit zu spüren. Der nächste Schritt besteht darin, seine Strategie im Umgang mit Unsicherheit zu entwickeln: ein wesentlicher Schritt in der Verselbständigung.

Auf der anderen Seite sind es die Eltern, die sich Gedanken über ihre ausgezogenen erwachsenen Kinder machen und unsicher darüber sind, ob sie diese ihre Aufgabe recht gemacht haben, sich auch verantwortlich für das Leid oder das Versagen ihrer Kinder fühlen können. Sie brauchen Rat und Unterstützung. Es nagt an ihnen, kann sie hart und unzugänglich machen, wenn sie sich in Unfrieden von den Kindern trennten und Kontaktbrücken abbrachen. Hier können folgende Fragestellungen behilflich sein.

- Können Sie von sich sagen, Sie hätten für Ihre Familie das Rechte machen wollen?

- Sie wollten den Kindern sicher nicht schaden.
- Sie konnten bei dem dramatischen Weggang im Augenblick nicht anders handeln.
- Alle waren aufgewühlt, da kann man schon einmal die Kontrolle verlieren.
- Wenn Sie es nochmals tun könnten, wie verhielten Sie sich jetzt?
- Können Sie einmal in einer kleinen, symbolischen Szene Ihren Sohn, Ihre Tochter auf einen bereitstehenden Stuhl setzen und sagen: „Ich habe das nicht so gemeint. Heute würde ich mich anders verhalten?"
- Versuchen Sie, gute Gedanken zu schicken.
- Machen Sie ein fröhliches Gesicht und schicken Sie die Fröhlichkeit den Abwesenden.
- Sie dürfen sicher sein es kommt an und eine Antwort kommt zurück.

Die innere Ruhe und der Frieden mit sich selbst breitet sich in der Familie aus; ob die Angehörige an- oder abwesend sind, spielt keine Rolle.

Ablösung steht in Zusammenhang mit Beziehung und erlebten Entwicklungsphasen, die Eltern und Kinder zusammen durchschreiten. Ablösungs- und Trennungsbewältigung braucht Zeit, alle haben dabei ein eigenes Timing (Ahlers 2014, S. 335). Die Art wie frühere Entwicklungsphasen bewältigt wurden ist ein Indiz für das Bewältigen nachfolgender Lebensphasen.

Gestalterische Formen des Verabschiedens

Zu den wiederkehrenden Szenen gehören das Begleiten zur Haltestelle, zum Bahnhof, zum neuen Wohnort, wobei meist das Gefühl mitschwingt: Sie haben ihr Zuhause nicht mehr bei uns. Teilnehmende Worte, aber auch das wortlose Wahrnehmen dieser Szenen lässt nachhaltig prägende Veränderungen ins Bewusstsein treten. Nützliches, Nahrungsmittel, Kleidungsstücke, Mobiliar, Geschenke usw. die mitgegebenen Dinge säumen solche Handlungsabläufe.

Beispiel: Symbolisches Geleit

Jedes Mal, wenn der Sohn wieder zu Hause war, sich verabschiedet hatte, ins geparkte Auto stieg, ging die Mutter vor das Gefährt und zeichnete mit dem

Schuh ein Kreuzzeichen vor das Fahrzeug. Den Weg sichern, sicheres Geleit gewährleisten, dazu werden vielfältige Symbole geschaffen und die unterschiedlichsten Formen gepflegt.

Blicken wir auf die Art, wie schon Kinder im Vorschulalter Abschiedsrituale gestalten, wenn z. B. das Meerschweinchen starb, ein toter Vogel gefunden wurde. Es wird ein Grab z. B. in einem Garten gemacht mit Kreuz und Blumen. Über mehrere Tage folgen Besuche, wird geweint, bis der Abschiedsschmerz kleiner wird und der Verlust nicht mehr weh tut.

Körperlicher Ausdruck und Abschied

Ein Händedruck, eine Umarmung, Abschiedsküsse, Winken, Zurückblicken, bis die sich Verabschiedenden nicht mehr zu sehen sind, sind uns aus dem Alltag bekannt und zugleich ein Indiz für den Umgang miteinander und die Qualität der Beziehung in der Familie.

Dort, wo Abschied mit Schmerz oder Verabschieden in traumatisierender Erinnerung bleibt, Menschen durch Schicksalsschläge auseinandergerissen wurden, Familienmitglieder plötzlich verschwanden, wo keine Spuren mehr auffindbar sind, dort bedarf es der Hilfe von außen, wenn ein Familiensystem bei solchen Ereignissen überfordert ist. Es ging jemand! Was geschieht mit den Hinterbliebenen?

Der Trauer muss eine Gestalt gegeben werden, wenn Gefallene im Krieg den Angehörigen keine direkte Möglichkeit einer Verabschiedung lassen, wenn Söhne von einem Tag auf den andern nicht mehr da sind, Eltern verhaftet werden. Ein mir nur zu bekanntes Bild in unserer kleinen Dorfgemeinschaft waren „Totengottesdienste" für Gefallene im Zweiten Weltkrieg. Stramme Söhne ihrer Eltern, Hoffnungsträger, die Gewerbe, Geschäft, den Bauernhof hätten übernehmen sollen, Chance gewesen wären für den Rückzug auf das Altenteil, sie starben an der Ostfront. Alle wussten, es würde nicht einmal mehr möglich sein, ihre Gebeine aufzufinden. Was geschah damals in unserer Kirche? Der Pfarrer ließ im Schiff der Kirche einen quasi Sarg (als Tumba bezeichnet) aufstellen. Schwarzer Trauerflor umgab ihn. Dann wurde wie bei einer Bestattung üblich die Beräucherung des „Sarges" vollzogen, der Kirchenchor sang die Totenmesse. Wobei uns Kindern die lateinischen Texte, des Dies irae, dies illa eindrücklich im Gedächtnis haften blieben.

Schmerz und Trauer der Angehörigen fanden so Raum, der Abschied geschah innerhalb der Kirche, zusammen mit der Dorfgemeinschaft. Nach dem Trauergottesdienst, wo sonst die Trauergemeinde sich auf dem Friedhof zusammenfand, um die Toten zu bestatten, versammelte man sich vor dem Kriegerdenkmal. Auf einer Tafel waren an der Außenwand der Kirche die Namen der Gefallenen aus dem Ersten Weltkrieg aufgeführt. Die Angehörigen schmückten diese Stätte, wie man es bei Gräbern auch getan hätte. Hier wurden nun, ähnlich wie bei anderen Hingeschiedenen die Beerdigungsrituale vollzogen. Für uns Kindern war das seiner Häufigkeit wegen ein nahezu „normaler" Vorgang. Einmal fiel die Mutter, die beim Verlust des dritten Sohnes von sieben Kindern, dieses Ritual wieder erleben musste, vor Schmerz in Ohnmacht. Angehörige und Umstehende hielten die totenbleiche, schwarz gekleidete Frau und trugen sie dann weg. Bei ihr hatte die Natur schützend in einer Art Notfallreflex reagiert und sie dem bewussten Zugriff ihrer unerträglichen Schmerzen entzogen.

Der Trauergottesdienst gab den in fernem Land Verstorbenen nicht nur einen Raum für den Abschied, der Leib des Verstorbenen selbst wurde in symbolischer Weise für alle gegenwärtig. Und ebenso in symbolischer Form erhielt dieser Körper seinen Platz dort in der Dorfgemeinschaft zugewiesen, wo andere in ähnlicher Weise ihre letzte Ruhestätte gefunden hatten. Abschied und Materialisation sind eng miteinander verknüpft. Es geht um eine Energie, die bei jeder Verabschiedung aktiviert ist, gleichgütig ob der Vorgang als angenehm, als erträglich oder als belastend empfunden wird.

Abschiede sind in einer Welt mit einem polaren Selbstverständnis eine Normalität, wir haben sie uns geschaffen und brauchen sie. Im Spirituellen bedarf es keiner Abschiede. Im Wandel der Dinge bleibt alles mit allem verbunden, ohne dass es eine Trennung gibt. Wir bleiben immer kosmisch vereint.

Zusammenfassung

Die Ablösung hat ein Doppelgesicht: eine Außenorientierung Jugendlicher und Neuausrichtung der partnerschaftlichen Beziehungsverhältnisse. Die körperliche An- und Abwesenheit bewirkt Empfindungen und drängt zum Umgang mit ihnen. Alte Räume verlassen, Raum erhalten und sich neue erschließen bewegt. Neben dem Erweitern der Horizonte bei den sich Ablösenden bedarf es bei den Partnern einer Überprüfung der sprachbezogenen und körperorientierten Kommunikation.

Übergangsobjekte erleichtern Ablösungen. Selbstverfasste Ablösungstexte in Form von Märchen können hilfreich sein. Rituale mildern unabänderliche Trennungen.

2.7 Alter und Partnerschaft

2.7.1 Paar- und Familientherapie mit älteren Menschen

Theorien oder Definitionen vom Ende?

❯❯ Sind es nur noch alte Geschichten, alte Wunden, nur gehabte schöne Zeiten?

Wir kennen Forschungen über die Entwicklung des Kindes, einzelne Phasenabläufe, wissen darum, wie die körperlichen, geistigen und sozialen Abläufe in einem zeitlichen Rahmen stattfinden. Alles entfaltet sich nach den genetischen Anlagen und den Einwirkungen der sozialen und weiteren Umwelt. Für die Lebensphase im fortgeschrittenen Alter, d. h. für die Lebensphase bis zum Tod fehlt eine Entwicklungspsychologie. Dabei steht die wesentlichste Entwicklung an, die alle unsere Lebensbereiche angeht. Hier erscheint es unangemessen von Theorie zu sprechen, obgleich wir meinem, uns eines Handlaufs bedienen zu müssen, weil diese Thematik so ganz außerhalb unserer Fähigkeiten zu sein scheint.

Es trifft zu, wenn C.G. Jung (1997, S. 56), sich auf das tibetanische Totenbuch beziehend, vom Alter schreibt, dass sein Verständnis ein geistiges Vermögen erfordert, das keiner schlechthin besitzt, sondern nur durch eine besondere Lebensführung und -erfahrung erworben werden kann. Es geht um Weisheit, die Weisheit des sinnvollen Lebens und der Kunst des Sterbens. Wenn wir über kein Wissen verfügen, versuchen wir Erfahrungen zu machen, orientiert am eigenen Stand unserer Entwicklung. Es bleibt uns, Erlebtes zusammenzutragen und die damit gemachten Erfahrungen wirken zu lassen. Es ist für uns nicht leicht mit der Tatsache umzugehen, dass wir alle potenzielle Abbaukandidaten unterschiedlichster Schweregrade sind: eine natürliche Erscheinung menschlichen Lebens.

❯❯ Leben und Sterben ist Alltag. Entstehen und Vergehen ist ein Prinzip des Lebens, ob in der Teilchenphysik wissenschaftlich erforscht oder individuell emotional erlebbar, bleibt sich gleich (Capra 2006, S. 230–234).

Und Definitionen? Wir bewegen uns auf unsicherem Boden, wenn wir uns um Definitionen von Alter und Partnerschaft bemühen, wo doch schon der Begriff Überalterung unbequem erscheint und wo der Mangel an Geburten die Sicherheit im Alter herabsetzt. Wo Alter früher ein Brückenschlag zwischen den Generationen sein konnte, stemmt sich die Gesellschaft gegen das Altwerden. Anti-Aging verkennt den Wert, der aus lebenslanger Erfahrung erwuchs. Alter ist ein relativer Begriff, wir sprechen von einem biologischen, sozialen und gerontologischen Alter. Alter muss umdefiniert und Alter wieder als eine Normalität, als normales Moment erkannt werden. In der Praxis geht es um gelebtes, gelungenes Leben und um das gesunde Altern.

Und doch, wir können drei Kategorien ausmachen, die ein Altern im Beziehungsgeschehen kennzeichnen. Erstens werden die Verhaltensmuster, die das bisherige Partnerschaftsleben bestimmten, annähernd gleich fortgesetzt. Zweitens werden die vermehrt aufkommenden körperlichen Beschwerden und Defizite Grund dafür, Hilfen in Anspruch nehmen zu müssen. Die bisherige Unabhängigkeit erleidet Einbußen dadurch, dass sie als Fremdbestimmung zu akzeptieren ist. Drittens sind einschneidende Lebensereignisse die größten Belastungen für alternde Partner. Der Tod von Angehörigen, Umzug, der Verlust an Autonomie und Status, aufkommende belastende Erinnerungen, Probleme um Finanzen, Pflegebedürftigkeit eines Partners sind einige der mitbestimmenden Faktoren.

Veränderungen in Wahrnehmung und Sinnenhaftigkeit

Aus ganzheitlicher Sicht verändern sich einmal die Dimensionen von Raum und Zeit. Die äußeren Räume werden kleiner, der Raum des Geistigen weitet sich. Die ablaufende Zeit menschlichen Lebens zeigt auf ein Ende hin, dahin, wo messbare Zeiteinheiten wenig Sinn ergeben. Die äußere Sinneswahrnehmung erfährt Einschränkungen, es bedarf der Hilfen. Im Seh-, Hör-, Bewegungsbereich werden: Brillen, Hörgeräte, Gehhilfen, Hörbücher usw. notwendig, um die Folgen der Wahrnehmungsreduktion auszugleichen oder durch ein stetes Training den Erhalt des noch Funktionstüchtigen zu gewährleisten. Das Kleiner-Werden des kommunikativ-gestaltenden sozialen Lebens unterstreicht die Notwendigkeit, bisherige Kontakte weiterhin zu pflegen. Die emotionale Nähe in Partnerschaft und Familie erscheint schwankender. Kleine Ereignisse können leichter destabilisieren. Hinzu kommen Diskrepanzen in den partnerschaftlichen Alterungsprozessen. Körperliche Fitness, soziales Engagement, geistige Verfassung: wir stellen keineswegs eine Synchronizität oder gar das Bestehen eines chronologischen Alterungsprozesses fest.

Es zeigen sich in den alltäglichsten Bereichen ein außer Acht lassen sinnvoller Überlegungen, so wie z. B. beim Essen. Wenn ältere Paare über Jahre gleiches Essverhalten hatten, keine Beratung über die Notwendigkeit angepassten Essens erhielten, können sich Mangelerscheinungen einstellen. So bedarf es der Beratung und Information, d. h. ältere Partner sollten auf zwei Pfeiler ihres Wohlbefindens verwiesen werden: auf Pflege und Ernährung.

Beispiel: Gesundheit und Essen

Ein langjähriger leitender Pfleger eines Altersheimes teilte mir mit, dass nach seinen Beobachtungen, der aktuelle Gesundheitszustand seiner Bewohner mit dem Essen in Verbindung stehe. Ein Wechsel beim Küchenpersonal, ist meist identisch mit Veränderungen im Essensplan.

Menschen im Alter vergessen, was sie essen, oft auch wie sie essen. Mangelernährung, auch Nahrungsverweigerung stehen oft in Zusammenhang mit ganz elementaren Stimulationen wie z. B. Gerüchen und Düften. Nicht allein der Zusammensetzung des Essens, auch dem Zerkleinern von Nahrung kommt eine Bedeutung zu. Kau- und Schluckprobleme sind zu beachten, dann kann püriertes und passiertes Smooth-Food bekömmlich eingenommen werden. Wenn das Augenlicht abnimmt, sehen ältere Menschen nicht mehr wie das Essen aussieht, sehen oft kaum mehr was auf dem Teller ist.

Viele ältere Menschen sind mit großen Mahlzeiten überfordert. Mehrmaliges Essen, regelmäßig über den Tag verteilt, ist hier eine Hilfe. In Altersheimen und Pflegeeinrichtungen werden Essenszeiten nach Plan festgelegt, individuelle Fragen können meist nicht mitberücksichtigt werden.

Beispiel: Essenszeiten

Ein älteres Ehepaar, beide in einem Altersheim untergebracht, konnten bis zum Tod des Mannes recht gut das Essproblem der Frau bewältigen. Um 17.30 war im Heim das Nachtessen angesetzt. Nur kleine Portionen konnte die Ehefrau zu sich nehmen. Die Folge, nachts um 3 Uhr setzten Hungergefühle ein, die dann zu regelmäßigen Schlafproblemen führten. Solange der Ehemann dann etwas Obst, Zwieback oder sonstiges Gebäck bereitstellen konnte, ergaben sich keine Schlafprobleme. Nach seinem Tod musste die Frau lernen, sich selbst entsprechendes Essen bereit zu halten.

Das Thema Sexualität im Alter, wenig geäußert und dennoch zentral, erscheint Beratenden oft schwer zugänglich. Die Probleme im Bereich der Sexualität sind die häufigsten Anlässe, Beratung und Therapie zu beanspruchen (Friedrich-Hett 2014, S. 419). Die Unterscheidung zwischen genitaler Sexualität und Zärtlichkeit scheint ein wichtiger Hinweis.

Die sexuelle Anziehung sinkt, teilweise bleiben Erektions- und Orgasmusfähigkeit erhalten. Sexualität und Erotik sind aber auch meist in Zusammenhang mit der persönlichen Gesundheit und Vitalität und bis anhin gelebter intimer Beziehung zu sehen. Eine Reduktion nach dem 70. Altersjahr scheint deutlich (Hildegard von Bingen 1998; Riehl-Emde 2002). Die Liebe zeigt sich weniger in Erotik und Sexualität, vielmehr in auch neuen Formen von Zärtlichkeit. Paartherapien mit älteren Paaren, die unter sexuellen Problemen leiden, bedürfen der Information über Veränderungen in den endokrinen Ausschüttungen, über ungleich verlaufende Veränderungen in der Zellstruktur. Auch ein Abfinden mit dem Alter und seinen „gnadenlosen" Formen des Abbaus drängt sich auf, oft mit dem schmerzvollen und wehmütigen Rückblick auf Vergangenes. So ist es in erster Linie der Körper, der gerade in der Beziehung darauf hinweist, wie Endlichkeit und Beenden auch in der Partnerschaft sich als Aufgabe stellen.

Beispiel: Nicht mehr wie mit 20 Jahren!

69 Jahre ist er alt, pensioniert, lebt seit einigen Jahren als Wittwer, der noch rüstig erscheinende Herr.
Er hat sich entschieden, nochmals eine Partnerschaft einzugehen. Nach einigen enttäuschenden Versuchen hat er nun eine Partnerin gefunden, die seinen Erwartungen entspricht. Die ebenfalls allein lebende Frau ist auch von der neuen Verbindung angetan. Alles scheint für eine glückliche und dauerhafte Partnerschaft zu sprechen, wenn nur seine Vorstellungen von Sexualität erfüllt werden könnten. Er leidet unter dem Gefühl von Potenzverlust, vergleicht sich mit seinen Fähigkeiten früherer Jahre und beginnt sich ruhelos ärztlichen Abklärungen zu unterziehen. Alle bescheinigen ihm übereinstimmend Normalität. Medikamentöse Behandlungen lehnt er ab, auch hat er Mühe mit der Vorstellung, verhaltenstherapeutische Vorkehrungen treffen zu sollen oder sich der „Hirschübungen für den Mann" aus der Traditionellen Chinesischen Medizin (Chang 1990, S. 94–103) zu unterziehen. Die Partnerin hat keine Probleme damit, wenn die Dauer der intimen Beziehungen kürzer ist.

Berührung, Nähe, Zärtlichkeit werden zentral. Die Hand halten, streicheln, beieinander sein, sich umfassen, der ganze Körper ist für wohltuendes Berühren empfänglich. Die sich im intimen Bereich artikulierenden Fragen, so in der Therapie zum Ausdruck gebracht, stellten sich als ein Problem dar, mit den Veränderungen im Alter Mühe zu haben. Der Blick auf Abnehmen und Beenden schien wie verstellt.

Das Ende oder ein Danach?

Gedanken darüber, was nach dem Ende kommt bewegen, stehen an. Was, wenn es weder Augen noch Ohren, Berührung noch soziale Kontakte gibt, die ja an unser Menschsein, an den Körper gebunden sind? Wir können zwar Theorien über das Danach aufstellen, deren Verifikation bleibt offen. Sollten Veränderung, der dauernde Wandel, die unaufhörliche Entwicklung uns nach dem Ende menschlichen Lebens erhalten bleiben? Dann ergeben Rituale für das „zeitlose Leben" Sinn. Können zu den noch bestehenden Wirklichkeiten eingeschränkter Art, neue Formen zu etwaigen Parallelwelten gebildet werden? Wird Kommunikation im Kosmischen unendlich? Ist die rekonstruierte Wirklichkeit, die ältere Menschen immer wieder herzustellen versuchen – für Zuhörende häufig auch lästig – ein Einüben über die Jetztsituation hinaus? Ist ein Zurück zu den Wurzeln nicht auch ein Versuch, wieder zurück zu ursprünglichen, kosmischen und geistigen Ufern zu finden? Wie sinnvoll ist es für uns, wenn die bisherigen Zielsetzungen weichen müssen? Sollten wir uns für das Danach Ziele setzten?

Es bedarf des wiederholten Rückgriffs auf Vergangenes, des Suchens nach Wurzeln und Anhaltspunkten und dies wiederholt und über mehrere Generationen, um Ausgleich in jetziger Gefühlsverfassung herzustellen. So verändern sich Wirklichkeiten, neue Sichtweisen werden möglich. Erst dann kann gebundene Energie auf neue Situationen gerichtet werden. Partnerschaft im Alter ist eine starke Herausforderung im Hinblick auf die unterschiedlichsten Ebenen des Seins.

Es gibt den freiwilligen Einsatz von pensionierten Fachkräften, die „Queraktivität" älterer Paare, die wohltuende Unterstützung und Liebe in die Gesellschaft tragen. Demnach keineswegs ein Zuwarten und Jammern über den Verlust an Zeitzeugen, sondern mit den verbleibenden „Talenten" wuchern. So wird Lebenserfahrung als ein hohes Gut erkannt.

Von Selbstorganisation zu Fremdorganisation, das hört und fühlt sich an wie selbst- und fremdgesteuert: ein vielfach schwer zu verkraftender Einbruch im bisherigen Leben. Die Selbstorganisation wird mit dem körperlichen oder geistigen Zerfall kleiner, sodass Angehörigen oder Fachpersonal vermehrt die Rolle der Organisation zukommt. Wie weit kann ein Partner, eine Partnerin nach Pensionierung, nach Verlust durch den Tod des Lebensgefährten, der Lebensgefährtin sich eine Tagesstruktur geben, was Schlafen und Wachen, Essenszeiten, Beschäftigungen, Bewegung usw. betrifft? Allein auf gemeinsame Zeiten des Zusammenlebens zurückblicken, den sanften Schleier versöhnlichen Überdenkens auf stürmische und harte Zeiten legen, schafft wie die Ausgangslage für eine andere Welt.

Beispiel: Am Ende ein Erstgespräch

Die Ärztin eines Krankenhauses bittet einen Therapeuten zu einem Gespräch mit einer 67-jährigen süchtigen Patientin ins Spital. Das Erstgespräch fand klinikintern statt.

Der angeregt wirkenden Frau standen die Erschöpfungszeichen der Ereignisse noch im Gesicht: ihr Gang nach vorne gebeugt, die Bewegungen schnell, ebenso die Reaktionen und eine lebhafte, nach allen Seiten hin gerichtete Aufmerksamkeit. Die Patientin ist sehr offen, alles sprudelt aus ihr heraus. Man merkt ihr an, sie ist eine rechtschaffene, pflichtbewusste Frau, die sich ein Leben lang abgearbeitet hat.

Wie gestalten sich nun die einzelnen Situationen der Patientin aus dem Beispiel?

- **Körperliche Situation**

Sie war nach einem totalen Zusammenbruch notfallmäßig ins Spital eingewiesen worden. Die Luft habe es ihr abgestellt. Jetzt fand man heraus, sie habe ein zu großes Herz. Von sich aus suchte sie nie einen Arzt auf. Die Erstickungsanfälle seien vom Herzen ausgegangen und nicht von der Lunge. Da die aktuelle Atmung mit der einer Asthmatikerin vergleichbar war, wurde auch ihre Lunge untersucht und festgestellt, dass die Lunge soweit gesund sei und kein Asthma bestünde. Bei der Patientin ist eine eindeutige Hochatmung festzustellen, die Zwerchfell- und Bauchatmung werden sichtlich nicht benützt. Vielleicht war das auch ein Grund mit dafür, dass sie nach unserem heutigen Gespräch schweißgebadet war. Es strenge sie alles sehr an. Sie habe auch abgenommen, drei Kilogramm, was für diese an und für sich sehr hager wirkende Frau viel ist.

- **Psychische Situation**

Es sei ihr alles zu viel geworden, sie habe nur noch dummes Zeug gemacht und sei nun erschöpft. Sie ergeht sich in Selbstvorwürfen, immer wieder kommt sie auf die Angst zu sprechen, alles falsch gemacht zu haben. Getrunken habe sie etwa seit zwei Jahren. Nachdem sie bemerkte, wie sie jeweils nach dem Trinken weniger Mühe mit dem Atmen gehabt habe, der Brustraum sei freier geworden, trank sie regelmäßig. Auch beim Kochen habe sie immer etwas genommen. Sie trank zur Entspannung und Entlastung Alkohol. Sie habe damit die Dinge leichter nehmen können (Renz S. 2001). Die Kinder wussten alles um ihr Trinken, hätten sich aber nicht getraut, ihr das zu sagen. Alles sei bei ihr aufgebrochen, als sie sich bei der Krankenschwester habe aussprechen können. Das gab eine große Erleichterung und ermöglichte es ihr, auch mit den Kindern darüber zu sprechen. Jetzt hat sie allerdings Angst davor, der Erstickungsanfall könnte wieder eintreten. Immer wieder habe sie die Dinge in sich hineingefressen. Mit einem sehr kleinen Selbstwertgefühl hat sie versucht, unter ungeheurem Einsatz ihre Situation bisher zu bewältigen. Sie sagt aber auch, dass sie in den Ehejahren und schon zuvor sehr viel habe schlucken müssen. All das quillt heute wie ein großer Bach aus ihr heraus.

- **Familiäre Situation**

Ihr Mann ist heute in einem ziemlich abgebauten Zustand, er vergesse alles. 42 Jahre seien sie miteinander zusammen gewesen und jetzt sehe sie, wie er Ausfälle habe, sich in einem schleichenden Abbauprozess befinde. Sein Zustand sei mit dem eines kleinen Kindes vergleichbar. Das gemeinsame Haus, das sie miteinander gebaut hatten, wo sie viele Arbeiten miteinander selbst ausführten, wurde auf Anraten der Kinder verkauft. Mit einer Haushaltpflege zusammen versorgt sie jetzt ihren Mann. Allein kann sie das nicht mehr bewältigen. Allein ist der Mann nicht mehr lebensfähig. Gegenwärtig ist er im Pflegeheim untergebracht. Er leide ebenfalls unter der Trennung von ihr. Mit diesem Mann zusammen hat sie drei, heute erwachsene Kinder: lebenstüchtig und erfolgreich. Die Kinder hätten ein schönes und ausgezeichnetes Verhältnis untereinander und auch mit ihr. Dieses Verhältnis stellt sie in Vergleich zu ihrem früheren Leben, wo vieles schief gelaufen sei. Sie habe die Dinge nicht mehr verkraften können. Sie wolle ja nicht über ihren Mann schimpfen, doch er sei mit anderen Frauen gegangen. Das Geld war damals knapp und die Erlebnisse schmerzhaft. Er habe sie auch vergewaltigt. Jetzt müsse sie keine Angst mehr vor ihm haben, meint aber, dass dies nicht die Ursache ihres Übels sein könne.

Die Angst um das Atmen führte sie dazu, sich überall zurückzuziehen, Kontakte abzubrechen. Gegenüber ihrer Familie bestehe auch heute noch das Gefühl, in der Erziehung alles falsch gemacht zu haben und Gleiches beträfe auch ihren Mann. Zu große Strenge wirft sie sich den Kindern gegenüber vor. Seit der Heirat habe sie alles selber gemacht: Kleider, Haushaltsgegenstände. Sie habe gemalt, geputzt, tapeziert, hatte einen großen Garten mit viel Land und vielen Beerensträuchern. Das alles gab ihr sehr viel Freude. Aber alles ging zu weit.

Sie spricht ein weiteres, sie belastendes Thema an: das Verhältnis zu ihrer Mutter. Sie habe eine böse Mutter gehabt, unter der sie viel zu leiden hatte. Die Mutter habe sie nach eigener Aussage aus Trotz zur Welt gebracht. „Du bist nichts und du wirst nichts", dieses Lebensmotto gab ihr die Mutter mit auf den Lebensweg. Sie erhielt von der Mutter Schläge, bis zum Grad der Körperverletzung. Den Stiefvater, der ihr zur Seite stehen wollte, musste sie anlügen. Als sie ihren Mann kennen lernte, war sie 23 Jahre alt. Sie hatte Zuschneiderin gelernt und später auch das Nähen. Wenn sie nach der Arbeit nach Hause kam, irgendeine Schublade in ihrem Zimmer noch offen stand, wurde diese von der Mutter vollends aufgerissen, auf den Boden ausgekippt und zerstreut. Zudem drohte die Mutter dann damit, ihrem Freund über ihre Unordentlichkeit zu informieren. Von ihrer Schwiegermutter musste sie damals hören, dass sie nicht zu ihrem Sohn passe. Sie hätte eigentlich ein gutes Verhältnis zu ihrem Mann gehabt, wenn sie ihn nicht hätte mit anderen Frauen teilen müssen. Sie wollte weg von ihm blieb aber der Kinder zuliebe zu Hause. Heute schmerzt es sie auch, wenn ihr Mann leide.

Die Arbeit sei das schönste in ihrem Leben gewesen, das habe sie fröhlich gemacht. Heute habe sie keine Hobbys mehr, komme nicht mehr zur Ruhe, der Mann mache viel Arbeit, alles ist zu viel geworden. Sie würde gerne wieder nähen oder häkeln: alles geht nicht mehr.

Nach internem Anschlussprogramm, Erholungsaufenthalt und ambulanter Nachbetreuung ist ein Jahr später der Tageszeitung zu entnehmen:

» Steh nicht weinend an meinem Grab.
Ich schlafe nicht da, schau nicht hinab.
Ich bin die tausend Winde, die weh'n,
Ich bin der diamant'ne Schimmer auf dem Schnee.
Ich bin auf reifem Korn der Sonnenstrahl.
Ich bin der sanfte Herbstregen im Tal.
Steh nicht an meinem Grab in Kummer und Not.
Ich liege nicht da. Ich bin nicht tot.

Ein Erstgespräch, das den Charakter eines Lebensrückblickes mit all seinen Tiefen und Höhen einer Familie widerspiegelt, schweißtreibend, gibt Hinweise für das Ende einer äußerlich nicht mehr zu bewältigenden Partnerschaft. Der Raubbau an der eigenen Gesundheit und das nicht mehr Einschätzen-Können der organischen Schäden, geben Außenstehenden und Fachleuten Hinweise auf eine begrenzte Lebenszeit.

Diskrepanz zwischen körperlicher Wahrnehmung und intellektuellen Fähigkeiten

Ein großes Thema bei älteren Partnern ist die Diskrepanz zwischen körperlicher Wahrnehmung und intellektuellen Fähigkeiten. Viele ältere Menschen sind nicht mehr in der Lage, Informationen über den Körper abzurufen. „Mal schauen, was der Arzt sagt" oder „die Ärzte wissen auch nicht weiter. Er gibt in letzter Zeit ab. Jetzt hat sie den Überblick ganz verloren." Solche Bemerkungen sind Anzeichen und Ausdruck dafür, wie die körperlichen Veränderungen in der Partnerschaft nicht mehr oder sehr diffus registriert werden. Es entfällt zusehends die Einschätzung langsamer werdender Veränderungsprozesse. Vor einem halben Jahr ging das oder jenes noch und jetzt?

Die Paar- und Familientherapie bedient sich hier einer Art Zeitraffermethode: damals und jetzt! Nach gewissen Zeitabschnitten werden die Ergebnisse rückblickend überprüft. Gegenüber Themen wie: Schuldgefühlen, Ängsten vor Unerledigtem, Versagen, Rotieren werden von älteren Menschen u. a. auch Mechanismen eingesetzt oder entwickelt, die dem Verdecken, Vernebeln und der Sucht Vorschub leisten (Bron und Lowack 1987). Beim Festhalten an Besitz, an Beziehungen, Einfluss, Macht usw.: Hier will das große Thema von Loslassen geübt sein.

Das Zulassen unbequemer Gedanken und Gefühle fordert heraus.

> Bei der Auflösung von Gegensätzen und Widersprüchen des Lebens geht es auch um das Aufgeben von Wertungen und Glaubenssätzen, Dogmen und anderen Festschreibungen.

Der Glauben an Machbarkeit wird durch die unabänderlichen, gesetzmäßigen Abläufe der Natur erschüttert. Wozu sich entscheiden, für das Denken an unwiederbringliche Verluste oder für den Glauben an eine spirituelle Präsenz? Bleiben Zirkularität und Polarität auch nach unserer Transformation bestehen? Wie nehmen wir im Einzelnen die Verluste wahr?

In der Paar- und Familientherapie, insbesondere wenn es um die letzten Fragen geht, sind wir Helfende keine Außenstehenden, keine Beobachter, wir sind Teilnehmende und Betroffene, und wir werden einbezogen in die Auseinandersetzung mit dem eigenen Ende. Spätestens im Alter kommt uns die Erkenntnis zu, wie jede Familie ein Netzwerk von Beziehungen, ein sich unaufhörlich bewegender Fluss von austauschenden Energien ist. Alles befindet sich in Bewegung, ist verbunden mit allem und im Wandel (Capra 2006, S. 223). Der Wandel ist die einzige Konstante.

Konkretes zwingt zum Handeln

Beerdigen, Kremieren, Sarg, Urne und Grabstein: Die Thematik vom Leben nach dem Tod, die Beerdigungs- und Grabkultur in ihrer Bedeutung für die noch Lebenden, gibt Fingerzeige für den Glauben an die Welt danach. Wer spricht die Dinge an, organisiert, bereitet vor? Wo will ich liegen? Hinterlässt man sich und Eigentum Angehörigen oder Zuständigen usw.? Im Beziehungsgeschehen zwingt Konkretes zum Handeln, zur Auseinandersetzung, dies treibt voran und fördert Entwicklungen, die allerdings in ihrer unerwarteten, überraschenden Art belasten können.

Die Phantasie des Grabkultes steht im Verhältnis zur Angst vor dem Tod, sie lässt die Menschen kreativ werden, vielleicht auch im Einsatz von Mitteln sich zu beruhigen. Wenn die Zeit entfällt kann die Vergangenheit durch spirituelles Lernen verändert werden. Wird das Sterben in den Lebensdimensionen betrachtet, was nimmt dann ab, was zu?

Physiologische Aspekte

Altern und Sterben sind allgemein Stressoren mit persönlichen und partnerschaftlichen Folgen. Hirnphysiologisch bedeutet Stress ein Unterbrechen der Dendriten. Newberg und Waldman (2010, S. 63) schreiben, dass der Verlust von Dendriten im präfrontalen Kortex zu den üblichen Alterserscheinungen des Menschen gehört, demnach Ängste und Furcht vor Partnerverlust usw. auslösen. Wiederholt auftretende Belastungen lassen bis zu einem Drittel zuvor schon geschädigte Dendriten absterben. Meditation mildert diese Verluste (Newberg und Waldman 2010, S. 62f.) und steigert andere Hirnregionen. Hier geht es um die neuronale Plastizität (Newberg und Waldman 2010, S. 29) und die neurologische Leistungsfähigkeit (2010, S. 39) und deren Nutzung bis zum Ende des Lebens. Newberg und Waldman (2010, S. 47): „Die Aktivierung des präfrontalen und des anterioren cingulären Kortex verbessert nicht nur das Gedächtnis und die Kognition, sie wirkt gleichzeitig den Auswirkungen der Depression entgegen, die so oft Symptome altersbedingter Erkrankungen sind."

Die Hirnforschung ermutigt, geistige Fähigkeiten, Gedächtnis, Orientierung, Logik als Lebensqualität in der Partnerschaft und Familie zu erhalten. Newberg und Waldman (2010, S. 66): „Je mehr ein Gehirn trainiert wird – mental, physisch, sozial und kontemplativ – desto gesünder wird es." Bei älteren Menschen könnte man auch sagen: bleibt es noch. Beweise dafür liefert die Methode des Hirnscannings.

2.7.2 Salutogenetische und pathogenetische Aspekte

Sind Begriffe wie gesundmachend und krankmachend in dieser Lebensphase noch angebracht? Sollte nicht einfach danach gefragt werden, was noch gut tut und was man jetzt so gar nicht mehr erträgt? Das Sowohl als Auch macht das partnerschaftliche Leben im Alter nicht leicht. Schwanken zwischen Dankbarkeit für Erlebtes und Wut und Frust über Zu-kurz-gekommen-Sein, Übertragungen auf noch lebenden Partner, Partnerin, auf Angehörige, Pflegepersonal usw. sind anzutreffen. Bisher schon längst bekannte kommunikative Abläufe können erneut inszeniert werden.

Wie im Leben – so danach?

Wenn ein Vater seinen anwesenden, erwachsenen Kindern vorwirft, sie seien nach seinem Tod nicht in der Lage, seine Grabpflege zu organisieren, entspricht diese Botschaft dem, was dieser Mann seinen heute gebildeten Kindern schon immer nicht zugetraut hat.

Die Ambivalenz führt oft zu Schwankungen in Partnerschaften und weiteren Beziehungen. Gefühle von Trauer und Niedergeschlagen-Sein auf der einen Seite lösen Vorstellungen vom Ewig- leben- Wollen auf der anderen ab. „Chemische Ketten" (Bron und Lowack 1987) und Süchte finden sich dort, wo der bewusste Umgang mit Unausweichlichem gemieden wird. Wie lange noch Lebenslügen? Je weniger desto wahrer! Bin ich betrogen worden oder betrüge ich mich selbst? Ein solches Denken zwingt zum nochmaligen Abrechnen und Auflisten nichtausgeglichener Konten! Wenn saldiert wird, dann mit welchem Gefühl? Rückblick in Verachtung und Geringschätzung oder in Dankbarkeit für gehabte Schwierigkeiten als Chancen für gemeinsam Erarbeitetes? Welches waren die Vorteile von Nachteiligem? Das Ende bringt eine Einheit mit allem, lässt die Trennung von Leib und Seele hinfällig werden, hebt die Grenzen zwischen dem Ich und den anderen auf. Verschiedene „lächerliche" Formen von Konkurrenzierung und Selbstbetrug entfallen. Das Ich findet ein Ende.

Ein nicht zu unterschätzendes Phänomen bei sich auflösenden Partnerschaften bei hilfsbedürftigen Partnern und Alleinstehenden, sind die mehrschichtigen Übertragungsverhältnisse auf Hilfspersonal, Hauspflegen, Ärzte und Therapeuten. Nicht zu kontrollierende Prozesse werden angestoßen, die häufig die emotionalen Toleranzgrenzen Helfender überschreiten. Bei genauerem Hinsehen verbergen sich hier auch kreative Varianten. Es bieten sich Vorteile an, mit den zu erwartenden, neuen Situationen umgehen zu lernen.

Beispiel: Besonderheit von Übertragungsverhältnissen

Ein 65-jähriger halbseitig gelähmter Mann, dessen Frau kürzlich gestorben war, bedarf der Hilfe im Haushalt und bei körperlichen Verrichtungen. Dieser Mann ist begütert. Seiner Haushaltshilfe gegenüber äußert er, dass Leute nur dann zu ihm kämen, wenn er bezahle, sonst nicht. Zum ihm kommen nur bezahlte Bedienstete! Das beschäftigt beide, ihn und auch die Haushaltshilfe. Der Mann verfügt über einen starken Willen. Auch in der Art, wie er sich mit existentiellen Fragen auseinandersetzt beweist er Größe. Er zieht sich selber an, verpflegt sich zum größten Teil selbst, bewegt sich auf zwei Etagen seines Hauses, was eine enorme Leistung ist. Mit der Hauspflege zusammen beginnt er Besuche zu organisieren. Nicht nur die Organisation, sondern auch die Kosten für die Verpflegung der Besuchenden übernimmt er ganz. Dabei ist er darauf bedacht, wenn er das Essen für seine Gäste bestellt, dass es differenziert ist. Auch um das Anrichten ist er besorgt: allgemein achtet er auf einen gediegenen Stil, ganz unabhängig von seinem Besuch.

Die Selbsterfahrung dieses behinderten Mannes kreist um das Thema: Leistung für Geld und Beziehung für Geld. Rasch fliegt ihm die Erkenntnis zu, auch eine Erfahrung des eigenen Lebens, dass wir gut sind bei Anpassung, bei Leistung und pflegeleichtem Verhalten.

Er erfährt, wie er nur seines Geldes und seiner Leistungen und nicht seiner selbst wegen geliebt wird, dies vielleicht immer auch schon so war, was ihn ernüchtern lässt. Trotz dessen gibt er nun Feste, lädt Verwandte und Angehörige ein und bewirtet sie. Er muss sich die Frage nach Aufwand und Mittel nicht mehr stellen. Die Einsicht in seine Lebensrealität und der Versuch mit ihr anders umzugehen als bisher sind ihm die Kosten wert. Dass er in der Art, wie er sich jetzt selbst verhält, selbst gern haben kann, ist ihm von unschätzbarem Wert.

Es ließe sich bei diesem Beispiel von spirituellen Erfahrungen sprechen. Erschütternde Erlebnisse verwandeln uns und unsere Einstellungen zu Werten und Wertmaßstäben. In der Liebe zu sich selbst ist er in Liebe mit anderen verbunden, auch wenn er sich zunächst an mangelhaften Realitäten zu stoßen schien. Erlebte Erfahrungen geleiten ihn zur Erkenntnis, in Einheit mit allen und allem zu sein.

Das nächste Beispiel behandelt die homöostatische (gleichbleibend, unflexibel, starr) Beziehung eines pensionierten Ehepaares, das den behandelnden Allgemeinmediziner an Grenzen führt und ihn vor die Frage stellt, ob hier nicht besser eine Paartherapie indiziert sei.

Beispiel: Soll das gleiche Spiel fortgesetzt werden?

Die Ehefrau leidet an hohem Blutdruck, hat Alterszucker, hat Depressionen und Angst vor Brustkrebs. Wegen der Angst vor Krebs fordert sie ihren Hausarzt immer wieder dazu auf, Mammographien zu machen.

Der Ehemann führt seine Frau zum Allgemeinpraktiker (Hausarzt), zum Psychiater, zur Apotheke usw. Geduldig wartet er jeweils in den Wartezimmern der Praxen bis zum Abschluss der Behandlungen. In den kurzen Augenblicken der Begrüßung und Verabschiedung beim Allgemeinpraktiker schimpft er über die Psychiater, die viel Geld verlangen würden, und in einer abwinkenden Handbewegung deutet er auf seine Frau und verweist auf deren Depression. Dies wird von der Frau jeweils mit einem feixenden Lächeln quittiert.

Der Arzt schätzt die Beziehung der beiden als ein Arrangement ein, beiden scheint das zu passen. Sie hat ihre Leiden und die Depression, und er bleibt der Umstände wegen mobil. Die Krankheiten der Frau scheinen der Beziehung Struktur und Inhalt gleichermaßen zu sein. Neben den üblichen Blutdruckmessungen und der Kontrolle der Zuckerwerte, stört den Arzt die immer wieder geforderten, völlig nutzlosen Mammographien. Er hat es satt bekommen, bei etwas mitmachen zu müssen, was ihm als ein gleichbleibendes Spiel vorkommt. Von sich aus würde das Paar alles im Jetztzustand belassen.

Auch in diesem Beispiel ist die helfende Person, der Arzt, gefordert. Wie sich verhalten, zumal wenn keine Kenntnisse über systemisches Arbeiten vorgegeben sind? Es besteht auch hier eine emotionale Herausforderung, die Anstoß für eine Weiterentwicklung sein kann.

Beispiel: Dreiecksspiele so lange es geht

Zwei Pflegefachfrauen werden durch ihre gemeinsame Patientin in ein Konfliktverhältnis verwickelt. Die beiden Frauen haben den Auftrag, einer Patientin abwechselnd zu Hause, beim Essen behilflich zu sein. Bei jeder der beiden Helferinnen benimmt sich die Frau anders. Sie löst damit Abgrenzungsprobleme aus und stiftet Verwirrung. „Soll ich die Frau noch füttern, nicht mehr füttern, bin ich deswegen unsolidarisch mit meiner Kollegin?" So stellt sich die Problemfrage für die erste Pflegerin. Sie plagt sich selbst, wenn sie die Patientin füttern muss, da diese sich weigert, allein zu essen. Die zweite Pflegerin vertritt die Auffassung, die Patientin könne selbst essen, obgleich sie herzkrank ist und dauernd im Bett liegt. Sie stellt die Situation als eine Trotzreaktion dar. Für die erste Helferin ist es eine Patientin, die sterben wolle. Ihr Mitgefühl ist angesprochen. Der Kopf sei tief geneigt, und es sei schwer Blickkontakt mit ihr herzustellen. Die Patientin scheint die Unsicherheit der anscheinend noch etwas unerfahrenen Pflegerin förmlich zu wittern und nutzt die bisher bereits eingeübten Mechanismen der Durchsetzung im Umgang mit anderen Menschen schamlos aus. An ihrem Mann hatte sie sich schon früher durchsetzen gelernt. Das Essen wird hingestellt. Die Patientin könnte allein essen. Sie kann sogar gehen, weigert sich aber. Im Hause ist eine weitere Bedienstete, die bereits zum Opfer der so machthungrigen „Sterbenden" wurde. Von ihr lässt sie sich wie ein kleines Kind füttern und bedient sich dieser Frau, um sich alle erdenklichen, ausgefallenen Wünsche erfüllen zu lassen.

Für die beiden Pflegerinnen aus diesem Beispiel gilt auch der Auftrag, alle die Eigenschaften, über die Patienten noch verfügen, zu aktivieren: ein weiterer

Punkt, dem Spiel Spannung zu geben. Die erste Pflegerin ist bedrückt. Darf ich sie füttern, darf ich sie nicht füttern? Bin ich unsolidarisch mit meiner Kollegin? Sie versucht die Patientin abzulenken, versucht sie wie ein kleines Kind dazu zu bewegen, selbst den Löffel in die Hand zu nehmen und alleine zu essen. Die Patientin beschmiert sich mit dem Essen, patscht mit dem Löffelrücken in die Suppe, dass es spritzt und steht damit im Zentrum der Aufmerksamkeit und gibt zusätzliche Arbeit. Mit sicherem Instinkt weiß sie sich dort durchzusetzen, wo sie niemandem Ebenbürtigem gegenübersitzt.

Die zweite Hauspflege geht überhaupt nicht auf die Wünsche ein und bei ihr isst die Frau allein, geht auch mühelos in der Wohnung umher. So wird deutlich, dass die unterschiedlichen Haltungen der Frauen ausgenützt und auszuspielen versucht werden. Auch gegenüber der durchsetzungsfähigeren Pflegerin im Beispiel oben werden besondere Mittel angewandt. So brüllt die Patientin in deren Anwesenheit im Haus, wie wenn etwas Ungeheuerliches passiert wäre, um der Erschrockenen zu erklären, wie Schreien ein befreiendes Gefühl auslöst.

Die Patientin hat keine Kinder. Ihr Mann ist pensioniert. Früher war sie unter den Fittichen dieses ebenso unbeirrbaren und hartnäckigen Mannes, der ein Geschäft führte, wie sie heute als „die Kranke" ihre Mittel entdeckt hat, ihn und das helfende Personal reihum wirksam unter Druck zu setzen.

Hinweise für helfende Personen:

- Helfendes Personal wird in die Übertragungsverhältnisse bei Pflegebedürftigen miteinbezogen.
- Ältere Partner und Alleinstehende, meist durch Verlusterlebnisse ausgelöst, üben neue Verhaltensmuster ein, greifen z. T. im Wiederbeleben auf frühkindliche Muster zurück und lösen vor allem Gefühle von Verständnis, Mitgefühl, wie auch von Wut und Ohnmacht aus.
- Triadische Verhältnisse werden kompensatorisch mit denen eingegangen, die oft aus eigener Bedürftigkeit heraus Mühe in der Abgrenzung haben.

Im nächsten Beispiel geht es um ein altes Paar, die Partnerin ist jetzt in einer Weise hilfsbedürftig, dass der Partner die Pflege zu Hause, auch mit Hilfe von weiterer Unterstützung, nicht mehr bewältigen kann.

Beispiel: Nochmals Eifersucht

Das Paar ist gerade einmal einen Tag und eine Nacht im Altersheim, als es scheinbar nicht zu überwindende Schwierigkeiten gibt. Das Heim fordert psychologische Hilfe an. Die Psychologin kommt in das Zimmer der Eheleute. Dort sitzt der Mann auf seinem Stuhl, zwei Koffer an seiner Seite und schimpft über unhaltbare Zustände in der Institution und dass er so rasch wie möglich mit seiner Frau wieder ausziehen werde. Seine pflegebedürftige Frau liegt zusammengekauert im Bett und gibt keinen Ton von sich. Die Psychologin lässt sich zunächst einmal die Umstände erklären. Hier stellt sich heraus, die hilfsbedürftige Frau war durch einen jungen Pfleger geduscht und gewaschen worden: eine alltägliche, pflegerische Notwendigkeit.

Der Partner konnte zusehen und daran entzündete sich sein Ärger. Er habe es genau gesehen, wie dieser junge Pfleger sich an seine Frau herangemacht habe. Er wisse, was hier im Hause ablaufe, und sie wollten gerade wieder gehen. Schon dem Umstand, dass dem Ärger Luft gemacht werden konnte, war eine erste Beruhigung zu verdanken. Die folgende Erklärung, dass der junge Pfleger danach in weiteren zehn Zimmern die gleiche Arbeit verrichtete, ließ die Vernunft siegen und das erregte Gemüt beruhigen.

Hinweise für helfende Personen:

- Das nochmalige Aufflammen alter nichtverarbeiteter Gefühle und die Projektion auf diesbezüglich Unbeteiligte ist auch in langjährigen Beziehungsverhältnissen nichts Ungewöhnliches.
- Gefühle von Eifersucht und nicht nur sie, können heftig aufbrechen. Typisch für solche Gefühlsausbrüche ist aber auch deren ebenso rasches Abflachen.
- Angebote des Ventilierens, auch schon die Zuwendung durch ein Dabeisein ist wirkungsvoll und hilft die jeweiligen Umstände wieder einzuordnen.

Beispiel: Du bist gar nicht meine Frau

Wegen seiner rasch fortschreitenden Alzheimerkrankheit musste der Ehemann in einem Pflegeheim untergebracht werden. Seine Frau konnte ihn der größeren Distanz wegen nicht oft besuchen. Als der verwirrte Mann bei einem dieser Besuche seine Frau danach fragte, wer sie sei, sagte sie: „Ich bin deine Frau." Worauf er antwortete: „Du bist gar nicht meine Frau. Das ist meine Frau." Dabei fuhr er mit der Hand über den Rücken der soeben eintretenden Pflegefachfrau.

2.7.3 Therapieziele

Das Definieren von Therapiezielen bei älteren Paaren richtet sich mehr als in anderen Phasen partnerschaftlichen Lebens nach den Gegebenheiten, die noch möglich sind. Krüger (2015, S. 276) gibt zu bedenken, dass es beim Altwerden nicht darum gehen kann, dem Leben Jahre, sondern den Jahren Leben hinzuzufügen. Oft schweben Therapierenden Vorstellungen von Versöhnung mit Vergangenem, Harmonie und ein ruhiges Gehenkönnen vor. Der Rückblick auf vergangene Streitereien, Auseinandersetzungen in der Beziehung, z. T. extrem wechselhaftes Reagieren, stellt viele Fragen. Wie kann auf die Vergangenheit so eingewirkt werden, dass sie als veränderbar erlebt wird? Ist eine Vergangenheitsbewältigung unter mental reduzierten Voraussetzungen überhaupt möglich?

Achtsamer Umgang

Begegnet man Paaren in Heimen und Pflegeeinrichtungen, gesellt sich zu ihnen, dann treten die Fragen nach Therapiezielen und auch nach dem, was salutogen und pathotrop sein könnte in den Hintergrund.

> ◆ Mit der Vorstellung von einem harmonischen Beenden, von einem Bereinigen all dessen, was zu Lebzeiten schon nicht möglich war, gilt es achtsam umzugehen.

- Was bedeutet schon alles erledigen?
- Kann in einem Menschenleben alles geklärt, geleistet, alles erfüllt sein, was der einzelne sich vorgenommen hat?
- Ist die Absicht, alles in Ordnung bringen zu wollen nicht schon von tröstlichem Wert?
- Sich als veränderbar, als unvollkommen, als schon immer als Mängelwesen erfahrbar gewesen zu sein, ist das nicht ein ausgezeichnetes Reifezeugnis?

- Sich damit trösten, dass man gemeinsam eine gewisse Wegstrecke zurücklegen konnte, um dann die Stafette an Partner, Angehörige, andere abgeben kann mit der Gewissheit, sie werden den Weg weiter gehen, sie werden weiter arbeiten, die Entwicklung fortsetzen: Ist das keine Perspektive?
- Ist unser Lebenserfolg nicht der Erfolg aller?
- Sind Leid, Mühsal, Schmerzen in gemeinsamer Rückschau nicht die Eckpunkte partnerschaftlicher Entwicklung?

Exemplarische Beispiele

- **Vergangenes verändern**

Eine junge Frau, die ihre Familiengeschichte zurückverfolgte, kam zu einer für sie ernüchternden Erfahrung. Ihre beiden schon älteren Eltern äußerten sich ausschließlich schönfärbend über die familiäre Vergangenheit. Alles sei immer gut, harmonisch und glücklich gewesen. Dabei war die Tochter Zeuge von übelsten Auseinandersetzungen, von Handgreiflichkeiten, von gegenseitigem aufeinander Einschlagen mit Haushaltgeräten usw. War es nun an ihr, auf die objektiven Wahrheiten hinzuweisen, die Masken herunterzureißen? Könnte es auch sein, dass ihre Eltern sich diese neue Wirklichkeit schaffen mussten? Wurde auf diese Weise die „üble" Vergangenheit verändert?

- **Wie immer schon gestritten, so auch weiterhin**

Ein Ehepaar streitet im Altersheim zum Erstaunen von Besuchern und Bewohnern in ungezügelter Heftigkeit. Die Frau, bereits dement, ihretwegen erfolgte die Unterbringung des Paares, nimmt den ganzen Unflat ihres Mannes ungerührt entgegen. All das was der Mann wahrscheinlich schon ein Eheleben lang an ihr auszusetzen hatte, erreicht sie in der Wiederholung nicht mehr. Er entlädt seine Emotionen während der Dauer von wenigen Wochen im Altersheim, dann stirbt er und hinterlässt eine jetzt total orientierungslose Frau, die nächtelang nach ihrer Tochter ruft, ihrem einzigen Kind.

- **Hilfsbereitschaft kommt nicht mehr an**

89 Jahre ist er, der Ehemann. Mit seiner Frau hat er über 50 Jahre zusammengelebt. Die Frau nimmt in geistiger Hinsicht zusehends ab, während er noch

rüstig erscheint und in kommunikativer Weise im Altersheim eingebunden ist. Er muss jetzt zur Kenntnis nehmen, wie seine ebenfalls betagte Frau verstärkt Interessen einbüßt, pflegebedürftiger wird und die nächsten Angehörigen nicht mehr kennt. Die Frau verweigert auch noch das Essen. Und nun sitzt er am Mittagstisch neben ihr und versucht ihr unter gutem Zureden das Essen zu geben. „Da, nimmt doch noch einen Löffel von der Suppe!"

■ **Schock bei Abbau und Persönlichkeitsveränderung – Sie ist ein Teil von ihm!**

Sie stellt Veränderungen bei ihrem Partner fest. Er, eine bisher bekannte und geschätzte Persönlichkeit, verwies auf Anzeichen von mentalem Abbau. Lange rang die Partnerin mit sich, bis sie sich anderen gegenüber äußern konnte. Viel Zeit und Kraft verursachte der Partner, da nahezu eine permanente Präsenz erforderlich schien. Sie begab sich in kompetente Fachberatung. Es wurde ihr hier bereits in erster Sitzung – für sie schockierend – mitgeteilt, dass pflegende Familienmitglieder vor den Kranken sterben würden, d. h. die Lebenserwartung durch diese anspruchsvolle Arbeit reduziert sei. Wie kann ich Pausen einlegen, Erholung einlegen, Ferien machen?

Der Partner hatte das Zeitgedächtnis völlig eingebüßt. Im Gefühlsleben, im gegenseitigen Verständnis bestanden noch gute Realitätsbrücken. So war es für ihn nachvollziehbar, dass seine Frau der intensiven Arbeit wegen Phasen der Erholung bedürfte. „Wenn es für dich eine Hilfe ist, gehe ich während deiner Ferien in ein Pflegeheim." Obgleich ihm anzumerken war, welche Probleme er damit hatte, nahm er diese Umstände in Kauf. Schlimm war es für dieses Paar, wenn sie – auch nur einmal für kurze Zeit – das Haus verließ. Unruhe, Verwirrung, emotionale Ausbrüche: es schien ihn völlig aus dem Geleise zu werfen. Wiederum holte sie sich Hilfe in der Beratung, wo man ihr sagte: „Sie müssen sich vorstellen, Sie sind für Ihren Mann wie ein Teil von sich selbst. Wenn Sie weggehen fehlt ihm dieser Teil."

Sich in ungewisser, nicht mehr einschätzbarer Zeit fragmentiert erleben, das war unerträglich und musste behoben werden. Er konnte wenigstens noch kurze Texte lesen und verstehen. So wurde schon bei kurzer Abwesenheit der Frau damit begonnen, alles zuvor auf einen Zettel zu schreiben,

ihm verständlich zu machen, zudem half ein selbstgebasteltes Zifferblatt mit Stunden- und Minutenzeiger die genaue Zeit der Rückkehr anzuzeigen. Der Raum zwischen aktueller Zeit und der Zeit der Rückkehr wurde für ihn zu einer überschaubaren Strecke. Diese Orientierung half der Abwesenheit seiner Frau einen überschaubaren Rahmen zu geben.

■ **Highlight – der tägliche Besuch**

Eine liebenswürdig erscheinende, unbeschwert „pflegeleichte" Frau sitzt täglich im Entree des Altersheims, wo sie nach Waschen, Ankleiden und Essen an einen Tisch gebracht wird. Ihre Augen folgen Ankommenden und Gehenden, während ihre rechte Hand nimmermüde eine scheinbar reinigende Bewegung über die Tischplatte macht. Es kann auch sein, dass eine Pflegeperson ihr eine Zeitschrift auf den Tisch gelegt hat und jetzt blättert die gleiche Rechte für Stunden in diesem Heft, bis der Ehemann erscheint: ein kleiner, lebhaft wendiger Mann. Es ist pensioniert und besorgt selbstständig den Haushalt und besucht täglich seine Frau. Kaum ist er da, führt er mit seiner Frau ein wortreiches „Gespräch", wie wenn seine Frau jedes Wort verstünde. Er bindet in die Unterhaltung Mitbewohner, Pflegepersonal oder Besucher ein und gestaltet jedes Mal eine vergnügliche Unterhaltung.

Und man staunt, seine Frau scheint von ihrem Mann so eingenommen zu sein, dass sie Blättern und Reiben der Tischplatte zu vergessen scheint. Er kommt so an wie schon immer, es bedarf hier keines Wortverständnisses. Nach geraumer Zeit, auch infolge einer Operation, kommt auch er ins Altersheim und bedarf der Hilfe. Sein Organismus erholt sich nicht mehr. Er stirbt vor seiner Frau. Die Frau, deren Gesundheitszustand über mehrere Jahre stabil war, stirbt 14 Tage nach ihrem Mann. Nach Aussagen des Pflegepersonals habe sie ihren Mann, selbst in ihrem abgebauten Zustand, vermisst. So musste ihr Leben nicht mehr lebenswert gewesen sein.

Angeführtes Beispiel unterstreicht die belebende Wirkung wiederholter Besuche auch bei dementen Partnern. Borter (2011, S. 18) verweist auf Studien, die den Nutzen wiederholter Besuche belegen. Es deutet auch darauf hin, dass es Dimensionen gibt, auch eine Wahrnehmungsfähigkeit, die mit dem

Verstand nicht zu erklären ist. „Der Körper steht einer umfassenden Bewusstseinsebene näher als der Intellekt (Jäger 2000, S. 128)."

■ **Schon immer allein**

Die meiste Zeit des Tages sitzt sie in ihrem Zimmer. Falls das Wetter es zulässt, dreht sie eine Runde mit ihrem Rollator durch den Park oder wagt sich auch schon einmal eine kleine Strecke auf einer unbefahrenen Straße über das Areal des Altersheimes hinaus. Jetzt ist sie ganz allein. Ihr Mann starb über 90-jährig: eine Persönlichkeit von enormer Tatkraft und einem breiten Interessenfeld. Kinder, Haushalt und Garten waren ihre Domäne. Ihr Mann hatte schon immer, selbst während der kleinen gemeinsamen Freizeit, seine Ziele verfolgt. Jetzt im Altersheim führte sie engeren Kontakt mit einer Bewohnerin. Mit dieser Frau war es ihr möglich geworden, sich mit dem neuen Ort versöhnlich zu stimmen, denn es war ihr von Anfang an bewusst, dies werde sie lebend nicht mehr verlassen können. Nach dem Tod der ihr so nahestehenden Frau hatte sie nur noch die täglichen Telefonate mit ihren entfernt wohnenden Kindern. Wegen des Alleinseins klagt sie nie, das war und ist sie gewohnt. Sie fühlt sich auch nie allein. Sie erregt sich lediglich darüber, Essen zu sich nehmen zu müssen, mit dem man sich lediglich den „Bauch fülle". Den Rat, sie möge mit dem Essen sprechen, bevor sie es zu sich nehme, konnte sie befolgen. So gelangte etwas von den Gewürzen in die Mahlzeiten, die sie immer schon zu Hause verwendet hatte.

Zhuangzi (Wohlfahrt 2002) spricht sich dafür aus, Riten, Religion, Erziehung, Moral und Bildung zu vergessen und nur noch zu sitzen, dann sei man nachahmenswert. Nach vorausgehenden Beispielen könnte analog gesagt werden: Im Umgang mit älteren Menschen und ihren Beziehungen sollten wir Wertungen, Einstufungen und Zielsetzungen vergessen.

⊗ **Dabei sein kann mehr gewünscht sein als tätig werden.**

Es tritt uns eine schwer messbare Dimension entgegen, in der bisherige Regeln an Bedeutung verlieren. Sitzen und vergessen, sich auf den eigenen

Körper im Jetzt konzentrieren, ihn zum Gegenstand der Meditation machen hilft uns auf dem Weg zu unserem tieferen Wesen.

2.7.4 **Methoden und Techniken: Anstöße und Hilfen**

Umgang mit dem Körperlichen

Der Umgang mit dem Körper wird zum Dienst am Göttlichen. Der Hinweis von Paulus (1. Kor. 3, 16), wonach wir Tempel Gottes sind und der Geist Gottes in uns wohnt, lässt uns weniger von Körperarbeit, eher von Verehrung sprechen. Gegensätze werden aufgehoben, bisher erlebte Vielfalt nähert sich einem umfassenden Eins-Sein. Noch bedrückt die Erkenntnis, vor allem für Partner und Angehörige, die diesem Prozess gegenüber noch ferner stehen, wie körperlicher Abbau, wie Wahrnehmung und Erkennen nicht rückführbar sind. Kein Körper wird jünger, noch kann er wieder klein werden. Das Leben der sexuellen Beziehung ist mit Beweis dafür. Männer reagieren in der Regel ängstlicher bei sexueller Inappetenz. Im höheren Alter werden Formen von Zärtlichkeit und prägenitaler Zuwendung wichtiger als genitale Sexualität. Die erotischen und sexuellen Beziehungen nehmen ab, allerdings ist das auch in Zusammenhang mit dem jeweiligen Gesundheitszustand der Partner zu sehen, und eine neue Qualität der Paarbeziehung und Beziehungsgeschichte beginnt. Ausdauer, Aufbau und Assimilation, Kraft und Dynamik verändern sich stetig und rasch. Es bedarf des Umgangs mit dieser Einsicht und des Umgangs mit der Auflösung, ebenso mit dem Widerstand des Ichs, das diese Einsichten boykottiert und gegensteuert.

▬ Gibt es ein Innen und ein Außen? Was, wenn nicht?
▬ Wenn etwas alles durchdringt und mit allem in Verbindung ist, wie kann ich das bewusst leben?
▬ Gibt mir die Berührung vom Partner, von der Partnerin dieses Innen- und Außengefühl?
▬ Was stirbt zuerst an mir? Wer stirbt von uns zuerst?

Was bleibt, muss ganz einfach sein, und ist schwer in Worte zu kleiden.

Exemplarische Beispiele

- ### Sanftes Streicheln

Zum Zeitpunkt des Todes ihrer entfernt wohnen-den Mutter hatte die Tochter das Gefühl von einem sanften Streicheln. Nochmals auf diese Weise Liebe erfahren, war ein unvergessliches Wohlgefühl für die junge Frau. Im Wesentlichen und Unwesentli-chen mit allen und allem verbunden, dies rückbli-ckend und auch nach dem Tod, gibt ein Gefühl von Umhüllt-Sein. Probleme und Beziehungen ändern ihren Stellenwert. Der Körper ist der Ort, wo wir Veränderbarkeit und Vergänglichkeit erfahren. Die Veränderungen unserer Vorstellungen auch in diesem Alter ist für Newberg und Waldman (2010, S. 148) der Beweis für unsere Neuroplasti-zität. Unser Gehirn schafft auch in seinem Abbau weitere Möglichkeiten von Lernen im Umgang mit dem Ende.

- ### Nochmals Vorstellungen und Wünsche

Ich möchte nochmals Mozarts Requiem hören. Ich hätte gern wieder einmal ein Gläschen Sekt. Jetzt bin ich müde, ihr braucht nur da sein, das genügt (Schultz 1983).

Halten, Streicheln, ein letzter nicht mehr für möglich gehaltener Händedruck, **Signale und Symbole** werden auch in dieser Lebensphase an Ver-bleibende gerichtet, bedürfen teils sogar ihrer Ein-fachheit wegen keiner Entschlüsselung.

- ### Ein symbolischer Hinweis

Mein Großvater putzte abends seine Wanderschuhe. Auf die Frage der anwesenden Schwiegertochter und der Enkel, wofür er das jetzt noch machen müsse, gab er zur Antwort: „Ich habe heute Nacht einen langen Gang vor mir." Die Schuhe standen am nächsten Morgen neben dem Bett des Verstorbenen.

- ### Sorge dich nicht zu sehr

Ein Mann hatte seine krebskranke Frau über eine lange Zeit intensiv betreut und gepflegt. Mit allem erdenklichen Mitteln unterstützte er sie. Jetzt saß er im Krankenhaus am Bett seiner sterbenden Frau und wollte ihr auch in den letzten Augenblicken nahe sein. Plötzlich hatte er das Gefühl, für sie noch ärztliche Hilfe in Anspruch nehmen zu müssen. Während er in der Klinik nach einem Arzt suchte, starb seine Frau. Was könnte wohl hier ihr Signal gewesen sein?

- ### Wieder aufwärts?

Der ältere Herr ist herzkrank und liegt seit Tagen im Krankenhaus. Seine Frau besucht ihn täglich. Nach ärztlicher Mitteilung ist sein Zustand besorgniserre-gend. Umso mehr kam bei ihr ein Funken Hoffnung auf, als ihr Mann sich an dem über dem Bett hän-genden Handgriff mit der Bemerkung hochzog: „Ich glaube, es geht bei mir aufwärts." Tot sank er in seine Kissen zurück.

- ### Mit dem Tod noch Spaß machen?

Ergraut im Alter und von etwas schrulligem Wesen galt der Mönch, der sich im Laufe eines Tages von all seinen Mitbrüdern der Klosterfamilie verabschie-dete. Dies nahm man bei dem etwas kauzigen Herrn als eine neue Variante ansonsten bekannter, meist zu aller Heiterkeit beitragender Müsterchen. Erst am Morgen darauf stellte man fest, diesmal hatte er es ernst gemeint, oder sollte man nicht auch im Ange-sicht des Todes Spaß machen können?

Der Umgang mit dem Körper wird einfacher, die gegenseitige äußere Wahrnehmung, auch deren Pflege dünnt schleichend aus. Eine grundlegende Umstellung auf eine innere Wahrnehmungsverände-rung hin entwickelt sich. Diese Veränderung bedarf einer kontemplativen Zeit, einer Einstimmung. Es ist wie bei einer Schaltanlage, die für ein neues System umgestellt wird. Dann können wir Wahrnehmun-gen feststellen, die unseren äußeren Sinnen kaum zugänglich erscheinen.

- ### Spiritueller „Aufruf"

Es fährt die Bewohnerin eines Altersheimes mit ihrem Rollator auf dessen Hauseingang zu. Sie wird von zwei Bewohnerinnen zu einem kleinen Schwatz anzuhalten versucht. Die Frau gibt beiden Damen zu verstehen, dass sie jetzt keine Zeit habe. „Mein Mann liegt im Zimmer im Sterben, und jetzt braucht er mich." Wie erhielt sie die Bot-schaft, denn vom Pflegepersonal war sie nicht infor-miert worden? Es ist ganz sicher, wenn sie sich der Lebensumstände ihres Mannes vor dem Spazier-gang bewusst gewesen wäre, hätte sie auf ihren Rundgang verzichtet.

Von Techniken und Interventionen zu sprechen, hört sich mechanisch-therapeutisch an und wirkt in dieser Lebens- und Beziehungsphase unangebracht. Behilflich sein bei den konkret anstehenden Belangen wird geschätzt und ist notwendig. Solange die geistigen Fähigkeiten noch verfügbar sind bleibt viel Zeit dafür Praktisches zu regeln und bringt meist große Erleichterung.

- Wie wollen die älteren Menschen ihre finanziellen Regelungen treffen?
- Wie ist es um die medizinische Unterstützung bezüglich lebensverlängernden Maßnahmen?
- Wer sollte nach dem Tod informiert werden?
- Wen soll man zur Beerdigung einladen?

Nochmals geht es u. U. um heikle Themen von Beziehungen, Konflikten, emotionalen Belastungen. Man könnte es mit einem kleinen Rückstau vergleichen, der noch ausgeglichen werden sollte. Dann sind es weiter konkrete Fragen bezüglich Beerdigung, Gottesdienst, Grab, Grabstein, Mitteilungen in Tageszeitungen an die Öffentlichkeit. All diese Fragen brauchen viel Zeit. Wer hilft mit? Welche Texte möchte man veröffentlichen und wer soll sie abfassen? Wer dies noch vor dem Sterben regeln kann, erspart Angehörigen eine Menge Mühe, vielleicht auch Ärger. Im Grunde genommen zeigt sich hier ein weiterer Aspekt des Loslassens von der sichtbaren Materie.

- Gibt es Anhaltspunkte in der Familiengeschichte hinsichtlich der Regelungen von Altersversorgung, Platzierungen, Patientenverfügungen usw.?
- Wenn es zu erben gibt, wer bekommt was und wann und wie viel?
- Was lässt sich bereinigen, was nicht?
- Was, wenn der Streit zwischen Eltern und Kindern zu Lebzeiten über das Erbe nicht zu bereinigen ist?
- Gibt es Versöhnungsmöglichkeiten nach dem Tode?

Unbereinigter Weggang

„In Unfriede mit sich, seiner Welt und seinem Schicksal ist mein Mann gestorben." Auch hier können wir mit Wertungen an uns halten. Es war seine Art zu gehen. Es ging für ihn nur so. Allen Vorstellungen von Gehen in Harmonie, vorbereitet, alle wichtigen Fragen geklärt, Ordnung hinterlassen zu haben, sind möglicherweise mit dem Buchhaltergottesbild behaftet. Albrecht (2012, S. 74) hat ein versöhnliches Modell von einem göttlichen Suppentopf entwickelt. Am Ende eines Lebens kommt Unerledigtes jedes Menschen in einen göttlichen Suppentopf und dann löst sich die individuelle Seele in dem großen Einen auf. Eine neue Seele schöpft sich aus dem Topf eine Kelle, kann das benützen, auch auslöffeln und schafft damit etwas Sinnvolles für das Ganze.

Ansprüche werden aufrecht gehalten

Ein älterer Herr sitzt am Tisch in seinem Zimmer. Die Urne mit der Asche seiner verstorbenen Frau hat er neben sich. Sie ist ihm so Begleitung und Gesprächspartnerin. Dem einzigen, gemeinsamen Kind, der jetzt erwachsenen Tochter, wird der Zugang zur Urne verwehrt. Der Vater macht hier undiskutable Besitzansprüche weiter geltend.

Gibt es Versöhnung vor dem Sterben oder spirituell danach mit den verstorbenen Angehörigen (Jakoby 2006, S. 82)? Wenn der Faktor Zeit entfällt, dann wird uns verständlich, welchen Sinn die wiederholt vorgetragenen alten Familiengeschichten ergeben. Es sind die schönen, gerne gelebten, ebenso die gemiedenen, bedrückenden Themen, letztere verlieren in der Wiederholung an Schmerz und legen sich weich auf empfindlich gewordene Seelen.

Sterben ist kein Ort von Sieg und Niederlage

Eine Tochter hatte mit ihrer Mutter ein lebenslanges, konfliktreiches Verhältnis. Als die Mutter im Spital war, den Tod erwartete, ging die Tochter mit ihrer wohl bewussten Absicht auf Besuch, endlich mit dem Gefühl eines Sieges von ihr weggehen zu können. So wartete sie am Sterbebett der Mutter auf ihren Augenblick. Als die Tochter auf die Toilette musste, starb die Mutter.

Alle nochmals beisammen

Wen möchte man gern noch sehen, sich von wem noch verabschieden? Wessen Nähe braucht man zuletzt? Der sterbende Vater ist umgeben von seiner Frau und den Kindern. Alle sind da, bis auf die entfernt wohnende Tochter. Sie hat sich etwas verspätet, worauf der Sterbende meint: Sie müsse jetzt bald kommen, er könne nicht mehr so lange warten.

Befreit

Der Tod eines Partners kann auch zu einer Befreiung, zu einer Öffnung für eine persönliche Entwicklung werden. Ein dominanter Partner „geht" zuerst, die Partnerin entfaltet sich nach dessen Tod, macht Weiterbildung, baut sich eine eigene Existenz auf, geht in die Politik. Sie war bis anhin ein unscheinbares Mauerblümchen an der Seite ihres Herrn Professors.

Wenn der Tod schockt

Ein pensioniertes Ehepaar erfreut sich der ruhigeren Tage nach Beenden der Lebensarbeitszeit. Sie haben es schön, und es geht ihnen gut. An einem Vormittag sitzt die Frau auf dem Sofa und stirbt unerwartet von einer Sekunde auf die andere. Der Ehemann muss sich wegen des dadurch ausgelösten Schocks in interne Behandlung begeben.

Für die Zeit – und nicht nur dann – wenn Worte nicht mehr ankommen, bedarf es u. U. des Einübens von Berührung: Hände halten, Hände massieren, auch Ausstrahlung und Atmosphäre werden empfunden. Liebevolle Gedanken kommen an, die diesbezüglichen Rezeptoren im Gehirn sind auf Empfang, sogar stärker auf Empfang geschaltet als je zuvor.

Wenn Träume belasten, wem kann ich sie erzählen? Am Tag werden die Nacht, die Träume und der Tod vorbereitet. Was mache ich am morgigen Tag? Wenn ich am Morgen kein Mensch mehr sein sollte, wie gehe ich mit diesem Gefühl und dem Gedanken um? Wenn ich meinen Partner, meine Partnerin beim Einschlafen zum letzten Mal sehen sollte, was dann? Alle die Fragen, Gedanken, Gefühle, der Umgang mit ihnen in einer Beziehung, lassen Beziehungen bewusster werden.

Die spirituelle Nähe: eine täglich zu übende Erfahrung, jedem in seiner Weise aufgetragen, ohne eine systematische Anleitung, ganz aus dem jeweiligen Augenblick heraus geboren, überrascht immer wieder und macht uns auf die unerhörte Wandelbarkeit des Menschen bis zuletzt aufmerksam. Auch der bewusste Umgang mit sogenannten „schlimmen" Gedanken kann gefordert sein. Die Gedanken dürfen antreten, unbequeme Gefühle werden eingeladen, Begeisterung muss dabei nicht befohlen sein.

Hilfreiche Übungen können imaginative Wanderungen zur Erd-Mitte hin sein. Wir gehen bis in die Erde, dort kommen wir her. Wir begeben uns bis ins Zentrum des Planeten. Tiere, Pflanzen, Wasser, Luft und Licht sind um uns. Den Geist schicken wir in die Erd-Mitte und lassen ihn wieder in den Körper eintreten, durch die Füße hinauf, durch Beine, Bauch, Hals, Kopf und durch den Kopf oben hinaus. Ich bin über mir, blicke auf mich, auf das Land, die Welt. Ich wage einen Gang durch den Kosmos usw. Ich nehme Bezug zum unendlichen Geist und bitte ihn, mir beim Lösen meiner Fragen und Probleme behilflich zu sein. Ich gehe wieder zurück. Ich übe das Zwischenstadium und trete dann wieder über die vorgestellte Öffnung in meinem Schädeldach in meinen Körper ein. Ich spüre Verbundenheit mit beidem, der Sichtbaren und der unsichtbaren Welt. Ich mache mir bewusst, wie ich nach dem Tod andere Verbindungen einzugehen in der Lage bin. Der vom Körper losgelöste Geist kann neue Verbindungen eingehen. Ich übe Ein- und Austreten und wieder Eintreten: eine imaginative Form des Sterbetrainings!

Hilfe beim Verlassen des Körpers

Ein Vater ängstigte sich sehr vor seinem herannahenden Tod. Er bat seine Tochter, ihm beim Sterben behilflich zu sein. Die Tochter sagte zum Vater: „Jetzt machst du einfach eine Sprechblase, gehst einmal ein Stückchen in sie hinaus und kehrst wieder zurück. Dann immer wieder ein Stückchen weiter hinaus." Die beiden übten, bis der Vater nicht mehr zurückkehrte.

Die älteren Menschen wollen über ihre Themen sprechen, das sollte ihnen nicht ausgeredet werden, auch wenn beim Thema Sterben die Natur in Blüte steht und die Vögel singen.

> Körper und Geist setzen andere Akzente beim Beenden und lassen uns erfahren, wie der Körper dem Geist näher steht als das Denken dem Körper.

Auch der Umgang mit der Zeit macht darauf aufmerksam, wie ein Wechsel ansteht von der konstruierten (messbaren) Zeit zur kosmischen Zeit (zirkulären Raum-Zeit). Die empfundene Zeit und die meditative Zeit (die Zeit der Leere) sind ein bewusster Umgang mit dem neuen Zeiterleben.

■ **„Sterben ist ein anstrengendes Stück Arbeit"**

So der Dienstleiter einer Pflegeabteilung. Körper und Geist werden gefordert, so wird allen klar, es bedarf längerer Ruhezeiten. Und, was auch nicht zu vergessen ist, Angehörige, die sich der in Präsenz um den Sterbenden u. U. über eine längere Zeit ablösen, brauchen ebenso Erholungszeiten. Der Körper der sterbenden Person erschöpft sich schneller. Diesen Zeiten ihren meditativen Wert einräumen ist auch ein Hinweis für Anwesende. Meditation beruhigt, auch interpersonell, gibt Kraft, baut Stress ab (Newberg und Waldman 2010, S. 166). Beten mit den unsichtbaren Welten, mit ihnen in geistigen Kontakt treten öffnet. Mit Verstorbenen sprechen, ihre Meinungen einholen, ihnen von unseren Tagesgeschäften erzählen, knüpft Beziehungen über den Tod hinaus.

■ **Beziehung mit Verstorbenen**

Ein alter Bauer lag auf seinem Totenbett. Dort fiel ihm ein, dass kürzlich eine alte Schulfreundin gestorben war. „Jetzt weiß ich, warum ich dran bin. Die Rosa hat mich beim lieben Gott verrätschet (verraten). Der hätte mich sonst vergessen gehabt."

Sich mit der verstorbenen Verwandtschaft, der Partner oder Partnerin unterhalten, sich gegenseitig vom Leben und von Lebensgeschichten verstorbener Angehöriger erzählen, von Vater und Mutter „selig", macht uns mit der unwiederholbaren Art vom Abschiednehmen vertrauter. Nicht von ungefähr entstand der Titel: „Im Sterben die Fülle des Lebens erfahren" (Looser 1999). Jeder Tod hat seine unvergleichbare Einmaligkeit und Einzigartigkeit.

■ **Träume: Im Zwischenstadium**

Zwei Träume verwiesen die über 90 Jahre alte Frau auf den kommenden Wechsel. In einem ersten Traum sah sie sich auf einem Friedhof. Auf allen Gräbern waren aufrechte Personen, unter ihnen auch ein Pfarrer. Die Stehenden bedeuteten einmal, dass sie gestorben seien, zum anderen, dass sie anstelle der Grabsteine stünden. Die Hinzugetretene äußerte den Wunsch, nicht ganz vorne stehen zu müssen. Im zweiten Traum sah sie sich allein auf einer Landstraße. Vor ihr fuhr ein schwarzes Auto auf dessen Dach ein Sarg befestigt war. Sie schritt hinter diesem Gefährt.

In ihrer eigenen Deutung hielt sie fest, wie beide Träume für sie etwas Selbstverständliches an sich hätten und sie sich wie in einem Stadium zwischen den Welten vorkäme.

Großeltern und Familiensystem

Die Dreigenerationenfamilie, wo Enkel alltäglich Großeltern zu ihrer „Verfügung" hatten, von ihnen lernen konnten und das Alter sich Zeit nahm für die vielen Wünsche der Kleinen, ist eine Rarität geworden. Heute sind Großeltern und die jüngere Generation getrennt. Es gibt das Spiel nicht mehr, zu den Großeltern zu flüchten, wenn die Strenge der Eltern unbequem wurde oder vor Strafen ein sicherer Fluchtort gewährleistet war. Es entfällt ebenso ein Lernprozess: der Umgang mit dem Alter und dem Ende des Lebens. Anschaulich war dies dann, wenn Lesebrille oder Gehstock geholt werden mussten, wenn Großeltern über Beschwerden im Rücken klagten, sich über schlechten Schlaf äußerten, wenn sie gepflegt und umsorgt werden mussten, sie keine Brotrinden mehr kauen konnten, die Hände beim Anfassen ein leichtes Zittern zeigten.

Kinder, kranke und ältere Menschen haben etwas gemeinsam, sie sind auf stabile Rhythmen besonders angewiesen. Das Eingebettet-Sein in eine berechenbare, organisch zuträgliche Ordnung bedeutet Kraftersparnis (Kluge, o.J. S. 96). Der Auf- und Abbau von Kraft geschieht im bestimmten, individuell vorgegebenen Rhythmus. Dennoch, ressourcenorientierte systemische Therapien sind bei älteren und alten Menschen genauso wirkungsvoll, wie bei Menschen, die am Anfang ihres Lebens stehen (Wilms 2014, S. 216f.).

Anschaulich und fasslich konnte für Kinder Abbau und Zerfall erlebt werden. Und der Anblick von einem verstorbenen Familienmitglied, ließ die Frage aufkommen: Wohin ist er oder sie jetzt gegangen? Einfach unglaublich, wenn jemand plötzlich weg sein kann, der schon immer dazu gehört hat, in einem Sarg weggetragen wurde. Selbst wenn Krankheit ein Ende ankündigte, die Realität des unabänderlichen Abschieds war erst mit dem Tod erlebbar. In der Kindheit ist die Einschätzung des Todes vergleichsweise zum Erwachsenen eine andere und mit fortschreitendem Alter wiederum Veränderungen unterworfen. Die Kinder kommen im Umgang mit Märchen in die Unmittelbarkeit des Todes (Condrau 1984, S. 393f.) und mögliche Reaktionen, wie wir sie in Angstträumen kennen, lassen deutlich werden, wie sich Kinder über den Tod von Familienangehörigen Gedanken machen. Es müssen bei Kindern über den Tod selbst keine konkreten Vorstellungen bestehen, aber sie erleben das Trennende, sie sind traurig, sie können auch traumatisiert sein.

Das heutige Getrenntsein der Generationen, auch wenn Gefühle von Verbundenheit und Zugehörigkeit gepflegt werden, spart erlebbare Erfahrungen des Alterns und vom Gebrechlich-Werden aus. Besuche, auch in Spitälern können nur ein Mosaikstein dessen sein, was Lebens- und Leidensalltag bei einem kranken, alten Familienangehörigen ausmacht. Nur punktuell lassen sich Schmerzen und die Auseinandersetzung mit den letzten Dingen für die Enkel nachvollziehen. Für den alten Menschen sind Kinder beglückende Unterhaltung, Abwechslung, spannende, herausfordernde Auseinandersetzungen, Möglichkeiten, Erfahrungen weiterzugeben, der Ort Familiengeschichten und Lebensweisheiten zu vermitteln, Kommunikation zu üben, Gewohnheiten zu bilden. Enkel, in noch ungebremstem Vitalgefühl, werden für den alten Menschen aber auch zu einer Überforderung, dann bedarf es regulierender und steuernder Funktionen.

Das Erleben von Beenden und Neubeginn, diese Thema bietet sich unverzichtbar in der dynamischen Auseinandersetzung zwischen der Generation der Großeltern und den Enkeln an.

Exemplarische Beispiele

■ „Jetzt werden sie mir zu viel"

So die Botschaft einer Großmutter an die Adresse ihrer Tochter, als die Enkel zu lebhaft mit ihr umsprangen. Kinder nehmen für sich das in Anspruch, was ihnen behagt, sie fordern bis an die Grenzen, je mehr desto besser. Sie können kaum genug bekommen. Das betrifft z. B. das Vorlesen von Geschichten, von Märchen, Hopa-Reiter machen auf Opas Knien usw. „Erzähle Opa, Oma, noch eine Geschichte!" Kinder sind auf Grenzsetzungen angewiesen, was ältere Menschen im erforderlichen Maß oft nicht mehr zu leisten in der Lage sind.

■ Grenzen für Belastungen

Das Familientreffen fand jedes Jahr an Weihnachten mit der ganzen Verwandtschaft statt. Auch dieses Jahr wurde wieder gefeiert mit der inzwischen über hundert Jahre alten „Ahne", die nun auf drei Generationen zurückblicken konnte, Anlass: sich zu sehen, miteinander zu sprechen, bei Essen und Weihnachtsgeschichten, Geschenken und Liedern unter dem Christbaum Austausch zu pflegen. Etwa nach zwei Stunden meldete sich die alte Frau, nach Meinung der Anwesenden etwas unwirsch: Es sei bis jetzt alles recht und gut gewesen, doch es reiche ihr. Sie wolle sofort wieder in die Altersresidenz zurück. Und sie bestand darauf, dass man sie sofort zurückbringe.

Selbst wenn alte Familienangehörige noch in guter geistiger Verfassung sind, für ihre Verhältnisse angepasst leben, die Grenzen für Belastungen sind oft niedrig und schwankend. Überforderungen zeigen sich. Dies hat nichts mit Altersstarrsinn oder Querulantentum zu tun, es ist einfach eine Überforderung in intellektueller, emotionaler und kommunikativer Hinsicht. „Es ist mir jetzt zu viel!"

■ Keine äußere Kommunikation mehr

Der Urgroßvater, 92 Jahre alt, im Altersheim untergebracht, dämmerte in letzter Zeit vor sich hin, hatte Mühe, die allernächste Verwandtschaft zu kennen. Er wurde gelegentlich von „drei Generationen" besucht. Dann waren alle um ihn, die Kleinen spielten, sprangen herum, die Erwachsenen unterhielten sich, dies immer wieder mit der Absicht, die Kinder mit dem Uropa in Kontakt zu bringen. Außer dass hin und wieder ein Hauch von Lächeln über sein Gesicht huschte oder noch ein zum wievielten Male wiederholter Spruch über seine Lippen kam, fand äußerlich keine Kommunikation statt.

■ „Ihr seid halt noch im Leben"

Allein, jetzt nachdem ihr Mann vor wenigen Jahren gestorben war, erlebte die nun über 90 Jahre alte Frau bewusst ihre Lebenssituation. Sie verfügte über ein erstaunliches Wissen im Umgang mit der Natur und ihre Selbstwahrnehmung schien kaum beeinträchtigt. Die Gedanken waren klar, und auch auf das Gedächtnis war Verlass. In Gesprächen mit ihren Besuchern, die ihr von ihrem Alltag berichteten, konnte sie verschiedentlich sagen: „Ihr seid halt noch im Leben." So lebte sie nur mehr das Leben auf ein Ende zu. Alle Schritte, die ihr möglich waren, jeden Handgriff, den sie selber erledigen konnte: geordnet, in einer bewussten, tragenden Struktur, das machte ihr Leben aus. So kam sie zu ihrer Kraft.

Für das Einteilen dessen was ihr an Energien verblieben war, hatte sie ihre Maßstäbe und Techniken entwickeln müssen. Eine diesbezüglich bezeichnende Feststellung war: „Ich ertrage nur noch zwei Besuche in der Woche, mehr ist mir zu viel." Mehr ertrug sie in ihrem bewusst gelebten Rhythmus nicht mehr.

Vergleiche zu früher und jetzt, zwischen dem was früher möglich war und jetzt nicht mehr, führen zu Wertungen auf dem Hintergrund unzulässiger Gegenüberstellungen. Wie es jetzt ist, so ist es! Und im Jetzt ergeben sich neue Varianten im Kontakt und in der Kommunikation, selbst mit dementen, nichtangehörigen Menschen, wie das auf neun Monate angesetzte Projekt „Alt und Jung" (Arnet 2011, S. 17) gezeigt hat. Kinder wirken entspannend auf alte, auch demente Bewohner eines Altersheimes und Kinder gewinnen im Umgang mit alten Menschen, selbst wenn es sich nicht um die eigenen Großeltern handelt, an Selbstsicherheit. Es handelte sich bei diesem Projekt um einen Versuch, Senioren, meist waren es an Demenz erkrankte Personen, mit fremdsprachigen Kindern einer Spielgruppe zu konfrontieren. Die Kinder hatten selbst keinen Kontakt zu den eigenen Großeltern. Kinder begegnen hilflosen und eingeschränkten älteren Menschen spontan und unbeschwert und gewinnen dadurch an Selbstsicherheit.

Wo der Tod zum Handeln zwingt und wo das Sterben eine Kunst ist

Durch den Tod von Angehörigen wird die Kleinfamilie heute mit einer außergewöhnlichen Zahl auch organisatorischer Probleme konfrontiert. So müssen Erklärungen, Trauern, Abschiednehmen in einer Art Eilzugtempo durchgeführt werden. Ein Arzt bestätigt den Tod. Der Zeitplan von Kremation, Beerdigung, Information von Angehörigen, Freunden: zwangsläufig und pausenlos zwingen die Ereignisse zum Handeln. Zunächst heißt es nur Augen zu und durch! So schwindet ein Teil an Erlebnismöglichkeiten und des Trauerns. Das bewusste Miterleben der Stadien des Abbaus und des Schwindens der Kräfte, zusammen mit der Auseinandersetzung um die Fragen nach dem Danach und über den Tod hinaus werden so bei Angehörigen verkürzt. Leiden und Tod sind kaum mehr

in der Gesellschaft, und heute auch weniger in der Familie wahrnehmbar.

Aus Erinnerungen in meiner Kindheit in einem kleinen, katholischen Schwarzwalddorf, ist mir ein anderes Bild vom Vorbereiten auf das Sterben und danach noch lebendig. Schon nach dem täglichen, morgendlichen Gottesdienst trug der Pfarrer, angetan mit den liturgischen Gewändern, die „Wegzehrung" (den Leib des Herrn) oder das Kranken-Öl für einen Schwerkranken oder Sterbenden von der Kirche zum Wohnhaus der um Hilfe ersuchenden Person. Neben der „Stärkung" oder Salbung wurde gebetet und dem Kranken oder Sterbenden damit Erleichterung verschafft.

Nach dem Tod wurde der Leichnam gewaschen, bekleidet und in den Sarg gelegt, der in einem Zimmer aufgestellt war. Nicht nur die Angehörigen, sondern auch Dorfbewohner hielten Totenwache. Dabei wurde gemeinsam der Rosenkranz gebetet. Am dritten Tag wurde der Sarg geschlossen, zum Gottesdienst in der Kirche aufgebahrt und danach fand die Beerdigung auf dem Friedhof statt.

Drei, auch dreieinhalb Tage kann nach Auffassung des Tibetanischen Totenbuchs (Evans-Wentz 1997) der Austritt des Geistes aus dem Körper dauern, je nach Vitalität und spiritueller Vorbereitung auf den Tod. Es wird von einem Zwischenstadium gesprochen, von einem äußeren und einem inneren Sterben. Die Zeit, die das Sterben für den Einzelnen benötigt, hängt von dessen Vorbereitungen auf den Tod ab. Insofern ist der individuelle Sterbeprozess unabhängig von der objektiven Zeit.

Suizide in älteren Partnerschaften

Die Angst davor, den schleichenden Abbau soweit zu realisieren, dass ein Ende in Demenz vorauszusehen ist, lässt viele ältere Menschen an Selbstmord denken. Auch die Vorstellung, sich völlig fremdbestimmt zu sehen, nur noch abhängig zu sein, ist unerträglich! So tauchen Gedanken auf über Lebenswert, Lebensunwert und Selbstentscheidung. Ich kann selbst darüber entscheiden, was mein ist. Ich habe keine Pflicht unter diesen oder jenen Umständen noch leben zu müssen.

Wie nun beratend mit solchen Fragen umgehen? Worum geht es? Ist ein Suizidversuch ein Hilferuf?

Wird auf einen Notstand, vielleicht auf einen Beziehungsnotstand aufmerksam gemacht?

Exemplarische Beispiele

▪ **Ich bestrafe dich mit meinem Suizid**

Ein älterer Herr, er fühlte sich in einer äußerst schlechten Verfassung und hätte von seiner Frau Unterstützung erwartet, die er nicht erhielt. Daraufhin machte er einen Suizidversuch. In späteren Gesprächen gestand er sich die unterschwellige Absicht ein, dass er seine Frau mit seinem Tod hätte bestrafen wollen.

▪ **Tötungsversuch**

Bei einem Ehepaar, war die intelligentere Partnerin – jetzt gesundheitlich eingeschränkt und hilfsbedürftig – ihrem Mann ein Eheleben lang überlegen gewesen. Er verfügte über eine robuste Gesundheit. Über längere Zeit besorgte ein Pflegedienst den Haushalt, somit konnte eine Unterbringung in ein Altersheim vermieden werden. Eines Tages jedoch, teilte der noch recht rüstige Ehemann der Haushaltshilfe mit, er übernehme künftig die Arbeit im Hause und einer zusätzlichen Unterstützung bedürfe es nicht mehr.

Einige Tage später erkundigte sich die Haushalthilfe nach der Verfassung der Frau, worauf der Mann ihr mitteilte, er habe alles im Griff und es ginge gut. Was der Frau zunächst nicht auffiel, war der Umstand, dass sie an der Wohnungstür informiert wurde, ohne die zu erwartende Aufforderung, doch noch schnell hereinzukommen und „Guten Tag" zu sagen.

Der Gedanke drängte sich nach einigen Tagen auf, nochmals einen Besuch zu machen und diesmal erzwang sie den Zugang zur Pflegebedürftigen. Der Mann hatte seiner Frau kein Essen und Trinken gegeben, geschweige sie gepflegt. In einem komaähnlichen Schwächezustand musste sie in ein Krankenhaus eingewiesen werden.

Es gibt eine Sinnsuche nach außen, ein Nachjagen nach dem, was als Sinn erscheint und einen Umgang mit dem Sinn, wie ich ihn in meinem Innern finden kann. Wenn ich mich mit meiner inneren Bestimmung befasse, erscheinen äußere Faktoren an zweiter Stelle. Der Glaube ist für viele Menschen auch heute noch Orientierung, um sich mit der Frage zu befassen, ob ich über mein Leben bestimmen soll.

Volkswirtschaftliche Aspekte zu Alter und Partnerschaft

Die Prävention von Demenz- und Alzheimerkrankheiten und die Selbstverantwortung gegenüber dem eigenen Tod sind gesellschaftliche Fakten, die uns alle angehen. Nach dem Bundesamt für Statistik leben heute schätzungsweise 119.000 Demenz- und Alzheimerkranke in der Schweiz (http://www.alz.ch/index.php/zahlen-zur-demenz.html, Stand: 07.04.2016).

Im Jahr 2050 rechnet die Volkswirtschaft mit 330.000 Kranken und 990.000 Angehörigen. Dies ist nüchtern betrachtet eine enorme wirtschaftliche Belastung, ist doch ein Siebtel der Bevölkerung betroffen. Aus den bisherigen Erfahrungen des Schweizerischen Vereins „Pro Alzheimer" und der „Zugehenden Beratung" (Thurgau; ▶ Übersicht) ist die Zunahme dieser Krankheiten reduzierbar, wenn eine ausgeglichene Inanspruchnahme des Körpers, den Empfindungen, der sensorischen Signale, der Beziehungskontakte, der Gestaltung von Raum und Zeit, der Einstellung zu sinnbezogenem, achtsamem Leben beachtet werden können.

Die Forschung verfügt über Kenntnisse bezüglich der Veränderbarkeit von Hirnstrukturen durch Meditation, durch spezielle Trainingsformen. Es wäre zu einfach und einem Wegtreten aus der eigenen Verantwortung gleichzusetzten, würde man sich gedankenlos den Hilfsnetzen übergeben und die Mitwelt belasten. Oder – wollen Sie das?

Wieder ist es die Volkswirtschaft, die kalkuliert. Wenn ältere Menschen länger bei ihren Angehörigen zu Hause bleiben können, ist das ein Fortschritt hinsichtlich der Lebensqualität. Bei der Betreuung von Kranken zu Hause übernimmt das Gesundheitssystem in der Schweiz heute nur 13.000 Fr. der anfallenden jährlichen Kosten, die sich je nach Schweregrad von 26.186–122.023 Fr. belaufen können (http://www.alz.ch/index.php/zahlen-zur-demenz.html, Stand: 07.04.2016). Die Politik spricht sich deswegen für ambulant vor stationär aus. Pflegende Angehörige erhalten allerdings keine Entschädigung.

Zugehende Beratung
Die „Zugehende Beratung", eine neugeschaffene Institution in der Schweiz, besucht kranke und im Abbau begriffene,

ältere Menschen und deren Angehörige, berät, hilft bei Regelungen, rechtlichen Fragen, Abklärungen bei Krankenkassen, Betreuung, sozialen Fragen, Versicherungen usw. Hilfen im Haushalt müssen organisiert, Angehörige bedürfen des Lobes und der Wertschätzung für ihre Leistungen, denn Dauerinanspruchnahme erschöpft, und macht Helfende müde. Wieder einmal ins Kino, wieder einmal von zu Hause weg, einmal im Jahr Ferien machen können, sind das nicht bescheidene Wünsche?

Ebenfalls statistisch bewiesen ist auch die Tatsache, die Pflegenden haben eindeutig eine kürzere Lebenserwartung. Die Botschaft an die Lebenden kann dann doch nur die sein: Wollen Sie mit Ihrem selbstmitbestimmten Leben Ihre Beziehungspartner im Alter, Ihre Angehörigen, die breite Gesellschaft mitbelasten? Wir machen uns selbst, unseren Partnern und Angehörigen das Leben und Sterben leichter, falls wir uns dazu entschließen, für uns selbst Sorge zu tragen. Insofern erhält das bekannte Sprichwort: „Wie gelebt, so gestorben" nochmals eine Sinnerweiterung.

Seine letzten Lebenstage zu Hause bei seinen Angehörigen zu verbringen, zu Hause sterben zu können, kann, wie seit den Tagen als Kübler-Ross (1978, S. 88f.) diese Empfehlung gab, heute nicht mehr in dieser Art nahegelegt werden. Die Kleinfamilie wäre nicht in der Lage, den auch erheblichen physischen Anforderungen gerecht zu werden. In den Altersheimen, Pflegeeinrichtungen, Altersresidenzen hat sich das pflegerische Niveau verbessert. Es bestehen heute Möglichkeiten für Partner, gemeinsam in den Einrichtungen zu wohnen. Doch in den letzten Stunden von Angehörigen umgeben zu sein, kann als eine Erleichterung und als eine Gnade empfunden werden.

Prävention besonderer Art

Eine Prävention besonderer Art, alle geht sie an, ist im Kreise der Angehörigen oft leichter zu bewältigen. Es geht darum, mit der Vergangenheit, mit

der Unbeständigkeit, auch die des Familienlebens und der Sterblichkeit einen „normalen" Umgang zu pflegen. Wie geht eine Familie mit dem um, was nicht stirbt? Wenn eine Familie das entdeckt, was nicht stirbt, gelingt es ihr leichter, mit dem zu leben was stirbt. Das Leid, das durch ein Dagegen-Sein entsteht, ist größer als das, was als natürliches Leid uns umgibt. Darauf zugehen, hinschauen, sich nicht gegen das wehren, was normal ist, bringt Erleichterung. Es wandelt sich immer alles. Gibt es die Substanz, die ewig ist?

> ❯ Wir dürfen lernen, Vergangenheit als etwas zu sehen, das in einer Familie dauernd etwas Neues entstehen lässt.

Neben Tempo und Effekt bedarf es der Zeit zum Nachdenken über das, was nicht stirbt. So werden wir Teil des Unsterblichen. Ohne diese Gewissheit und sie wächst im Kontext der Familie, wäre der Tod eine Katastrophe. Die Familie, die Partner rücken im Angesicht des Todes zusammen. Sterben kann bezüglich des Lösens von Konflikten genauso hilfreich sein, wie andererseits Auslöser für Auseinandersetzungen.

> **Zusammenfassung**
> Alter und Partnerschaft fordern ein Verständnis, ein geistiges Vermögen, das keiner schlechthin besitzt. Durch eine besondere Lebensführung und -erfahrung kann dieses Verständnis erworben werden. Das Wahrnehmen der körperlichen Signale führt zur Erkenntnis von der letzten Wegstrecke gemeinsamen Zusammenlebens und zur Unsicherheit über eine Fortsetzung vom Leben nach dem Tod. Diese Übergangphase ist für Sterbende und Angehörige kräfteintensiv, vielgestaltig und kann im Endstadium den Reichtum des Lebens widerspiegeln. Im Angesicht des Endes werden Menschen gelassen, können vergeben, zeigen Verständnis, Geduld und Mitgefühl: dies sind die reifen Früchte des Lebens.

Literatur

Literatur Abschn. 2.1

Borst, U. (2003). Diagnostik und Wissen in der psychiatrischen Klinik: Bis wohin nützlich, ab wann hinderlich? *Familiendynamik 28*, 201–218.

Dold, P. (1989). *Scenofamilientherapie*. München: Reinhardt.

Dold, P. (1996). *Bis dass der Traum euch scheidet*. Zürich: Walter.

Lenz, A., & Jungbauer, J. (Hrsg.). (2008). *Kinder und Partner psychisch kranker Menschen. Belastungen, Hilfsbedarf, Interventionskonzepte*. Tübingen: dgvt.

Levold, T. (2014). Systemische Therapie und Diagnostik. In T. Levold, & M. Wirsching (Hrsg.), *Systemische Therapie und Beratung* (S. 130–150). Heidelberg: Carl-Auer.

Levold, T., & Wirsching M. (Hrsg.). (2014). *Systemische Therapie und Beratung*. Heidelberg: Carl-Auer.

Nell, R. (1976). *Traumdeutung in der Ehepaar-Therapie*. München: Kindler.

Richter, E. (1970). *Patient Familie*. Reinbek: Rowohlt.

Satir, V. (1978). *Familienbehandlung, Kommunikation und Beziehung in Theorie, Erleben und Therapie*. Freiburg: Lambertus.

Schiepek, G. (2014). Die Einheit von systemischer Forschung, Diagnostik und Therapie. In T. Levold, & M. Wirsching (Hrsg.), *Systemische Therapie und Beratung – das große Lehrbuch* (S. 528–536). Carl-Auer: Heidelberg.

Schiepek, G., Aichhorn, W., & Strunk, G. (2012). Der Therapieprozessbogen (TPB), Faktorenstruktur und psychometrische Daten. *Zeitschrift für Psychosomatische Medizin und Psychotherapie 58*, 257–268.

Schwing, R., & Fryszer, A. (2007). *Systemisches Handwerk*. Göttingen: Vandenhoeck & Ruprecht.

Servan-Schreiber, D. (2006). *Die Neue Medizin der Emotionen*. München: Goldmann.

Sulz, S. K. (2011). VDS36-Interaktionsanalyse zur Beziehungsdiagnostik in kognitiv-behavioralen Therapien. *Psychotherapie 16*, 129–141.

Wirsching, M., & Levold, T. (2014). Systemische Therapie – Perspektive und Ausblick. In T. Levold, & M. Wirsching (Hrsg.), *Systemische Therapie und Beratung* (S. 544–549). Heidelberg: Carl-Auer.

Literatur Abschn. 2.2

Bandler, R., & Grinder J. (2000). *Reframing. Ein ökologischer Ansatz in der Psychotherapie (NLP)*. Paderborn: Junfermann.

Bauer, J. (2011). *Warum ich fühle, was du fühlst. Intuitive Kommunikation und das Geheimnis der Spiegelneurone*. München: Heyne.

Boszormenyi-Nagy, I., & Spark, G. (1973). *Unsichtbare Bindungen*. Stuttgart: Klett.

Brentrup, M., & Kupitz, G. (2015). *Rituale und Spiritualität in der Psychotherapie*. Göttingen: Vandenheock & Ruprecht.

Brown, J. (1983). Der Gestaltansatz mit Familien. In K. Schneider (Hrsg.), *Familientherapie in der Sicht psychotherapeutischer Schulen* (S. 96–109). Paderborn: Junfermann.

Dold, P. (1989). *Scenofamilientherapie*. München: E. Reinhardt.

Dold, P. (1996). *Bis dass der Traum euch scheidet*. Zürich: Walter.

Gammer, C. (1983). Phasische Familientherapie. In K. Schneider (Hrsg.), *Familientherapie in der Sicht psychotherapeutischer Schulen* (S. 110–133). Paderborn: Junfermann.

Giesel, M. (2008). *Der Umgang mit Klagen: Inhaltliches Reframing. Ein Seminarkonzept*. NLP Master-Arbeit aus der an der CNLPA Creative NLP Academy in Taunusstein/Hahn.

Groddeck, G. (1990). *Krankheit als Symbol. Schriften zur Psychosomatik*. Frankfurt: Fischer.

Langenbach, J. (2013). Genetik: Der Fluch der Inzucht. In: die Presse 24.04. 2013. http://www.diepresse.com/home/science/1393208/Genetik_Fluch-der-Inzucht. Zugegriffen 14 Mar 2016.

Lidz, Th. (1982). *Familie und psychosoziale Entwicklung*. Frankfurt: Fischer.

Mandel, K. H., Mandel, A., Stadter, E., & Zimmer, D. (1976). *Einübung in Partnerschaft durch Kommunikationstherapie und Verhaltenstherapie*. München: Pfeiffer.

Müller, G. F., & Moskau, G. (1983). Systemorientiertes Arbeiten. In K. Schneider (Hrsg.), *Familientherapie in der Sicht psychotherapeutischer Schulen* (S. 357–371). Paderborn: Junfermann.

Nell, R. (1976). *Traumdeutung in der Ehepaar-Therapie*. München: Kindler.

Reich, G. (2014). Die Mehrgenerationenperspektive und das Loyalitätssystem. In T. Levold, & M. Wirsching (Hrsg.), *Systemische Therapie und Beratung* (S. 106–114). Heidelberg: Carl-Auer.

Roth, G., & Strüber, N. (2014). *Wie das Gehirn die Seele macht*. Stuttgart: Klett-Cotta.

Satir, V. (1978). *Familienbehandlung, Kommunikation und Beziehung in Theorie, Erleben und Therapie*. Freiburg: Lambertus.

Scheib, P., & Wirsching, M. (2002). Vom Erstkontakt zum Behandlungsabschluss. In M. Wirsching, & P. Scheib (Hrsg.), *Paar- und Familientherapie*. Berlin: Springer.

Schiepek, G. (2014). Die Einheit von systemischer Forschung, Diagnostik und Therapie. In T. Levold, & M. Wirsching (Hrsg.), *Systemische Therapie und Beratung – das große Lehrbuch* (S. 528–536). Heidelberg: Carl-Auer.

Simon, F. R., & Stierlin, H. (1984). *Die Sprache der Familientherapie. Ein Vokabular*. Stuttgart: Klett-Cotta.

Sperling, E. (1983). Die Mehrgenerationen-Familientherapie. In K. Schneider (Hrsg.), *Familientherapie in der Sicht psychotherapeutischer Schulen*. Paderborn: Junfermann.

Sperling, E., & Sperling, U. (1976). Einbeziehung der Großeltern in der Familientherapie. In H. E. Richter, H. Strotzka, & J. Willi (Hrsg.), *Familie und seelische Krankheit*. Reinbek: Rowohlt.

Stierlin, H. (1978). *Delegation und Familie*. Frankfurt: Suhrkamp.

Toman, W. (1979). *Familientherapie: Grundlagen, empirische Erkenntnisse und Praxis*. Darmstadt: Wissenschaftliche Buchgesellschaft.

Treibt nur eure Künste. *Der Spiegel 43/1990*. http://www.spiegel.de/spiegel/print/d-13502870.html. Zugegriffen 21 Dec 2014.

Literatur Abschn. 2.3

Bauer, J. (2008). Das System der Spiegelneurone: Neurobiologisches Korrelat für intuitives Verstehen und Empathie. In K. H. Brisch, & T. Hellbrügge (Hrsg.), *Der Säugling – Bindung, Neurobiologie und Gene* (S. 117–123). Stuttgart: Klett-Cotta.

Bauer, J. (2011). *Warum ich fühle, was du fühlst. Intuitive Kommunikation und das Geheimnis der Spiegelneurone.* München: Heyne.

Brentrup, M., & Kupitz, G. (2015). *Rituale und Spiritualität in der Psychotherapie.* Göttingen: Vandenhoeck & Ruprecht.

Clifford, N., & Markman, H. (1996). *Wir können uns doch verstehen.* Reinbek: Rororo.

Engl, J., & Thurmaier, F. (1993). *Wie redest du mit mir? Fehler und Möglichkeiten in der Paarkommunikation.* Freiburg: Herder Spektrum.

Geissler, K. H. (2012). *Enthetzt Euch.* Leipzig: Hirzel.

Hüther, G. (2001). *Bedienungsanleitung für ein menschliches Gehirn.* Göttingen: Vandenhoek & Ruprecht.

Mandel, K. H., Mandel, A., & Rosenthal, H. (1975). *Einübung der Liebesfähigkeit. Praxis der Kommunikationstherapie für Paare.* München: Pfeiffer.

Mandel, K. H., Mandel, A., Stadter, E., & Zimmer, D. (1976). *Einübung in Partnerschaft durch Kommunikationstherapie und Verhaltenstherapie. Praxis der Kommunikationstherapie für Paare.* München: Pfeiffer.

Maurer, Y. (2004). *Zu innerer Kraft und Energie durch Körperzentrierte Psychotherapie.* Zürich: IKP.

Maurer, Y. (2006). *Der ganzheitliche Ansatz in der Psychotherapie.* Wien: Springer.

Moser, U. (1957). *Psychologie der Partnerwahl.* Bern: Huber.

Reich, G., & Cierpka, M. (1996). Der psychodynamische Befund. In M. Cierpka (Hrsg.), *Handbuch der Familiendiagnostik* (S. 279–306). Berlin: Springer.

Reich, G., Massing, A., & Cierpka, M. (1996). Die Mehrgenerationenperspektive und das Genogramm. In M. Cierpka (Hrsg.), *Handbuch der Familiendiagnostik* (S. 223–258). Berlin: Springer.

Roth, G., & Strüber, N. (2014). *Wie das Gehirn die Seele macht.* Stuttgart: Klett-Cotta.

Szondi, L. (1956). *Ich-Analyse.* Bern: Huber.

Toman, W. (1979). *Familientherapie: Grundlagen, empirische Erkenntnisse und Praxis.* Darmstadt: Wissenschaftliche Buchgesellschaft.

Wahl, K. (2009). *Aggression und Gewalt. Ein biologischer, psychologischer und sozialpolitischer Überblick.* Heidelberg: Spektrum, Akademischer Verlag.

Willi, J. (1975). *Die Zweierbeziehung.* Reinbek: Rowohlt.

Literatur Abschn. 2.4

Bach, G. R., & Wyden, P. (1976). *Streiten verbindet.* Düsseldorf: Diederichs.

Bauer, J. (2011). *Warum ich fühle, dass du fühlst.* München: Heyne.

Buber, M. (1973). *Das dialogische Prinzip.* Heidelberg: Lambert Schneider.

Chang, S. T. (1993). *Das Handbuch ganzheitlicher Selbstheilung. Methoden des medizinischen Tao-Systems.* Genf: Goldmann Ariston.

Dold, P. (1996). *Bis dass der Traum euch scheidet.* Zürich: Walter.

Dold, P. (1998). *Körperorientierte Psychotherapie bei Depressionen.* Winterthur: Verlag für Psychologie und Psychotherapie.

Dold, P. (2001). *Gewalt und Sucht in Familien.* Freiburg: Lambertus.

Dold, P. (2002). *Das Morgengebet mit Hand und Fuss.* Tai Ji–Flyer.

Dührssen, A. (1960). *Psychotherapie bei Kindern und Jugendlichen.* Göttingen: Vandenhoeck & Ruprecht.

Freud, S. (1940). *Traumdeutung* (Bd. II/III). London.

Full, G. (2015). Aufwachen – mitten im Leben. In B. Hölzl, & Ch. Brähler (Hrsg.), *Achtsamkeit mitten im Leben* (S. 153–170). München: O.W. Barth.

Guntern, G. (1983). Systemtherapie. In K. Scheider (Hrsg.), *Familientherapie aus der Sicht psychotherapeutischer Schulen* (S. 38–77). Paderborn: Junfermann.

Hansen, H. (2014). *A bis Z der Interventionen in der Paar- und Familientherapie.* Stuttgart: Klett-Cotta.

Hildebrand, B. (2002). Familiensoziologie. In M. Wirsching, & P. Scheib (Hrsg.), *Paar- und Familientherapie.* Berlin: Springer.

Maurer, Y. (1993). *Zu innerer Kraft und Energie durch körperrierte Psychotherapie* (S. 66–70). Oldenburg: Transform.

Maurer, Y. (2006). *Der ganzheitliche Ansatz in der Psychotherapie.* Wien: Springer.

Moeller, L. (2004). *Die Wahrheit beginnt zu zweit.* Reinbek: Rowohlt.

Moser, U. (1957). *Psychologie der Wahl.* Bern: Huber.

Nell, R. (1976). *Traumdeutung in der Ehepaar-Therapie.* München: Kindler.

Notarius, C., & Markman, H. (1996). *Wir können uns doch verstehen.* Reinbek: Rowohlt.

Revenstorf, D. (1999). *Wenn das Glück zum Unglück wird. Psychologie der Paarbeziehung.* München: C.H. Beck.

Richter, H. E. (1970). *Patient Familie.* Reinbek: Rowohlt.

Schindler, H. (2014). Die Arbeit mit der Zeitlinie (Timeline). In T. Levold, & M. Wirsching (Hrsg.), *Systemische Therapie und Beratung* (S. 246–250). Heidelberg: Carl-Auer.

Steffen, W. (1998). Lebenszyklen. In M. Cierpka (Hrsg.), *Familiendiagnostik* (S. 32–47). Berlin: Springer.

Toman, W. (1979). *Familientherapie: Grundlagen, empirische Erkenntnisse und Praxis.* Darmstadt: Wissenschaftliche Buchgesellschaft.

Literatur Abschn. 2.5

Aichinger, A. (2012). *Einzel- und Familientherapie mit Kindern.* Heidelberg: Springer.

Albrecht, U. (2012). *innerwise. Heilung für alles Lebendige.* Berlin: Ullstein.

Bank, St. P., & Kahn, M. D. (1989). *Geschwisterbindung.* Paderborn: Junfermann.

Bauer, J. (2011). *Warum ich fühle, was du fühlst. Intuitive Kommunikation und das Geheimnis der Spiegelneurone.* München: Heyne.

Dold, P. (1989). *Scenofamilientherapie*. München: E. Reinhardt.

Dold, P. (1996). *Bis dass der Traum euch scheidet. Träume in der Paartherapie*. Zürich: Walter.

Dold, P. (2010). Paare und Familien im Raum. In A. Künzler et al. (Hrsg.), *Körperzentrierte Psychotherapie im Dialog* (S. 291–301). Heidelberg: Springer.

Downing, G. (1994). *Körper und Wort in der Psychotherapie*. München: Kösel.

Gäbler, N. (2006). Zurück zu den körpernahen Sinnen – somatische Psychotherapie mit Kindern. In G. Marlock, & H. Weiss (Hrsg.), *Handbuch der Körperpsychotherapie* (S. 796–802). Stuttgart: Schattauer.

Gehring, T. (1998). *Fast – Familiensystemtest. Manual*. Weinheim: Beltz.

Geissler, P. (2001). *Analytische Körperpsychotherapie*. Wien: Facultas.

Gerspach, M. (2009). *Zur Beschädigung der elterlichen Mentalisierungsfunktion*. Unveröffentlichtes Manuskript.

Hernandez-Reif, M. (2008). Die Effekte von Berührung und Massage auf Kinder und Eltern. In K. H. Brisch, & T. Hellbrügge (Hrsg.), *Der Säugling – Bindung, Neurobiologie und Gene* (S. 104–116). Stuttgart: Klett-Cotta.

Hoopes, M. H., & Harper, J. M. (1997). Geburtspositionen, Familiensysteme und Familientherapie. In M. R. Textor (Hrsg.), *Das Buch der Familientherapie* (S. 264–299). Eschborn: Dietmar Klotz.

Hüther, G. (2001). *Bedienungsanleitung für ein menschliches Gehirn*. Göttingen: Vandenhoek & Ruprecht.

Janov, A. (2007). *The primal scream: Primal therapy, the cure for neurosis*. New York: Kessinger.

Klein, M. (1972). *Das Seelenleben des Kleinkindes und andere Beiträge zur Psychoanalyse*. Reinbek: Rowohlt.

König, K. (2008). *Brüder und Schwestern. Geburtsfolge als Schicksal*. Göttingen: Vandenhoek & Ruprecht.

*Allgemeine psychoanalytische Krankheitslehre*Krause, R. (1998). *Allgemeine psychoanalytische Krankheitslehre* (Bd. 2). Stuttgart: Klett-Cotta.

Kriz, J. (1999). Pragmatik systemischer Therapie – Theorie II. Der Mensch als Bezugspunkt systemischer Perspektive. *System Familie, 3*, 97–107.

Loetz, S. (2002). Beratung von Familien mit Säuglingen und Kleinkindern. In M. Wirsching, &P. Scheib (Hrsg.), *Paar- und Familientherapie* (S. 553–563). Berlin: Springer.

Lowen, A. (2002). *Bioenergetik. Therapie der Seele durch die Arbeit am Körper*. Reinbek: Rowohlt.

Loyd, A., & Johnson, B. (2012). *Der Healing Code*. Reinbek: Rowohlt.

Luthman, S. G., Kirschenbaum, M. (1977). *Familiensysteme*. München: Pfeiffer.

Mandel, K. H., Mandel, A., Stadter, E., & Zimmer, D. (1976). *Einübung in Partnerschaft durch Kommunikationstherapie und Verhaltenstherapie. Praxis der Kommunikationstherapie für Paare*. München: Pfeiffer.

Naumann, T. M. (2011). *Eltern heute – Bedürfnisse und Konflikte*. Gießen: Psychosozial-Verlag.

Neumann, E. (1985). *Die große Mutter*. Olten: Walter.

Orban, P. (1985). *Die Reise des Helden. Die Seele auf der Suche nach sich selbst*. München: Kösel.

*Frühe Schriften*Reich, W. (1982). *Frühe Schriften* (Bd. I und II). Köln: Kiepenheuer & Witsch.

Richter, H. E. (1963). *Eltern, Kind und Neurose*. Stuttgart: Klett-Cotta.

Satir, V. (1989). *Bevor ich diese Welt verlasse*. http://www.xing.com. Gruppen, Kommunikation. Zugegriffen 4 July 2012.

Satir, V., Banman, J., Gerber, J., & Kierdorf T. (2007). *Das Satir-Modell: Familientherapie und ihre Erweiterung*. Paderborn: Junfermann.

Schwarz, C. (2015). Achtsamkeit für werdende Eltern. In B. Hölzel, & Ch. Brähler (Hrsg.), *Achtsamkeit mitten im Leben*. München: O.W. Barth.

Shortt, J. W., Stoolmiller, M., et al. (2010). Maternal Coaching, jugendliche Wut Regulierung und Geschwister externalisierende Symptome. *The Journal of Child Psychology and Psychiatry, 51*, 799–808.

Szondi, L. (1956). *Ich-Analyse*. Bern: Huber.

Textor, M. R. (Hrsg.). (1997). *Das Buch der Familientherapie*. Eschborn: Dietmar Klotz.

Thimm, K. (2014). Messfühler ins Unbewusste. Gespräch mit G. Roth und O.F. Kernberg. *Der Spiegel 7*.

Tschuang-Tse (Zhuang ze). (2005). *Der Mann des Tao und andere Geschichten*. München: Goldmann Arkana.

Vogt, M. (2014). Geschwisterbeziehungen und Geschwisterkonstellationen. In T. Levold, & M. Wirsching (Hrsg.), *Systemische Therapie und Beratung* (S. 349–354). Heidelberg: Carl-Auer.

Wienands, A. (2010). *Einführung in die körperorientierte systemische Therapie*. Heidelberg: Carl-Auer.

Literatur Abschn. 2.6

Ahlers, C. (2014). Trennung und Scheidung. In T. Levold, & W. Wirsching (Hrsg.), *Systemische Therapie und Beratung* (S. 331–343). Heidelberg: Carl-Auer.

Dold, P. (o. J). *Das Erdkühlein. Gewalt und Eifersucht im Märchen. Eine familientherapeutische Interpretation*. Zeitlos glücklich.

Dold, P. (2010a). *Falldarstellung in der Partner-, Paar- und Familientherapie*. IKP.

Dold, P. (2010b). Paare und Familien im Raum. In A. Künzler et al. (Hrsg.), *Körperzentrierte Psychotherapie im Dialog* (S. 291–301). Berlin: Springer.

*Die KunstLiebens*Fromm, E. (1990). *Die Kunst des Liebens*. Stuttgart: DVA.

Gerhard, A.-K. (2005). *Autonomie und Nähe. Individuationsentwicklung Jugendlicher im Spiegel familiärer Interaktion*. Weinheim: Juventa.

Grün, A. (1997). *50 Engel für das Jahr*. Freiburg: Herder spektrum.

Haag, K. (2006). *Wenn Mütter zu sehr lieben. Verstrickung und Missbrauch in der Mutter-Sohn-Beziehung*. Stuttgart: Kohlhammer.

Hempen, C. H. (2000). *dtv-Atlas Akupunktur*. München: dtv.

Hoopes, M. H., & Harper, J. M. (1997). Geburtsposition, Familiensysteme und Familientherapie. In M. Textor (Hrsg.),

Das Buch der Familientherapie (S. 264–299). Eschborn: Dietmar Klotz.

Joraschky, P., & Cierpka, M. (1988). Zur Diagnostik der Grenzstörungen. In M. Cierpka (Hrsg.), *Familiendiagnostik* (S. 112–130). Berlin: Springer.

Jungbauer, J. (2009). *Familienpsychologie/KOMPAKT*. Weinheim: Beltz.

Kast, V. (1985). *Wege zur Autonomie. Märchen psychologisch gedeutet*. Olten: Walter.

Kast, V. (1986). *Märchen als Therapie*. Olten: Walter.

Kast, V. (1992). *Loslassen und sich selber finden. Die Ablösung von den Kindern*. Freiburg: Herder.

Maurer, Y. (2006). *Der ganzheitliche Ansatz in der Psychotherapie*. Wien: Springer.

Müller, B. (2008). Familien mit einem psychisch erkrankten Elternteil: Systemische Perspektive. In A. Lenz, & J. Jungbauer (Hrsg.), *Kinder und Partner psychisch kranker Menschen* (S. 137–155). Tübingen: dgvt.

Neumann, E. (1949). *Ursprungsgeschichte des Bewusstseins*. Zürich: Rascher.

Rosenberg, H. L. (1991). *Body, self and soul*. Atlanta: Humanics.

Stanton, M. D., & Todd, T. C. (1985). *The family therapy of drug abuse and addiction*. New York: The Guilford Press.

Stierlin, H. (1976). *Eltern und Kinder. Das Drama von Trennung und Versöhnung im Jugendalter*. Frankfurt: Suhrkamp.

von Bertalanffy, L. (1949). *Das biologische Weltbild. Stellung des Lebens in Natur und Wissenschaft*. Bern: Francke.

von Staabs, G. (1951). *Der Scenotest*. Stuttgart: Hirzel.

Westheim, P. (1966). *Die Kunst Alt-Mexikos*. Köln: DuMont.

Literatur Abschn. 2.7

Albrecht, U. (2012). *innerwise. Heilung für alles Lebendige*. Berlin: Ullstein.

Arnet, H. (2011). Wenn Kinder Senioren zur Hand gehen. *Züricher Tagesanzeiger vom 05.07.2011*.

Borter, A. (2011). Die Reformierten gehen in der Altersarbeit voran. *Züricher Tagesanzeiger vom 19.01.2011*.

Bron, B., & Lowack, A. (1987). Mißbrauch und Abhängigkeit von Alkohol und Medikamenten im höheren Lebensalter. *Z Gerontol, 20*, 219–226.

Capra, F. (2006). *Das Tao der Physik. Die Konvergenz von westlicher Wissenschaft und östlicher Philosophie*. Frankfurt: O.W. Barth, Fischer.

Chang, St. T. (1990). *Das Handbuch ganzheitlicher Selbstheilung. Methoden des medizinischen Tao-Systems*. Genf: Ariston.

Condrau, G. (1984). *Der Mensch und sein Tod*. Zürich: Benzinger.

Die Bibel. (1932). Paderborn: Schöning.

Diederichs, P., & Jungclaussen, I. (2009). 12 Jahre Berliner SchreiBabyAmbulanzen – Eine Positionierung körperpsychotherapeutischer Krisenintervention und früher Hilfen, im wandelnden Kontext moderner Säuglings-, Bindungs- und Hirnforschung. In M. Thielen (Hrsg.), *Körper-Gefühl-Denken. Körperpsychotherapie und Selbstregulation*. Gießen: Psychosozial-Verlag.

Evans-Wentz, W. Y. (1997). *Das Tibetanische Totenbuch*. Zürich: Walter.

Friedrich-Hett, Th. (2014). Therapie und Beratung im Alter. In T. Levold, & M. Wirsching (Hrsg.), *Systemische Therapie und Beratung* (S. 416–420). Heidelberg: Carl-Auer.

Hildegard von Bingen. (1998). *Das große Hausbuch*. Augsburg: Pattloch.

Jäger, W. (2000). *Die Welle ist das Meer. Mystische Spiritualität*. Freiburg: Herder spektrum.

Jakoby, B. (2006). *Begegnungen mit dem Jenseits. Zum Phänomen der Nachtod-Kontakte*. Reinbek: Rowohlt.

Jakoby, B. (2007). *Geheimnis Sterben. Was wir heute über den Sterbeprozess wissen*. Reinbek: Rowohlt.

Jung, C. G. (1997). 2. Geleitwort und psychologischer Kommentar zum Bardo Thödol. In Evans-Wentz (Hrsg.), *Das Tibetanische Totenbuch* (S. 41–56). München: Arkana.

Kluge, H. (o.J.). *Die weiße Magie der Hexen. Uraltes Wissen von Heilung und Weisheit. Prävention besonderer Art*. Hamburg: Edel.

Krüger, E. (2015). Achtsam altern. In B. Hölzel, & C. Brähler (Hrsg.), *Achtsamkeit mitten im Leben* (S. 273–304). München: O.W. Barth.

Kübler-Ross, E. (1978). *Was können wir noch tun?* Stuttgart: Kreuz.

Looser, G. (1999). *Im Sterben die Fülle des Lebens erfahren*. Zürich: Walter.

Maurer, Y. (2006). *Der ganzheitliche Ansatz in der Psychotherapie*. Wien: Springer.

Newberg, A., & Waldman, M. R. (2010). *Der Fingerabdruck Gottes. Wie religiöse und spirituelle Erfahrungen unser Gehirn verändern*. New York: Kailash.

Renz, M. (2001). *Zeugnisse Sterbender. Todesnähe als Wandlung und letzte Reifung*. Paderborn: Junfermann.

Riehl-Emde, A. (2002). Paar- und Familientherapie bei älteren Menschen. In M. Wirsching, & P. Scheib (Hrsg.), *Paar- und Familientherapie* (S. 581–597). Berlin: Springer.

Schmitz-Moormann, K. (1991). Alkoholgebrauch und Alkoholismusgefährdung bei alten Menschen. In Katholische Sozialethische Arbeitsstelle (Hrsg.), *Sucht und Alter*. Hamm: Hoheneck.

Schultz, H. J. (Hrsg.) (1983). *Letzte Tage. Sterbegeschichten aus zwei Jahrtausenden*. Stuttgart: Kreuz.

Schweizerische Alzheimervereinigung. (Hrsg.). (2015). *Zahlen und Fakten zur Demenz*. http://www.alz.ch/index.php/zahlen-zur-demenz.html. Zugegriffen 7 Apr 2016.

Urban, M. (2005). *Warum der Mensch glaubt. Von der Suche nach dem Sinn*. Frankfurt: Eichborn.

Wilm, B. (2014). Gruppentherapie. In T. Levold, & M. Wirsching (Hrsg.), *Systemische Therapie und Beratung* (S. 210–217). Heidelberg: Carl-Auer.

Wohlfahrt, G. (2002). *Zhuangzi. Meister der Spiritualität*. Freiburg: Herder spektrum.

Methoden, Techniken, Tools

P. Dold

© Springer-Verlag Berlin Heidelberg 2017
P. Dold, *Paar- und Familienberatung*, Psychotherapie: Praxis,
DOI 10.1007/978-3-662-50482-6_3

3.1　Ganzheitlich systemisches Erstgespräch

- **Einmaligkeit und Unwiederholbarkeit**

Erste Eindrücke haben etwas Unverfälschtes und Wesentliches an sich. Bereits bei der Anmeldung zu einer Beratung oder Therapie signalisiert ein System eine Veränderung. Auf dem Weg zu seiner Sinnfindung braucht es Unterstützung. Es ist auf dem Weg zu einer vollständig neuen Sicht- und Denkweise, und das System wird bei diesem unbequemen Erwachen im Alltag erreicht (Full 2015, S. 154f.).

Es kann bei einem ganzheitlichen Zugang im Erstgespräch nicht nur darum gehen, zu fragen und zu hören, was gesagt wird, sondern mehr (um das meist weitaus wichtigere), was nicht gesagt, aber gesehen, gespürt und empfunden werden kann. Was empfunden werden kann, lässt sich weniger gut üben, als was bei einem methodisch idealtypisch aufgebauten Erstgespräch (Retzer 2015, S. 193) möglicher erscheint. Wenn bei einem Familiensystem sehen, riechen und berühren gelernt werden soll, erfordert das eine „Gesprächsführung" besonderer Klasse. Der Philosoph Otto Friedrich Bollnow (1966, S. 164–181) hält in einer schlichten Aussage, sich auf Hölderlin beziehend, fest:

> » Ein Gespräch, wir sind.

> ◉ Der ganze Mensch, eine ganze Familie ist Gespräch. Alles spricht und alles drückt sich aus.

Gleiches gilt für alle Anwesenden, die empathisch dabei sind und begleiten.

- **Einstellung und Gestimmtsein**

Auf Erstgespräche freue ich mich immer wieder. Manchmal bin ich noch aufgeregt und muss mich dann in äußerer und innerer Bereitschaft üben. Ich spüre dann auch: Ich bin „Anfänger". Finde ich das rechte Wort, und finde ich zur rechten empathischen Gesprächsatmosphäre? Höre ich auf das, was gesagt wird und mehr noch auf das, was nicht gesagt wird? Kann ich Fragen so stellen, dass Paare und Familien sprechen, sich dabei öffnen und nicht nur Fakten liefern? Kann ich bei stockendem Gespräch warten und so das Nonverbale, das Sprechen des Körpers

entgegennehmen? Oder finde ich mich nur „gut", wenn „es redet?"

Wenn ich mich auf ein Erstgespräch vorbereite, denke ich auch daran, dass die Ratsuchenden sich möglicherweise lange vor diesem Schritt fürchteten, ihn hinauszögerten. Vielleicht erscheinen sie in Panik, Verzweiflung, Hilflosigkeit, Wut oder mit Rachegefühlen, mit anklagendem Blick und in chaotischer Verfassung. Ich denke an die Autoritätsgläubigen, auf der Suche nach dem Meister, dem Heiler, dem Guru und an die „Koryphäen-Killer", die allen Helfern Unfähigkeit unterstellen. Ich weiß nie, welcher Mensch, welche Familie und in welcher Verfassung sie kommen. Einerseits kann ich mich nicht vorbereiten, andererseits muss ich bereit sein.

- Wer sucht das Gespräch?
- Wer meldet an?
- Wer wird geschickt, delegiert, vorgeschoben?
- Wer hat das Problem: eine Person, alle?
- Was kann als Stärken gesehen werden?
- Wer und wie viele werden kommen?
- Habe ich mir ein Bild vom Paar, von der Familie gemacht?

Versuchen wir davon auszugehen, dass unsere Klientel ihre Ressourcen, ihre Methoden zur Veränderung mitbringt, dann erfahren wir über mehrere Wahrnehmungskanäle, wo das System offen, eingespielt, verschlossen, blockiert, und somit, wo es auch auf Hilfestellung angewiesen ist.

3.1.1　Zuweisungskontexte

Die Wege bis zum Erstkontakt sind oft verschlungen: Langfristig bestimmen eine Praxis, eine Klinik, eine Beratungs- oder Therapiestation, ein Ambulatorium durch ihr Angebot selbst über die eigene Klientel. Eine Vorselektion geschieht auch durch die Struktur und den Charakter der behandelnden Institution. Bei organisch Kranken besteht eine relative Eindeutigkeit in der Zuordnung. Bei psychoreaktiv Gestörten, Psychosomatisierenden, bei Süchtigen usw. finden sich neben einer Symptomatologie z. B. ein Beziehungskonflikt, unverarbeitete Traumatisierungen in der frühen Entwicklung, Ablösungsprobleme u.a.m. Die Doppeldeutigkeit oder Paradoxie einer Anmeldung kann sich darin zeigen, dass die Behandlung einer Beziehungskrise mit psychosomatischen Präsentiersymptomen in einer Klinik beginnt oder jene einer Ablösungsproblematik z. B. in einem Ambulatorium für Süchtige. Dies ist bereits eine Aussage über die Art des Umgangs mit der eigenen Entwicklung, die Art persönlicher Krisenbewältigung, die auch auf die Art der Abwehr hindeutet.

Die Frage danach, ob außenstehende Personen bezüglich einer Beratung oder Therapie mitgewirkt haben, kann insofern von Bedeutung sein, als später Interessenskonflikte auftreten können, vor allem dann, wenn Zuweisende Erwartungen hegen und Wertungen setzen.

Zwei Beispiele

Eine Frau begann nach dem Hirnschlag ihres Mannes zu trinken.

Ein Ehepaar, Mitte 60, die Kinder erwachsen und von zu Hause ausgezogen: Jetzt hätten sich erstmals Perspektiven für einen ruhigeren Lebensabschnitt ergeben, doch der Partner wurde infolge eines Hirnschlags hilflos und pflegebedürftig. Im Wechselbad von Hoffnungen, Erwartungen und Enttäuschungen über einen nicht wiederherstellbaren Gesundheitszustand begann die Ehefrau zu trinken. Bei der allgemeinen, auch physischen Überbelastung bedürfte es keiner großen Mengen an Alkohol, um auch schon nach kurzer Konsumdauer gesundheitliche Beeinträchtigungen zu bekommen. In kritischem Zustand wurde sie ins Krankenhaus eingewiesen. Blut- und Leberwerte bestätigten Alkoholmissbrauch. Geschockt darüber, als Alkoholikerin zu gelten, wo sie doch nie viel getrunken hatte, verschlechterte sich auch ihr Stimmungsbild. Sie begann rückblickend ihr Beziehungsleben zu hinterfragen. Die Behandlung wurde in einer Eheberatungsstelle fortgesetzt.

Ein Säugling schreit nachts, die Mutter verliert Gewicht.

Bis zu 15-mal pro Nacht von einem schreienden Säugling geweckt werden, das zehrt an den Kräften einer jungen Mutter. In der ersten Zeit nach der Geburt hatten keinerlei Probleme mit dem Schlaf-Wach-Rhythmus bestanden. Doch jetzt wurde die Mutter mehr und mehr durch den gestörten Schlaf entnervt und verlor an Gewicht. Sie meldete ihr Kleines beim Kinderarzt zur Untersuchung an. Anfänglich glaubte sie, das Kind schreie nach Nahrung, und

deshalb versuchte sie durch Nahrungszufuhr dem Problem Herr zu werden. Die ärztliche Abklärung blieb ohne somatischen Befund, außer dass die Gewichtszunahme an der oberen Grenze der Altersnorm lag. Der Arzt führte mit der Kindesmutter ein längeres Gespräch und empfahl eine Familientherapie. Bei diesem Beispiel führte ein Säugling Regie und dirigierte die junge Kleinfamilie in die Therapie.

3.1.2 Erstkontakt

Je nachdem, ob Therapierende in einer Institution, einer Forschungsabteilung für Paar- und Familientherapie oder in der privaten Praxis arbeiten, wird der Erstkontakt ausführlicher oder sehr kurz gestaltet. Und dennoch, falls Paar- und Familientherapeuten, wenn auch nur kurz, sich Zeit für einen telefonischen Erstkontakt nehmen können, dann gehen ihnen Mitteilungen zu, die weit über verbal geäußerte Fakten hinausreichen. Eine Stimme ist zu hören. Hat sie Klang, schwingt sie, trägt ein Körperstamm diese Stimme? Ist die Stimme dünn, brüchig, wirkt sie müde? Kommt sie trocken aus dem Hals, aus dem Kopf? Bringt die Stimme auch im Zuhörenden etwas zum Schwingen? Eine harte, scharfe Stimme kann Verspannungen spüren lassen. Bei müden erschöpften Stimmen kann sich eine bleierne Schwere über den Brustraum legen. Eine Kopfstimme scheint wenig Information über den Rumpf zu geben. Der Kopf ist wie vom Rumpf getrennt.

Haben Sie schon einmal gehört, wie am anderen Ende der Leitung eine Zigarette angezündet, wie Luft ein- und ausgeatmet wird, wie ein Kind schreit, Gegenstände umfallen, eine harsche Stimme dazwischenruft? Ob Sie wollen oder nicht, es entsteht schon aufgrund einer Stimme und weniger Informationen ein Bild von der anrufenden Person. Wie wird reagiert, wenn von Seiten der Therapierenden nahegelegt wird, dass möglichst alle Familienmitglieder anwesend sein sollten? „Eines ist sicher, mein Mann wird sich mit Händen und Füßen gegen so was wehren. Den bekommen sie nie zu sehen."

Mütter sind oft der Auffassung, besonders Kleinkinder müssten zu Hause bleiben, da sie stören würden. In einer Familiensituation, nachdem das Elternpaar bereits einige Male in Therapie war, machte die zweieinhalbjährige Tochter Druck. „Ich will auch mit!" Schon im Erstkontakt ergeben sich Hinweise für unterschiedliche Abwehrformen.

Vielleicht erlauben sie sich nach dem Erstkontakt, sich ein Bild des Partners, der Partnerin, der Familie zu machen. Wer wird und wie viele werden da auf mich zukommen?

- **Aufmunterungen zum Erleichtern des Einstiegs**

Empathie und Verständnis erleichtern den Erstbesuch und den Einstieg in eine gemeinsame Arbeit. Unterstützende Bestätigungen erweisen sich deswegen von großem Wert. „Sie haben sich angemeldet, um über Dinge zu sprechen, die uns allen nicht leicht fallen. Das braucht Mut und ist nicht selbstverständlich. Ich kann Ihnen nachfühlen. Sie haben einen Schritt für sich und die Familie unternommen, das beweist Ihre Verantwortungsfähigkeit für sich und für andere. Sie sind willkommen."

Der Zeitpunkt der Anmeldung

Kommt der Anruf am Morgen, am Vormittag oder kurz vor Arbeitsschluss? Der Zeitpunkt sagt etwas über die Aktualität, auch über die emotionale Belastbarkeit aus. An Montagen, überhaupt anfangs der Woche, häufen sich Anrufe, meist auf dem Hintergrund enttäuschend und belastend verlaufender Wochenenden. Es gab dann wieder einmal so viel Zeit für Kommunikation und Berührung, sodass Unerledigtes, vor sich Hergeschobenes aktualisiert oder erneut ins Bewusstsein gerufen werden konnte. Warum an Freitagen weniger bis kaum Anmeldungen erfolgen, liegt darin begründet, sich Hoffnungen dahingehend zu machen, dass der Konflikt, die Krise, lästige Teufelskreise am Wochenende überwunden oder auch Distanz verringert werden könnten. Es bietet sich hier der Vergleich zur vorweihnachtlichen Zeit an. Gedanken an Geschenke, Vorbereitungen, verbunden mit Hoffnungen auf Versöhnung, lassen das Pflegen von Nähe in Beziehungen in den Hintergrund treten. Nach Neujahr, Ferien, Umzug, Arbeits-, Orts- und Schulwechsel: Auch die Zeiten von Anmeldungen sind Indikatoren für Belastbarkeit von Systemen.

Wenn die Anmeldung über das Büro erfolgt, werden sachlich knapp folgende Angaben festgehalten: Name, Alter, verheiratet seit …, Beruf, Adresse, vereinbaren des ersten Termins und wer kommt.

Die Auswertung des Erstkontakts

Bereits die ersten Fakten, Eindrücke, auch Mutmaßungen sollten kurz zusammengefasst werden. Sie dienen einer ersten Hypothesenbildung und beziehen sich auf ein mögliches Körperbild, auf Stimmung und gefühlsmäßige Verfassung, auf den Zeitpunkt der Anmeldung, auf Aussagen über Beziehungspartner und Familienmitglieder, auf örtliche Verhältnisse, Lebensereignisse und Einstellungen über das Beziehungsleben. Welcher Bereich ist wie gewichtet? So entsteht das Bild vom Erstkontakt auf einem ganzheitlichen Hintergrund. Das was bei diesem Erstkontakt im Zuhörenden z. B. an Körpergefühlen, an Stimmungen, an Bildern und Gedanken ausgelöst wird, sind erste Resonanzphänomene, die schon Hinweise auf Interaktionsmuster beinhalten können.

Fragen, die sich Beratenden stellen können, sollten mitnotiert werden.

- Zu welchem Zweck hat sich das Paar, die Familie dieses Problem, diese Krise geschaffen?
- Soll das System etwa durch diese Krise zu ihrem Sinn finden?
- Ist das eine Etappe auf dem Weg dorthin?
- Ist dies ihr Weg, und ist es von jetzt an einfach wichtig, dass er gegangen wird?

Die Zeit nach der Anmeldung bis zum Beratungstermin

Die Anmeldung an sich, auch die – wie die bereits erwähnten – oft verschlungenen Wege bis zu einer Beratung, wirken sich unter Umständen schon nachhaltig im Sinne von Veränderungen aus. Erleichterung stellt sich ein, Druck ist gewichen, Hoffnungen werden wieder geschöpft: Endlich geht etwas! Es ergeben sich im Körperlichen und Seelischen Veränderungen, die sich auf die Kommunikation auswirken. „Bis zu Ihrer Türe habe ich alle Eitelkeit, Arroganz und meinen ganzen Zynismus ablegen müssen", so stellt ein Mann seinen Prozess in der Zeitspanne von der Anmeldung bis zur Beratung fest. Die Erwartungen sind meist auf eine Hilfe von außen gerichtet. Das Bewusstsein von Eigenarbeit, Aktivierung eigener Kräfte klingt oft noch nicht an. Die immanenten Fähigkeiten der „Selbstheilung" tragen alle in sich, trägt jedes System in sich.

Es ist nicht ohne Bedeutung, wie die Anmeldung für eine Familienberatung Kindern gegenüber kommuniziert wird. Gibt es Absprachen über Themen oder wird jetzt alles dem „Zufall" überlassen? Kinder äußern sich gelegentlich dahingehend, dass sie einfach hätten mitkommen müssen. Oft wird die Zeit des Wartens bis zum Termin auch bewusster erlebt. Für alle steht etwas Wichtiges an. Alle sind schon „unterwegs".

> » Auf dem Weg dorthin wurden sie rein. (Lk. 17, 14)

So hält der biblische Text fest, wie die 10 Aussätzigen auf dem Weg zu den Priestern geheilt wurden. Wer sich auf den Weg macht, wird gesund, wird geheilt. Nicht Therapeuten und Therapien heilen, Menschen werden heil, wenn sie sich aufmachen, wenn sie Nutzen aus Anregungen in Zusammenarbeit mit anderen zu ziehen versuchen. Allerdings, und auf diese Ambivalenz verweist Viktor von Weizsäcker (1954, S. 103), der festhält: „ … dass in jedem Kranken eine unbewusste Tendenz zum Kranksein mit dem Wunsche, gesund zu sein, konkurriere." Diese Wahrheit trifft auch für Paar- und Familiensysteme zu, wo der Wunsch nach einem Verharren mit dem Drang nach Klärung und Veränderung im Wettstreit ist.

> ⊚ „Auf den Weg machen" heißt, dass etwas im Menschen oder eben auch in einem System eine Entscheidung getroffen hat, sich zu verändern, gesund zu werden.

Bei Familien den Schluss zu ziehen, dass beim Aufsuchen einer Therapie sich alle zur gleichen Entscheidung durchgerungen hätten, muss offen gelassen werden. Es existiert häufig über Strecken ein Widerstreit zwischen einer Tendenz zum Verharren, alles so zu lassen wie bisher gegenüber Aufbruch, Beenden von erstarrtem und vermehrt als belastend empfundenem Zusammenleben. Konflikte, Krisen ergeben einen Sinn, oft auch einen Wert: einen praktischen Wert. Von welchem Zeitpunkt an wird ein Konflikt zur Mahnung? Jetzt ist Schluss, so geht es nicht weiter!

3.1.3　Initialphase

Sie beinhaltet das, was z. B. als Warming-up, Anwärmphase, Joining und Ankoppeln in der Literatur genannt wird. Es ist das Ankommen, das Einstellen auf den Raum, auf die Personen, das gegenseitige Sich-Vorstellen, das Spüren der Wellenlängen, eine „niederschwellige" Aufnahme persönlichen Kontaktes (Schwing und Fryszer 2007, S. 33f.; Cierpka und Martin 1996, S. 44). Im ganzheitlichen Ansatz wird ein Klient, auch ein Familiensystem auf dem Hintergrund mehrerer Lebensdimensionen gesehen. „Als erstes nimmt der Therapeut am Klienten (in unserem Fall bei einer Familie) einiges von dessen Eingebunden-Sein in die verschiedenen Lebensdimensionen wahr" (Maurer 2006, S. 142).

Vom Wartezimmer zum Therapiezimmer

Wer sitzt **wo, wie** und bei **wem**?

Wer ist im Wartezimmer: eine Einzelperson, ein Paar, eine Familie? Sitzt jemand in der Ecke mit dem Rücken zur Wand? Spielen Kinder mit bereitliegenden Klötzen, während die Erwachsenen in ausgelegten Zeitschriften blättern?

Beispiele

Da nimmt ein Vater beim Eintreten des Therapeuten ins Wartezimmer seine 3-jährige Tochter auf die Schultern. In der Sitzung wirft er seiner Frau vor, das Kind nicht gewollt zu haben.
Zwei ältere Eheleute sitzen mit ihrem über 40-jährigen Sohn in scheinbarer Harmonie eng beisammen.

Kinder stehen auf zur Begrüßung, geben die Hand, andere verweigern das. Hände können verschieden sein: hart wie Beißzangen oder lasch, nervös, kalt und schwitzend, verbunden mit offenem oder scheuem und unsicherem Blick.

Auch beim Eintreten ins Therapiezimmer definiert sich ein Familiensystem. Rennen Kinder auf bereitstehende Sitzgelegenheiten zu, wobei der Schnellere durch den Stärkeren vom attraktivsten Stuhl weggeschubst wird? Ordnet ein Vater jedem, auch dem Therapeuten seinen Platz zu, oder steht eine vierköpfige Familie wie eine Gruppe schlanker Pappeln unter der Türe und wartet auf meine Aufforderung? Das Ganze ist wie das Thema einer

Symphonie, das anschließend variantenreich zur Aufführung kommt.

Den Türrahmen zum Therapiezimmer begreife ich als eine Art „Sicherheitsschleuse". Am liebsten würde ich Sensoren einbauen, die auf alle mitgebrachten „Waffen, spitzen Gegenstände, Schlagwerkzeuge, ätzenden Giftfläschchen usw." reagieren. Ein spirituelles Bodycheck kann auch wirksam sein. Jede Person mit dem Gedanken passieren lassen, dass sie und alle anderen zur persönlichen und familiären Weiterentwicklung beitragen möchten. Meinerseits unterziehe ich mich auch dieser Maßnahme. Es wird später noch konkreter auf das Thema Sicherheitsschleuse eingegangen (▶ Übung unten).

Der Therapieraum

Personen und Mobiliar (Stühle, Hocker, Sessel, Sitzkissen usw.) gestalten einen Raum und sind von einer bestimmten Wirkung. Eine Räucherung, der Schein einer Kerze nehmen Einfluss auf die Stimmung im Raum, können auch das spirituelle Empfinden der Anwesenden für das Geistige in und um uns anregen. Hinweise darauf, dass verstorbene Angehörige auch am Wohlergehen einer Beziehung, auch am Funktionieren eines Systems interessiert sind, lassen den überwiegend rationalen Umgang mit Fragestellungen mehr in den Hintergrund treten. Kinder, denen das magische Denken noch zugänglich ist, nehmen solche Angebote bereitwillig auf und helfen Erwachsenen, die Wahrnehmung dafür wieder zu erschließen. Je mehr Erlebensebenen einbezogen werden, desto nachhaltiger ist die Breitenwirkung auf das System. Wesentlich scheint, dass Systemzugehörige sich auf das System einlassen und sich öffnen.

Kommt eine Person, ein Paar, eine ganze Familie zur Beratung, ergibt sich in jedem Fall eine andere, äußere Raumgestaltung; auch eine veränderte Gestaltung eines Innenraumes, nämlich desjenigen, der durch die Anwesenden gebildet wird. Auch der Raum zwischen den Personen bewirkt etwas. Maurer (2006, S. 111) verwendet die Begriffe intimer Außen- und Körper-Innenraum. Die Distanz zwischen Partnern, Familienmitgliedern, Therapeuten und Klienten lässt die Anwesenden spüren, ob eine Distanz nah, zu nah oder zu groß ist. Je nachdem zeigen sich gefühlsmäßige Auswirkungen im Körper-Innenraum. Wohlempfinden oder Unbehagen lassen sich

erfragen und dementsprechende Veränderungen in der räumlichen Distanz bewerkstelligen.

Ein hoher Grad an Authentizität bezüglich der Raumgestaltung ist dann gegeben, wenn sich eine Familie ihren Raum selbst einrichten kann, indem sie sich z. B. der an einer Wand stehenden Klappstühle bedienen kann, um sich so ihren Sitz-Raum im Zimmer selbst einzurichten. Das Raumbild, die Nähe- und Distanzverhältnisse der Familie können dann klar zum Ausdruck gebracht werden.

Der Umgang mit Nichtanwesenden, auch verstorbenen Familienangehörigen, wirkt sich in der Raumgestaltung dann aus, wenn für sie Sitzgelegenheiten bereitgestellt werden.

Beispiel
Eine heftige Reaktion löste das Angebot bei einem jungen Mann aus, er möchte dem verstorbenen Vater auch einen Stuhl anbieten. Es erinnerte ihn daran, wie seine Mutter noch über Jahre nach Vaters Tod täglich ein Gedeck auf dem Esszimmertisch bereitgestellt hatte. Diese Erinnerung war ihm in der Therapie unerträglich.

Dem Bereitstellen von Sitzgelegenheiten für Abwesende kommt eine mehrfache Bedeutung zu. Es bietet sich die Möglichkeit einer Identifikation an. Auf die symbolisch präsente Person wird Rücksicht genommen, dies z. B. schon in den Formulierungen und das konkrete Angebot für Übertragungen ist so gegeben. Für Therapierende erleichtert es die Ausweitung der Allparteilichkeit auf Abwesende.

Im Raum wird begrüßt, vorgestellt, Wertschätzung über das Kommen zum Ausdruck gebracht, wie auch der Raum selbst diese Funktion einnimmt.

Das Familien-Checking

Es geschieht nicht oft, doch kommt es vor, dass für ein Erstgespräch ein „Reinemachen", ein schonungsloses Klären, das Einschlagen von Pflöcken oder das zur Rechenschaft ziehen von Verantwortungslosen erwartet oder angekündigt wird. Die Sitzung der „langen Messer" steht damit an. Die Notwendigkeit einer Klärung ist nicht in Zweifel zu ziehen, doch über die Waffen, mit denen Duelle durchgeführt werden sollen, will ich als Verantwortlicher mitbestimmen. Hat die Familie Platz genommen, stelle ich in solchen Situationen knapp fest, was Sache ist und was erwartet wird. Ich formuliere aber auch meine Bedingungen. Jedes Familienmitglied muss sich einem Sicherheitscheck unterziehen.

Übung: Sicherheitscheck

„Scharfe Messer, spitze Gegenstände, Nadeln, Scheren, Pistolen": jede Art von Waffen muss draußen bleiben. Dies gilt auch für „ätzende Flüssigkeiten, Gift und Nervengas".

Die einzelnen Anwesenden werden aufgefordert, durch eine Türe oder zwischen zwei gegenüberstehenden Stühlen durchzugehen. Die übrigen Anwesenden sind Warnanlage, sie teilen mit, was scharf, spitz, giftig, ätzend, verletzend usw. ist oder sein könnte. Gespräch ja, doch ohne Verletzte und Tote! Es gehört mit zu dieser Übung, die übrigens von großem Wert ist und während der Sitzung zulässt, sich an die abgelegten „Waffen" zu erinnern, dass derjenige, der beim Durchgang Signale auslöst, sich auch selbst fragen muss: „Was muss bei mir draußen bleiben? Womit verletze ich die anderen? Womit bin ich gefährlich?" In vertraglichen Abmachungen wird danach festgehalten, dass beim Verletzen der Regeln – sprich beim Griff zur „Waffe" – gestoppt wird. „Sind Sie, seid Ihr damit einverstanden, dass ich, dass wir einschreiten, wenn verletzt wird?"

3.1.4 Aktionsphase

Die Positionierung des Therapeuten im System

Wird entsprechend der zu erwartenden Anzahl an Familienmitgliedern bestuhlt, dann stellt sich die Frage, wohin soll sich der Therapeut setzen. Es lohnt sich, diesbezüglich Überlegungen anzustellen. Setze ich mich zwischen die Partner, zwischen Mutter und Kinder, zwischen Vater und Kinder, zwischen die Kinder: jedes Mal wird ein Akzent gesetzt, jedes Mal erhält das Setting eine neue Gestalt. Die „Familiengestalt" (Dold 1989, S. 78) verändert sich. Es erfolgt eine Veränderung im wahrnehmenden Empfinden der Teilnehmenden untereinander, und es entsteht auch eine Bewegung, eine Veränderung im energetischen Feld.

Bei der Positionierung des Therapeuten im System geht es um drei Aspekte.

1. Der Therapeut begibt sich bewusst in seine selbst gewählte Position im System, von der

er sich eine Dynamik, eine Gewichtung, den Start für eine Veränderung verspricht. Hier wird eine besondere Sensibilität, ein Gespür für Spannungen, Blockaden, Subsysteme, für Absetzungstendenzen usw. erwartet.

2. Es geht um Positionen, in die man geraten kann: eben „zwischen alle Stühle". Die Einladung, Partei zu ergreifen, sich in bestimmte Lager locken zu lassen, entwaffnet, hochgelobt, um anschließend, falls man auf den Leim gegangen ist, vom Sockel gestoßen zu werden, sind einige Möglichkeiten in die Therapierende geraten können.

3. Ob ich will oder nicht, ich bin in einer Paar- und Familientherapie ein Teil des Systems, dessen muss ich mir bewusst sein. Das ist normal. In einem komplexen System immer Übersicht und Klarheit haben, richtige Begleitung und Anregung zu sein, das ist nur dann möglich, wenn wir unseren Geist beauftragen, diese Funktion zu übernehmen. Der Geist ermüdet nicht, kann nicht überfordert werden. Ich kann mich auf ein Familienmitglied konzentrieren und meinem Geist den Auftrag erteilen, z. B. die Reaktionen der anderen aufzunehmen.

In der Pädagogik wird diese Fähigkeit mit geteilter Aufmerksamkeit bezeichnet, und in der tiefenpsychologisch orientierten Therapie spricht man von freischwebender Aufmerksamkeit. Es bedarf der Übung, um sich diese Eigenschaft zu erwerben. Zudem gibt es hier kleine Hilfen. Ich erlaube mir z. B. während jeder Therapie – von den Klienten meist unbemerkt – kleine Pausen zu machen. Dabei frage ich mich: „Wie geht es dir jetzt? Wie spürst du dich in deinem Körper, und was spürst du wo?" Bei einiger Übung dauern solche Pausen wenige Sekunden. Danach bin ich wieder geortet und habe zusätzliche Informationen und Erkenntnisse, die mir über die körperliche Übertragungsebene zugegangen sind. Anfangs kann es vorkommen, dass man den Faden verliert. Aus meiner Erfahrung – und das wird stets akzeptiert – kann man den Anwesenden sagen: „Ich bin innerlich an dem oder jenem Punkt stehen geblieben. Würden Sie bitte eben Geäußertes nochmals wiederholen?" Wird die Botschaft an eine Person in einem System gerichtet, wird es zur Botschaft für alle. Alle greifen nochmals zurück, erinnern sich wieder. Die Austauschbarkeit von Positionen und die Unschärfe in deren Abgrenzung wird somit auch verdeutlicht und zu einem vielversprechenden Angebot.

Wollen Therapeuten nicht nur klar auf der Kommandobrücke Kurs halten, überschaubare Strategien konsequent verfolgen, bieten Positionierungen im System zudem Möglichkeiten kreativer Gestaltung. Ein „Spiel", das nicht nur besonders aufschlussreich, vielmehr eine besondere, systembezogene Raumgestaltung einzelner Familienangehöriger zulässt, ist, wenn die Sitzordnung im Setting durch einzelne Familienangehörige erfolgt: eine zirkuläre Sitz- und Raumgestaltung. „Wie würden Sie, würdest Du wollen, dass sich alle hinsetzen sollten? Wollen wir das einmal machen?"

Ein nachfolgendes, wiederum zirkulär gehandhabtes Befragen nach veränderter Position, lässt auf verschiedenen Ebenen Veränderungen erkennen. Alle haben sie nun Platz genommen, und es ergibt sich ein einheitliches, vielgestaltiges, sich wechselseitig beeinflussendes Ganzes, ein interferierendes, energetisches Familienbild.

Körperliches Ankommen und Zeitplanung
Neben den wenigen Minuten, die für Alltagsfragen z. B. nach dem Weg zur Beratungsstelle, nach der allgemeinen Befindlichkeit, Wetter, Interessen und Ansichten Raum bieten, wird unter körperorientiertem Aspekt der Körperlichkeit Rechnung getragen. Der Körper ist angekommen und was jetzt? Wie fühlen Sie sich jetzt? Wollen wir für das, was wir anschließend miteinander besprechen werden, eine körperliche Basis schaffen?
Und die Zeit?
„Wir haben, wie bei der Anmeldung mitgeteilt, eine, zwei Stunden usw. Zeit für unsere erste Sitzung." Therapeuten und Institutionen müssen auch die Zeitplanung ihrer Klientel berücksichtigen. Zeitüberschreitungen, Unpünktlichkeit sind Eingriffe in die Zeitautonomie. Therapeuten stehen nicht selten unter planerischem Druck: in vorgegebener Zeit sollte dieses oder jenes Ziel erreicht werden. Wie fühlen sich Therapierende, wenn sie die Ziele nicht setzen, sondern wenn sie Ziele gesetzt bekommen?

Der Beginn

 Kein Beginn eines Erstgesprächs ohne Hände und Füße.

„Das, was jetzt kommt, soll Hand und Fuß haben!" Man kann diesen Vorspann der Aufwärmphase zuordnen. Den Anwesenden wird erklärt, dass bei einem ganzheitlichen Arbeiten alle sich auch selbst körperlich spüren sollen. Ganz einfache Fragen helfen, sich des Körpers bewusster zu werden.

- Sind meine Füße fest am Boden, spüre ich das?
- Spüre ich meine Sitzfläche?
- Wenn ich jetzt noch meine Hände reibe, sind sie dann warm?
- Weiß ich, wann ich mit meinen Händen zupacken und wann und wovon ich meine Finger lassen soll?
- Wie spüre ich meine Stirn und die Schläfen? Sind sie warm, heiß, kühl?
- Und dann mein Herzschlag, spüre ich ihn? Mein Herz! Was macht meinem Herzen weh und was dem der anderen?
- Mein Bauch: Wohlbehagen, kloßiges, unbehagliches, übles Gefühl? Was oder wer liegt mir auf dem Magen? Was schlägt anderen auf den Magen? Habe ich daran Anteil?

Abklopfen des Körpers, um sich zu spüren, ist auch eine Form, sich wahrnehmbar zu machen! Die häufigsten Mitteilungen nach dieser Übung sind: „Ich fühle mich wacher, lebendiger, wärmer usw."

Auf der Grundlage einer auch nur kursorischen körperlichen Selbstwahrnehmung sind die verbalen Mitteilungen in der Folge authentischer, verlässlicher. Der Einbezug des Körpers gewährleistet eine größere Echtheit als dies bei ausschließlich verbaler Mitteilung der Fall ist.

Wie sitzen sie jetzt da, nach dieser körperbezogenen Aufwärmphase: die Einzelpersonen, die Paare, die Familien? Schon die Körperhaltungen in einem Familiengesamt verdeutlichen, wie jede Familie auch ein Familienkörper (Dold 1989, S. 99f.) ist. Bewusst wird darauf verzichtet, zwischen dem Körper, den ich habe, und dem Leib, der ich bin, zu unterscheiden (Petzold 1985, S. 356ff.). Für Schultz (1967, S. 77) ist der eigene Leib, uns gewöhnlich als „körperlicher Leib" (relative „physikalische" Örtlichkeit, Teilbarkeit), aber auch als leiblich (absolute Örtlichkeit, unteilbar) gegeben. Für den Menschen des Alltags versteht sich der Körper als das, was er ist. Er kann z. B. durch Wellness oder Training passiv gepflegt oder aktiv herausgefordert werden, wie er aber auch durch spezielle Berührungen, durch Atmung, Meditation in seiner Tiefe gespürt werden kann. In einer Familie haben alle, und dies über Jahre, an einem Familienkörperbild gemeißelt. Alle tragen in meist unterschiedlichen Entwicklungsstufen zu diesem dynamischen Entwicklungsbild bei.

Worum geht es denn? Mit klarem, auch bewusstem Gespür für sich selbst kann ein Problem, eine Frage eindeutiger formuliert und authentischer dargelegt werden. Die Anwesenden bringen so ihre Bedürfnisse und Wünsche ein, die für erste Arbeitskontrakte Ausgangslage sind.

Sprechend beieinander sein

Endlich sprechen können! Eine Stunde ohne Punkt und Komma reden, welch eine Möglichkeit zur Druckabfuhr! Über Tage, Monate und länger aufgestaut: jetzt kommt es raus. Es scheint ganz gleich, wer da ist: die „Schleuse" ist offen. Jetzt müssen alle zuhören: Therapeut, Familie, Ehepartner. „Ich kann nicht mehr, zu lange habe ich gewartet." Alle hören zu, sperren Augen und Ohren auf und sehen, wie sich ein „Druckbehälter" nach und nach leert, wie Verspannungen lockern, ein bis anhin verkrampftes Gesicht weich und traurig wird. Dann am Schluss dieser Sitzung ein berührender Dank an alle: „Das war heute ein gutes Gespräch. Ich danke Euch allen."

Die Sprache ist eines unserer wesentlichsten Mitteilungs- und Arbeitsmittel. Unter zwei Aspekten sind Überlegungen anzustellen. Zwei Sprachformen treffen aufeinander: die der Berater/Therapeuten und die der Klienten. Und es kann durchaus nicht in jedem Fall von einer gemeinsamen Sprache, geschweige denn von einem gemeinsamen Verständigungsniveau ausgegangen werden. In der Semantik spricht man von einem Sender, von einem Empfänger und von zu übermittelnden Sachverhalten und dies wiederum im doppelten Richtungssinn. Die Therapie kennt aber auch das Selbstgespräch und nicht nur das auf der Couch. Das Perseverieren in z. B. nie enden wollenden Zwangsgedanken oder das „Nicht-mehr-abstellen-Können" einer Gedankenflut bei psychotischen Klienten oder bei Erschöpfungsdepressiven ist bekannt. In einem Erstgespräch

kommt dem informativen Expressiv-Wert der Sprache zunächst eine untergeordnete Bedeutung zu. Es geht um das Schaffen von Vertrauen. Was wirkt Vertrauen schaffend? Was löst, was fängt auf, kommt entgegen, berührt, rührt an, besänftigt, stimuliert, wartet zu, fördert?

Sympathie, Antipathie, spontanes Zugewandt-Sein, sich mögen oder „das geht mit uns nicht": dies sind alles Faktoren, die in einem präverbalen Bereich anzusiedeln sind und Sprache erst ermöglichen. Zum anderen braucht es diese Ausdrucksformen gerade dort, wo die Sprache, wie z. B. bei kleinen Kindern, geistig Behinderten usw. nicht verfügbar ist. Ob kleine Kinder „fremdeln", durch Weinen Angst signalisieren, sich an Eltern oder Geschwister anklammern, oder ob sie distanzarm, direkt, unter Missachtung der persönlichen Sphäre, sich anscheinend unbeschwert vom ersten Augenblick an in fremden Räumen bewegen, ist von hohem diagnostischen Stellenwert.

Haltung, Gestik, Atmung, Blutdruck usw. sind anders, wenn wir vor Neuem und unter emotionalem Druck stehen. Wir sprechen unter Umständen rascher, langsamer, gepresster, wortreicher. Bei hochgezogenen Schultern, flachem Atem, kalten Händen und Füßen kommt die Stimme eher aus Kopf und Hals. Es fehlen ihr die vegetative Resonanz, der Sprechstamm, die Behaglichkeit. Zwischen Denken, Sprechen und Empfinden findet sich wenig Übereinstimmung. Der Intellekt ist wie abgespalten vom Körper. Der offen Wahrnehmende hört, sieht und spürt das Auseinanderklaffen. Die Sprache ist hier inkongruent, verbildet und denaturiert oder behindert. Auch dort ist sie nicht mit den Gefühlen im Einklang, wo über erschütternde Erlebnisse sachlich, monoton und wie unbeteiligt berichtet wird, so dass man meinen könnte, es laufe eine Schallplatte zum wiederholten Male ab, ohne emotionales Mitschwingen, ohne begleitende Mimik und Gestik und ohne weiteren körperlichen Ausdruck.

Therapeuten kann hier nahegelegt werden, den Ratsuchenden wie folgt Fragen zu stellen: „Wollen Sie auch etwas von mir wissen? Interessiert es Sie, wie es mir jetzt geht?" oder „Was glauben Sie, welche Empfindungen ich jetzt habe?" Es bleibt allerdings dem eigenen Fingerspitzengefühl überlassen, ob solche Fragen in diesem Frühstadium einzubringen sind. Die verschlüsselte, paradoxe, auch symbolische

Sprache gilt es zu klären oder die Körpersprache in die Umgangssprache zu übersetzen.

„Ich habe es an den Nerven. Ich gehe nach der Arbeit ein Glas Bier trinken." Beides kann für den Wunsch stehen: „Ich suche Kontakt und auf diese Art Entlastung." Das Sprechen über ein Symptom, ein psychosomatisches Erscheinungsbild, über einen Indexpatienten zwingt dazu, über die beteiligten Familienmitglieder nachzudenken. Arbeitshypothesen lassen sich so für eine folgende Therapie gewinnen. Es sollte uns bewusst sein, dass nur wenige über einen adäquaten sprachlichen Ausdruck verfügen, um über körperliche, emotionale, beziehungsmäßige und familiäre Probleme Mitteilung zu machen. Dies ist keinesfalls nur vom Bildungsniveau abhängig. Intellektuelle können wie bekannt Sprachmissbrauch insofern betreiben, als sie über nicht empfundene Gefühle wortreich reden.

> Spärlicher verbaler Ausdruck bezüglich eigener und familiärer Befindlichkeit lässt auf Besonderes achten. Die akzentuierend begleitende Gestik und Mimik werden auch zur Mitteilung und können von vielschichtig appellativem Charakter sein.

Die Gesprächsatmosphäre

Beratung als Rat halten und Sprache als Gespräch oder „einander Gespräch sein" deuten auf eine Art der Sprache, die mehr als informative Mitteilung sein will und die über Interaktion hinausreicht. Obgleich die Interaktion im systemisch orientierten Erstgespräch einen zentralen Stellenwert einnimmt, verweisen Dabei- und Miteinander-Sein auf eine andere Erlebensdimension. Wenn Familien beieinander sind, bildet sich eine Atmosphäre. Es muss dabei nicht einmal gesprochen werden. Physikalisch könnten wir von einem energetischen Feld sprechen, das an sich wirksam ist. Es gibt Familien, die sind darüber erstaunt, dass dieses Atmosphärische einfach da ist. „Wir spüren das jedes Mal, wenn wir bei Ihnen sind, zu Hause sind meist alle für sich."

„Es sind die Randlagen des Lebens, in denen sich die Gespräche ausbreiten (Bollnow 1966, S. 170)". Die ratsuchenden Familien sind meist des Gesprächs verlustig gegangen. Oder wir finden ein „gescheites" Darüber-Reden, gegenseitiges Anklagen, Be- und

Verurteilen, diagnostisches Kategorisieren: verstümmelte Restsprache. Wenn Gespräch-Sein keine Zielvorgabe kennt, so ergeben sich in einem beratenden Erstgespräch mehrere Ziele, auch in solchen, die durch die Gesprächsführung bestimmt werden.

Ob ein Erstgespräch in einer Paar- und Familienrunde zur Verhandlung, zur Aussprache, zu einem Verhör oder zu einem gegenseitigen Spüren und Schwingen wird, ist vom Gesprächsleiter, vom Therapeuten mitbestimmt. Erstgespräche im Sinne eines Sich-Aussprechens, einer ersten Entlastung, einer Aussprache in der Familie, zusammen mit einem „Unparteiischen", lassen die Grenzen zur Therapie fließend werden. Die Genese von Problemsituationen wird in der Art, wie Entlastung zu Stande oder nicht mehr zu Stande kommt, klarer. Der zuhörende Therapeut kann durch seine neutrale Offenheit eine auslösende Funktion haben und aus seinen Beobachtungen heraus Folgerungen ziehen für Antworten und Anregungen, die ihn damit zum anteilnehmenden Gesprächspartner machen. Das Gespräch erhält in der Art der Aussprache die Funktion von Klärung, Entspannung und Bereinigung.

Das füreinander Dasein im Gespräch fördert das Finden der Wahrheit, die nie allein auf einer Seite ist. Sprache, Gespräch setzt Bezogen-Sein, Dialogisches voraus. In der Therapie begegnet uns Sprachverlust, das Versagen von Sprache, Behinderung derselben, unkritisches Dahinplätschern und Verharmlosen sowie ängstliches Vermeiden von Tiefe, was das auch immer bedeuten mag. Große Sprachfertigkeit, verbales Überrollen lassen weder den Familienmitgliedern noch dem Therapeuten eine Chance zum Sprechen.

Hinter sprachstarkem Ausdruck, hinter Leihverbalismus verbirgt sich nicht selten Angst und Unsicherheit. Bei näherer Sprachanalyse bleibt häufig festzuhalten, wie sich die Sprechenden – und es muss sich hier keineswegs nur um die Erwachsenen handeln – im Diagnostischen aufhalten: Es sind die Ist- oder die Sind-Sätze. „Das ist doch … ! Sie sind doch … ! Er ist doch … !"

Auch Kausalfragen nach dem „Warum" unterstützen das Reden im Kreise. Den Partner, die Partnerin nicht zum Sprechen kommen zu lassen – so die Widerstandanalyse – verhindert, dass gewisse Dinge ins Gespräch und zur Sprache kommen können. Gespräch als Dialog, als relationales Verhältnis fordert aber auch die Offenheit des Zuhörers und das Zuhören. Geschlossene Systeme können in einer Art verbalen Drauflosprügelns Offenheit verhindern. So wird Sprachmissbrauch getrieben, die Sprache wird gewalttätig, auf welchem Sprachniveau auch immer.

> **Offenheit ermöglicht Sprechen und Gespräche**
> Hinwendung, Offensein, das sich Einbringen heißt, ich entschließe mich dazu, das auszusprechen, was in mir vorgesprochen hat und gesprochen sein will, was ohne falschen Schein zur Mitteilung werden kann. Bei einem echten Familiengespräch müssen nicht alle zum Sprechen kommen. Die Sprache der Schweigenden kann beredter sein als die der Drauflosredenden. Ziel einer Familientherapie kann und will sein, einander wieder im empfindenden Gespräch zu finden; mit welchen Mitteln und Methoden, das wird vom Zeitgeist, dem Wissenschaftsverständnis, dem therapeutischen Know-how mitbestimmt oder auch behindert. Anzumerken bleibt, dass einfühlende Herzlichkeit, mit Konsequenz gepaart, unter Umständen mehr erreichen lässt als ein perfektes Betreiben erlernter Methoden.

Dann bleibt noch die Frage hinsichtlich „Körpersprache und Arbeitskontrakt". Wie wirkt der Körper auf die Sprache? Ist er mitsprechend? Er ist Sprache und formt sich in der Sprache. Die Sprache, d. h. die Kommunikation formt unser Hirn (Migge 2005, S. 31 und 521f.). Sprache und Körper sind eine Einheit. So ist auch der Einfluss auf die vernetzten neuronalen Prozesse klar zu verstehen.

Der Einfluss auf unser Gehirn nimmt mit ganzheitlicher Stimulierung zu. Eine Tatsache, die in der Pädagogik praktisch belegt ist. Je ganzheitlicher ein Lernstoff assimiliert ist (visuell, akustisch, haptisch, energetisch, motorisch), desto besser das Verständnis und desto größer die Wahrscheinlichkeit des Behaltens. Das Veränderungspotential unseres Gehirns (Neuroplastizität), das bis ins hohe Alter verfügbar ist, verweist auf ein lebenslanges Lernvermögen. Dies

ließ sich in diversen Meditationstechniken nachweisen (Carrington 1980) und steht in Therapien zur Verfügung.

Die Sprache des Familienkörpers

Ein Familienerstgespräch wird aufgrund der Sitzanordnung und des körperlichen Erscheinungsbildes der Familie betrachtet, die Interventionen dementsprechend angelegt und erste Annahmen aufgestellt.

Beispiel: Erstgespräch mit einer vierköpfigen Familie

Der Reihe nach sitzen eine 16-jährige Tochter, die noch die Schule besucht; die Mutter mittleren Alters; der Vater; der 18-jährige Sohn, der gerade seine Reifeprüfung erfolgreich absolviert hat und ich in der Runde.

Die Mutter ist in ihrer Sitzhaltung so aufrecht, dass man meinen könnte, man habe wie in einem Röntgenbild ihre Wirbelsäule vor sich. Von der Sitzfläche bis zum Hinterhauptloch fügt sich jeder Wirbel gleichmäßig in den anderen. Solche Bilder von in sich ruhenden und ausgeglichenen Sitzenden finden wir bei Abbildungen ägyptischer Pharaonen. Wenn diese Sitzhaltung dauernd eingenommen wird und sich lediglich der Kopf bewegt, wirkt das auf den Betrachter steif, korrekt, hölzern, auch anstrengend.

Neben der Ehefrau sitzt der Mann, ähnlich stabil gegründet, von den obersten Brustwirbeln an leicht vorgebeugt. Was lastet auf seinen Schultern? Wirkt hier ein Druck? Wer den Kopf nicht hoch aufrichten kann, wie steht es um dessen Durchsetzungsfähigkeit, dessen Übersicht und Autorität? Wie ist die Belastbarkeit einzuschätzen?

Die 16-jährige Tochter ist in der Körperhaltung eine nahezu perfekte „Kopie" der Mutter, etwas kleiner an Gestalt. Sie schaut mit direktem Blick in die Runde. Der leichte Schmollmund und ein kesser Blick lassen es offen, ob hier nicht auch spitze Pfeile geschossen werden können.

Der 18-jährige Sohn, der sich einen Lehnstuhl ergattert hat, hängt lässig über die Armlehne. Provozierend, wie ein Kontrapunkt im Familienbild, ist seine Körperhaltung: eine Klasse für sich. Hebt er sich vom Bild seiner Familie ab, oder gehört gerade er ins Bild der Familie? Getraut er sich erst jetzt – nach erfolgreich abgeschlossenem Examen – seine Familie herauszufordern? Worin könnte diese Herausforderung bestehen? Was scheint ihm wert, dass es sich verändert? Was möchte andererseits die Familie verändern, oder wovor hat sie Angst, es könnte sich ändern? Der Sohn nimmt im Grunde genommen eine sehr lockere – im Vergleich zu den andern – eine eher unkonventionelle Sitzhaltung ein. Seine Familie sitzt ihm gegenüber äußerst geordnet da.

Die Arbeitshypothese aufgrund des körperlichen Erscheinungsbildes der Familie sieht folgendermaßen aus: Hier strenge Sitzhaltung und dort Lockerheit. Bricht hier etwas auf? Welche Bedeutung hatten bisher Strenge und Konsequenz in der Familie? Ist es sinnvoll, in der Familiengeschichte zu blättern? Wie könnte sich ein Auflockern in der Familie auswirken? Steht vielleicht eine Ablösung an?

Während die systemische Therapie durch Fragen die Problem- und Mittelphase (Cierpka und Martin 1996, S. 44) eröffnet, Überweisungskontext, Aufträge und Anliegen klärt, Problem- und Ressourcenexploration einleitet (Schwing und Fryszer 2007, S. 35–39), stellt sich für ein körperorientiertes Arbeiten die Frage, ob die Anwesenden auch mit ihrem Erscheinungsbild und mit ihrer Körperhaltung zu arbeiten bereit sind. Einfache Kontraktfragen sind dazu dienlich.

- Falls mir als Außenstehendem etwas auffällt, was den körperlichen Bereich der Familie anbelangt, darf ich das dann sagen?
- Sind Sie damit einverstanden?
- Wollen Sie dann mitmachen und darauf eingehen?
- Wenn ich dieses oder jenes sehe oder spüre, darf ich das zum Ausdruck bringen?
- Ich frage Sie z. B. nach der räumlichen Distanz zueinander. Äußern Sie sich bitte, wie es für Sie stimmt.
- Falls Bedenken aufkommen, bringen Sie diese bitte vor. Wir können aber auch jederzeit diese Vorgehensweise beenden.

Ich mag mich nicht erinnern, auf solche Angebote jemals eine Absage erhalten zu haben.

Zurück zur bereits erwähnten vierköpfigen Familie:

Beispiel (Fortsetzung)
Körperhaltung als Orientierung für zirkuläres Arbeiten
„Wenn Ihr Sohn Ihnen wie jetzt gegenübersitzt, wie wirkt das auf Sie?" Auf diese Frage antwortet die Mutter. „Das ist es ja gerade, nur noch Provokation. Das ist unser Problem. Jede Gelegenheit wird dazu benutzt, uns herauszufordern. Dann ist er maßlos in seinen Forderungen: Taschengeld, Reisen, Kleidung, Ausgang!" Beim Stichwort Ausgang klinkt sich die Tochter ein. „Ausgang, da habe ich auch ein Problem. Um 22.30 Uhr schon zu Hause zu sein, während alle anderen noch bleiben dürfen, das kann ich nicht verstehen."
Die Mutter schaut mit großen Augen in die Runde. Den Vater, der bei der Aufzählung der Mutter verständnisvoll mit dem Kopf genickt hat, frage ich, wie sich für ihn die Situation darstelle. Er reagiert sehr vernünftig, stellt klar heraus, dass die Forderungen des Sohnes überzogen sind. Bei seinem mittleren Einkommen wäre das nicht finanzierbar.
Hier rutscht der Sohn nach vorne. Er hängt nicht mehr unbeteiligt im Sitz. Es scheint eher so, wie wenn er in seiner nach vorne geneigten Haltung zum Angriff übergehen wollte. Dem ist auch so. Er habe all die Jahre gearbeitet, ein gutes Ergebnis erreicht und erwarte deswegen eine Belohnung. Er unterstreicht seine Ausführungen mit Hinweisen auf Anerkennung und Lob, was er von seinen Lehrern erhalten habe. So sieht er sich berechtigt, sich neu und einmal gediegen einzukleiden, eine größere Reise zu unternehmen und dann nicht in irgendeiner Jugendherberge zu übernachten. Er stelle sich da schon ein Hotel mit vier Sternen oder so vor.

Es geht um weitere Arbeitshypothesen mit dem Ziel einer Klärung: Geht es um Formen der Anerkennung oder um ein Austesten von Realitäten? Welten scheinen hier aufeinander zu stoßen. In der Familie bedarf es einer realistischen Überprüfung der Geldmittel, und es geht um eine emotionale Verständigung.

Langsam muss der junge Mann aus unserem Beispiel auf den Boden der Realität zurückkehren. Wir addieren seine Ansprüche und stellen dem den Monatslohn seines Vaters und all das gegenüber, was mit diesem Lohn jeweils finanziert werden muss. Jetzt wird der Ton gelassener, die „heiße Luft ist raus". Der Sohn sieht ein, dass er seine Ansprüche nur durch eine Mitfinanzierung realisieren kann. Dem Vater wird deutlich, wie er seinem Sohn jetzt reale Alltagsfragen unterbreiten muss, die sich auf dem bisherigen Bildungsweg nicht stellten. Sohn und Vater verhandeln auf Augenhöhe. Das führt beim Vater dazu, seinen Kopf aufzurichten. Er lernt an seinem Sohn, „den Mann" zu stehen.

Die Frauen sind Zeugen der Zuweisung von Verantwortung und der Übernahme von Pflichten. Vor allem die Mutter scheint erleichtert darüber, sich nicht auch noch über diese Fragen aufregen zu müssen.

Beispiel (Fortsetzung)

Scheinbar stark – Erschöpfungszustand der Mutter
Ich frage, ob die Familie den Gesichtsausdruck der Mutter gesehen habe, als das Thema Ausgang erwähnt wurde?

Zunächst macht sich eine Ruhe, fast eine nachdenkliche Stille breit. Niemand hatte darauf geachtet! Jetzt blicken alle die Mutter an. Ihre Augen erscheinen jetzt nicht mehr so groß, ihr Gesicht drückt im Augenblick eher Erstaunen aus. „Da hatte ich wahnsinnige Angst", so beginnt sie. Die Tochter hatte an jenem eingangs erwähnten, denkwürdigen Abend offensichtlich die letzte Busverbindung verpasst und musste darauf warten, von Teilnehmern der abendlichen Zusammenkunft mitgenommen zu werden. Die Mutter geriet zu Hause in Panik, weil die Tochter nicht zur vereinbarten Zeit nach Hause kam. Sie wollte die Polizei alarmieren, hätte dies auch getan, wenn die Tochter nicht knapp nach Mitternacht eingetroffen wäre.

Der Familie, vor allen Dingen der Tochter, war zu wenig bewusst, dass hier eine große Angst und kein Missgönnen eine Rolle spielte. Der Mutter ist die Sicherheit ihrer Kinder wichtig. Tochter und Sohn wird erst jetzt spürbar, welches Ausmaß an Angst die Mutter erlebt hatte. Die Mutter spricht eine weitere, anscheinend allgemein familiär wenig oder kaum mehr wahrgenommene Belastung an. Das dritte Kind, ein „Nachzügler", geistig behindert, bedurfte all die Jahre besonderer Aufmerksamkeit bei einem hohen zeitlichen Aufwand an Hilfestellung und Unterstützung. Den beiden Jugendlichen war der Erschöpfungszustand ihrer Mutter bisher nicht bewusst. Und das scheinbare Bild von Stärke, das sich in der äußeren Haltung zu dokumentieren

schien, kann nunmehr revidiert werden, als das Gesicht und dessen emotionaler Ausdruck ein Mitschwingen ermöglicht.

Sohn und Tochter werden zum Schluss der Sitzung mit der Frage konfrontiert, wie sie beide dazu beitragen könnten, dass die Mutter auch einmal so locker dasitzen könne, wie dies der Sohn anfangs der Sitzung gezeigt hatte. Damit ist die Hausaufgabe formuliert: Die Mutter entlasten, Druck wegnehmen durch Übernahme von Eigenverantwortung der Kinder als Voraussetzung für Lockerheit und Gemütlichkeit.

Die Ressourcenexploration

Wie lassen sich die Ergebnisse des Erstkontakts auf dem Hintergrund der sechs Lebensdimensionen einschätzen? In einer Art Zusammenfassung werden die Ressourcen der Familie aus unserem Beispiel auf dem Hintergrund der Lebensdimensionen zusammengetragen.

- **Die körperliche Dimension der Familie**

Kraft, Durchhalte- und Stehvermögen zeichnen diese Familie aus. Auch die Möglichkeit, nach längerer intensiver Belastung wieder in gelockerte Haltungen überzugehen, deutet auf Beweglichkeit und Umstellungsfähigkeit im System hin, was durch den Sohn zum Ausdruck gebracht wurde. Der Umstand, dass sich die Familie, bevor sich eine völlige Erschöpfungssituation einstellte, um Hilfe ersuchte, wies auf innersystemisch intakte Warnsignale und eine vor allem bei der Mutter entsprechend funktionierende Wahrnehmung hin. Das Erkennen von emotionalen Belastungen über Anzeichen im Körperausdruck ergab erste Hinweise für die Fähigkeit des Wechselns von der körperlichen zur psychischen bzw. beziehungsmäßigen Dimension.

- **Die psychisch-geistige Dimension der Familie**

Dort, wo der Vater durch klare Argumente seinen Sohn von dessen übersetzten Ansprüchen abzulassen überzeugen konnte, finden sich rational–intellektuelle Vorteile, die sich in emotional aufgewühlten Situationen ausgleichend auswirken können.

- **Die beziehungsmäßige (soziale) Dimension der Familie**

Der Umstand, dass die Familie nicht zugewartet hat, bis sich bei der Mutter ein Rückenproblem, beim Vater Verspannungen und Nackenschmerzen einstellten, zeigt, wie die Einschätzung der aktuellen Problematik korrekt in der beziehungsmäßigen Dimension angesiedelt wurde. Es gab innerfamiliär auch einen Konsens darüber, sich gemeinsam mit zuständigen Außenstehenden zu beraten.

- **Die räumliche Dimension der Familie**

Ein Wechsel in der Gestaltung der Lebensräume kündigt sich in dieser Familie an. Die Familie – bisher eine örtlich räumliche Einheit – wird von den beiden Jugendlichen verändert, was bei der Mutter offensichtlich Ängste auslöst. Innenräume auf Außenräume ausweiten, bringt Bewegung, löst Gefühle aus.

- **Die zeitliche Dimension der Familie**

Die für die Mutter erschütternde Angsterfahrung bringt eine Erkenntnis mit sich, die noch nicht ausgesprochen wurde, doch real ansteht: die Familie ist in einem nicht rückführbaren Veränderungsprozess. Die Familie, wie sie bisher war, gibt es von jetzt an nicht mehr. Die Entwicklung ist nicht aufzuhalten und darf nicht aufgehalten werden. Eltern, die über Jahre ihre ganze Energie für die Familie eingesetzt haben, werden jetzt kräftemäßig zusätzlich gefordert.

- **Die sinnstiftende Dimension der Familie**

Diese Dimension wurde weder erwähnt noch angesprochen. Die Themen von Loslassen, Ablösen, neue Horizonte, Abschied, Verlust, verbunden mit Antrieb, Angst und Trauer verbanden alle Anwesenden wie in einem bewegenden Schwingen.

Der Kontrakt nach dem Erstgespräch

Ein Kontrakt für eine Fortsetzung der Arbeit nach durchgeführtem Erstgespräch setzt gerade bei Jugendlichen voraus, dass Einsicht, vielleicht sogar Übersicht in die Zusammenhänge möglich ist. Die beispielhaft vorgestellte Familie bot dafür eine gute Ausgangslage.

Es empfiehlt sich, die Familie dazu zu bewegen, ihre Ressourcen selbst einzuschätzen. Dies kann wiederum nach den sechs Lebensdimensionen erfolgen.

Dies lässt sich mit einem Diagramm nach Prozentwerten veranschaulichen (◼ Abb. 3.1).

Dabei geht es um eine subjektive, rationale Beurteilung von der Familie oder von einzelnen Familienangehörigen. In der so aufgezeigten Darstellung führt sich die Familie eine Selbsteinstufung praktischer Art vor Augen. In einem Selbstgespräch kann jedes Familienmitglied eine Art Rundgang im ganzheitlichen Sechseck-Kreismodell machen und die Selbsteinschätzung in den Prozentwerten als Grundlage dafür verwenden.

Wie steht es um die Wahrnehmung unserer körperlichen Signale? Blicke ich die anderen an, wenn ich mit ihnen spreche? Richte ich mein Sprechen auf die Person, die es angehen soll? Wann bin ich einem Familienmitglied gegenüber zugewandt, wann abgewandt, und bin ich mir meiner körperlichen Haltung dann auch bewusst? Tausche ich mich über mein Empfinden aus? Kann ich sagen, wenn es mir gut geht, wenn ich Angst habe, verärgert bin, wenn ich Lob erwarte oder wenn ich das Vertrauen anderer wünsche? Kann ich sagen, wann mir die Verantwortung zu viel und die Konfrontation lästig ist? Denke ich auch einmal während einer Party an die zu Hause? Ist mir wohl, wenn ich bei einer Konfrontation Nähe spüre? Kann ich das meinem Gegenüber mitteilen? Wenn es mich in die Ferne zieht, kann ich mir dann auch vorstellen, wie es denen geht, die mir bisher immer nahe waren? Habe ich mir schon einmal Gedanken über die Zeit gemacht, die ich für die Familie verwende und die ich für mich selbst aufwende? Wenn es mir gut geht, dann profitieren die anderen mehr von mir. Wie kümmere ich mich konkret um mein eigenes Wohlbefinden? Jetzt, wo ich mit in der Therapiesitzung bin, welchen Sinn ergibt das für mich? Welchen Sinn gebe ich unserer Krise? Was ist mein Anteil an ihr? Welchen Beitrag kann ich an unsere Familie leisten? Will ich, will ich nicht? Wenn es wie bis anhin bliebe, was wären die Vor- und die Nachteile? Es ist nun mal so: Wenn sich etwas verändert, hat das Konsequenzen für mich.

Vertiefende Arbeit, so bis anhin nicht erfolgt, kann auch am Schluss der Sitzung stattfinden. Der Therapeut ersucht abschließend darum, sich bequem hinzusetzen, sich die Ergebnisse der prozentualen Einstufung vor Augen zu führen, um dann in einer Art Vorgabe ein annähernd familienadäquates Selbstgespräch anzubieten. Dabei spricht er langsam,

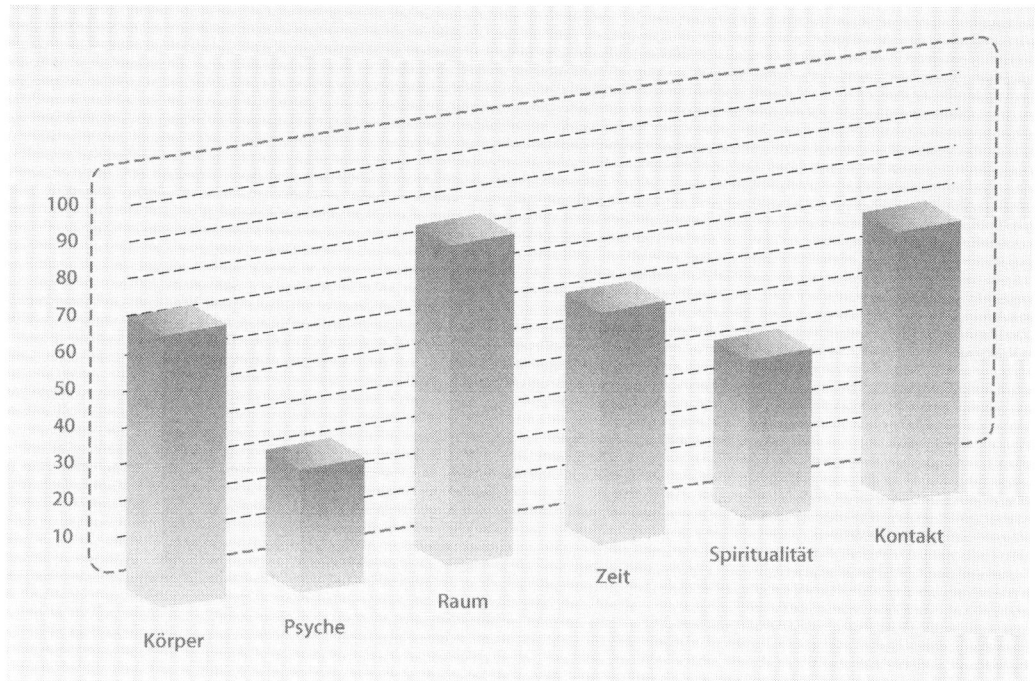

☑ Abb. 3.1 Das Diagramm der Ressourcenselbsteinschätzung: Die Familie erstellt ihr eigenes Diagramm bezüglich momentaner Ressourcen

macht Pausen, die dazu dienen, dass die Familie ihre Eigenwahrnehmung überprüft. Ein innerliches Ergänzen ist auf diese Art auch möglich. Der innere Dialog wird damit differenzierter. Auch eine Fortsetzung dessen lässt sich anregen.

Solche Übungen lassen sich auch als eine vorzügliche Hausaufgabe empfehlen. Alle können sich dann mit der eigenen Familie auseinandersetzen und dies in sechsfacher Hinsicht. Die Einbindung in die gemeinsame Arbeit an der Entwicklung der Familie wird so fortgesetzt.

3.1.5 Integrations- und Endphase: Neuorientierung

Die gesprächsorientierte Familientherapie versucht in der Integrationsphase zu ordnen, Bedeutungszusammenhänge herzustellen, Erfahrungen bewusst zu benennen und damit den gewonnenen Erkenntnisstand festzuhalten. Aus ganzheitlicher Sicht ist Integration auch unter Einbezug der Körperlichkeit zu verstehen. „Als wir die Sitzung begannen, wie haben

Sie sich da körperlich gefühlt? Wie fühlen Sie sich jetzt?"

Erkenntnisse im Körperlichen, Körpererfahrungen gehören zum Konkreten der ganzheitlicher Therapie. Hier geht es um Hand und Fuß, eben um begreifen, auch um das gute oder üble Gefühl im Bauch, den Druck im Kopf, um das Kribbeln in den Armen und die Temperaturempfindungen in den Beinen, ebenso wie um den Atem, den Pulsschlag am Hals oder den Klang der Stimme. Auch auf dem Hintergrund der körperlichen Selbsterfahrung im Familienverband lassen sich Abmachungen treffen, die z. B. der Lockerung, der Beweglichkeit, dem Aufrechtsein und diesbezüglicher Neuorientierung dienen.

Der Vergleich der körperlichen Wahrnehmungen in der Einstiegsphase mit derjenigen in der Endphase gibt prognostische Hinweise auf die Veränderbarkeit für den einzelnen wie für das System. In dem Zusammenhang sollte mit Aufmunterung nicht gespart werden; auch nicht mit Lob (Hansen 2014, S. 58)! Kleine Veränderungen im Körperlichen feststellen, bedeutet großen Fortschritt. Den

Familienangehörigen kann so verdeutlicht werden, dass sie selbst bemerken konnten, wie z. B. Druck in den Schläfen gewichen ist, wie Fußsohlen warm und Handflächen heiß wurden und das Sprechen langsamer und ruhiger. Wenn das in einem Zeitraum von 60 min möglich wurde, dann ist bezüglich Veränderbarkeit des Systems eine gute Voraussage gegeben.

Hausaufgaben

Welche Aufgaben kann ich, können wir, wollen wir erarbeiten? In die vertraglichen Einbindungen gehören die Hausaufgaben. Diesbezügliche Abmachungen sind von besonderem Stellenwert. „Welche Aufgaben wollen Sie zu Hause miteinander erledigen? Wer arbeitet mit wem zusammen? Wann wollen Sie arbeiten? Wie überprüfen Sie das?"

Kleine, konkrete, überschau- und ausführbare Aufgabenstellungen müssen zustande kommen, damit insbesondere in der Anfangsphase einer Therapie Erfolgserlebnisse möglich werden. Diese steigern die Motivation. Bei chaotischen, überforderten, infantilen, anklagenden Systemen und Familien mit Süchtigen sind solche konkreten Arbeitsvereinbarungen und Abmachungen dringend erforderlich.

Bei z. B. zwangsneurotischen Systemen empfehlen sich symbolische und diffusere Formulierungen. „Wollen Sie einmal sehen, wie das wirkt? Ich meine, hier spielen noch andere Dinge eine Rolle, was denken Sie dazu? Sie versuchen es einfach einmal, ob Sie dann Erfolg haben, spielt keine Rolle. Versuchen Sie mit Ihrem Körper zu sprechen, mit seinen Organen, dann müssen Sie nicht so sehr Ihren Gedanken folgen." Hier sind also keine systemunterstützenden Aufgabenstellungen angezeigt, sondern zerstreuende, aufweichende, diffuse. Solche Familien kommen übrigens meist symptombewusst in die Therapie, verweisen nicht selten auf ein breites Spektrum an psychosomatischen Auffälligkeiten, sind aber meist in Unkenntnis um Ursachen und Wirkzusammenhänge.

> **Heiße Eisen schmieden**
> Eine therapeutische Sitzung bedeutet für eine Familie meist ein eindrückliches Erlebnis. Davon lässt sich jedoch nicht allzu lange

zehren, werden nicht Fixpunkte gesetzt, die eine Weiterarbeit gewährleisten. Die Erkenntnisse, Einsichten, gefühlsmäßigen Bewegungen, die stattfanden und das Veränderungspotential, das offen gelegt werden konnte, bedürfen der Übung und einer konsequenten Fortsetzung. Es trifft zu: Therapie geschieht zwischen den Sitzungen! Dass dem so ist, bestätigte die Aussage eines Paares, das bereits geraume Zeit in die Therapie kam: „Es hat keinen Sinn, weiter zu Ihnen zu kommen. Wir machen unsere Hausaufgaben nicht!" Die Arbeit an sich selbst und die Arbeit mit der Familie sollte zu Hause geschehen.

Obgleich die Voraussagbarkeit von Interventionen bezüglich Wirksamkeit in nichtlinearen Systemen nur eingeschränkt voraussagbar ist (Schiepek 1999, S. 231), gibt es generell Hinweise, die für den Erfolg – auch für den von Hausaufgaben – Vorbedingung sind.

> Hausaufgaben sollten schon in der Formulierung einfach, griffig, konkret und sinnenbezogen sein, und sie sollten möglichst selbst getroffen werden. Von Vorteil ist es, wenn sie als Beitrag zur Entwicklung der Familie formuliert werden.

Im vorausgehenden Beispiel war der Familie der Gesichtsausdruck der Mutter, als sie von ihrer Angst sprach, nicht präsent. Niemand hatte ihr Gesicht gesehen. Eine Hausaufgabe könnte dann so formuliert werden: „Wenn die Mutter, der Vater, mein Geschwister spricht, will ich sie/es ansehen." „Wenn ich spreche, blicke ich die angesprochene Person an." Andere Aufgaben könnten sein: „Mit meinem Vater werde ich über die Finanzierung meiner Reisepläne im Detail sprechen." „Wenn mein Sohn auf mich zukommt, dann braucht er mich, auch die Auseinandersetzungen mit mir braucht er. Er muss an mir üben können." „Wenn ich sehe, wie die Kinder sich aus dem kleineren Kreis der Familie entfernen, macht mich das traurig. Ich will diesen Gedanken mitnehmen. Er wird mich in der nächsten Zeit begleiten."

Die Durchführbarkeit der Hausaufgaben richtet sich daran, ob sie im Alltag geübt und wiederholt geübt werden können. Das Familiengedächtnis wird damit gepflegt. „Wann kann ich die Hausaufgaben machen? Ich nehme mir eine bestimmte Zeit dafür." „Morgenstund" hat auch hier Gold im Mund. „Wann erinnere ich mich tagsüber?" Was die sinnesbezogenen Erinnerungsträger betrifft, gibt es den Knoten im Taschentuch nicht mehr, doch eine Fotografie auf dem Schreibtisch, ein buntes Bändchen am Handgelenk, einen kleinen Farbtupfer im Gesicht (ich sehe ihn dann im Spiegel), die Melodie im Ohr („ …, scheiden tut weh! Aber dein … "). Mit solch einem „Ohrwurm" als Tagesbegleitung verändert sich die Familie und ihre Umwelt.

- **Familienmantras**

Es sind dies kurze, leicht und überall wiederholbare Sätze, die zur Begleitung werden. Entweder wird mit der Familie gemeinsam ein Mantra erarbeitet oder die einzelnen Familienmitglieder formulieren ihren Leitsatz. „Wir arbeiten an unserer Familie! Wir wollen mehr Spaß haben. Zeit für Sinn, Zeit für Unsinn! Wir schaffen unsere Krisen selbst: Wollen wir sie? Brauchen wir sie? Und wenn ja, wozu? Wir nehmen mit unserem Problem Kontakt auf. Wir haben uns ein Problem, eine Krise genommen, jetzt nehmen wir uns eine Lösung. Es wird besser. Wir schaffen es! Nicht dagegen sein! Ich beurteile nicht. Wie geht es weiter ohne Krise? Ich streichle mich für die andern. Wir haben Kraft. Täglich ein guter Gedanke für die Familie." Mantras regen immer wieder zur Erinnerung an, dass alle auf einem Weg der Veränderung sind. Aus ganzheitlichem Verständnis sollte es nicht bei Fragen und verbalen Mantras bleiben, vielmehr bedarf es der sinnlich-körperlichen Verbindung. So wird der Körper spirituell zum Erinnerungsträger. Bei Fragen nach Sinn, Spaß, Krise usw.: „Was spüre ich an und in mir und dann wo und wie lange? Wie ist es gerade jetzt?"

- **Selbstkontrolle der Hausaufgaben**

Spätestens abends sollte nochmals über die Bücher geschaut werden, bevor die Schleier der Nacht uns umfangen. Wir gleiten von unserem Bewussten ins Unbewusste. Was wir im Bewussten erledigen, bedarf keiner Nacharbeit im Traum.

- **Familientherapie ist auch Pädagogik**

Alle erziehen alle, jederzeit! Praktisch heißt dies in der Abschlussphase: Wir prägen uns unsere Aufgaben voreinander ein, was zu gemeinsamen Verpflichtungen führt und das Familiengedächtnis unterstützt. Bei Kindern drängt sich zu fragen auf, ob sie die Aufgaben verstanden haben. „Was meinst du damit, du willst zu Hause helfen? Erkläre uns das. Um was geht es da genau?" Hilfreich können Therapeuten hier sein, wenn sie alle Familienmitglieder dazu aufmuntern, diejenigen, die gerade ihre Hausaufgabe formulieren, aufmerksam anzusehen. Körperhafter Ausdruck und verbal Geäußertes werden assoziiert. Spricht der Körper mit oder drückt er das Gegenteil des Gesprochenen aus? Der Körper kann dem verbalen Ausdruck Gehalt und Nachdruck verleihen. „Der lacht zu dem, was er sagt! Wie ernst ist es dir mit dem, was du dir selbst vorschlägst?"

Vereinbarungen

Grundsätzlich, und dies entspricht der therapeutischen Ehrlichkeit, sollten die Ratsuchenden darüber informiert werden, worin und wie sie in ihrer Arbeit Unterstützung finden können und was nicht zu erwarten ist. So wissen beide Seiten, wer was tut und wer was nicht tut. Abmachungen stellen eine wesentliche Grundlage für das Zusammenarbeiten dar. Mit Kontrakten wird Transparenz geschaffen, Sicherheit entsteht und Verbindlichkeiten werden hergestellt (Schwing und Fryszer 2007, S. 104). Abmachungen – eben Arbeitsverträge oder Arbeitsbündnisse – sollten nicht erst in der Schlussphase getroffen werden. In kleinen Schritten, und dies in jeder Phase, wird Kompetenz vermittelt. Die Gewähr, bei Entscheidungen einbezogen zu sein, unterstützt eine gegenseitige Wertschätzung auf Augenhöhe.

In scheinbar beiläufigen, schlichten Formulierungen kommt dies zum Ausdruck. „Ist es Ihnen recht, wenn ich alle der Reihe nach anspreche? Sind sie einverstanden, wenn wir auch unsere Körperreaktionen in die Arbeit einbeziehen? Darf ich Ihnen sagen, was ich denke oder was ich hin und wieder spüre? Sind Sie damit einverstanden, dass wir uns nicht gegenseitig bewerten? Sind Sie einverstanden, dass wir stoppen, wenn in verletzender Weise gesprochen wird? Können Sie sich damit einverstanden erklären, dass wir uns beim Entdecken unserer Stärken behilflich sind? Wollen Sie sich melden, wenn es Ihnen weh tut, wenn Sie Schmerz spüren? Wollen Sie sich bemerkbar machen, wenn sich jemand in der Familie nicht zu äußeren getraut? Wollen Sie sich melden, wenn Wichtiges übersehen werden könnte?"

Familien, die durch Strukturierungsschwäche gekennzeichnet sind, durch aktuelle Belastungen überfordert, Familien mit Süchtigen, in Abhängigkeit lebende Systeme, Einzelpersonen, denen die Rückkehr in ihre Familie verwehrt ist: Sie alle brauchen Unterstützung über den Rahmen der Erstsitzung hinaus. Zeitlich gesehen ist die therapeutische Sitzung in ihrem Alltag weit entfernt. Deswegen wird es geschätzt, wenn bis zur nächsten Sitzung täglich ein Anruf erfolgen kann. „Wie geht es Ihnen? Ich habe an Sie gedacht? Wie haben Sie den Tag bis jetzt verbracht? Wie fühlen Sie sich gerade?" Bei den Anrufen empfiehlt es sich, zu einer abgemachten Zeit anzurufen. Für die Ratsuchenden ergibt sich damit eine gewisse Zeitstruktur während ihres oft langen Tages. Zudem, und dies entspricht einer grundlegenden Philosophie im Umgang mit Abhängigen und strukturschwachen Systemen, sollte der Therapierende zuerst geben, unterstützen und erst dann erwarten und Forderungen stellen. „Ich habe Sie über einige Tage regelmäßig angerufen. Sind Sie damit einverstanden, wenn Sie mich zu der von uns festgelegten Zeit von jetzt an anrufen? Falls Sie es einmal vergessen sollten, werde ich anrufen." Wird der Anruf vergessen, dann nicht nach Ursachen fragen, sondern sich nach dem Befinden erkundigen.

Wann treffen wir uns wieder? Wer kommt? Sind die Entscheidungen für die Hausaufgaben getroffen, Ziele formuliert, Verpflichtungen bestätigt, Kontrakte geschlossen, dann stellt sich die Frage nach den weiteren Terminen. „Wie weiter, was meinen Sie? Soll ein neuer Termin rasch erfolgen? Sehen Sie unsere Weiterarbeit als dringend?" Es gibt Erstsitzungen, die von nachhaltiger Wirkung sind, sodass in einem Fall die Familie sich Zeit zum Aufarbeiten wünscht. In einer anderen Situation drängen Familien auf eine rasche Fortsetzung. „Jetzt, nachdem es angelaufen ist, nur keinen Stillstand riskieren."

In oben angeführtem Familienbeispiel wurde auf eine rasche Fortsetzung gedrängt. Vor allem die Mutter sprach sich dafür aus. Es wurden vier weitere Termine vereinbart. Zudem sollte das jüngste Geschwister bei der nächsten Sitzung ebenfalls anwesend sein, so die gemeinsame Übereinkunft.

Beispielhafte Zusammenfassung des Erstgesprächs: Auswertung, Arbeitshypothesen

Eine Zusammenfassung des Erstgesprächs ist Voraussetzung für die weitere Arbeit. An bereits beschriebenem Beispiel wird dies exemplarisch aufgezeigt.

Neben den aktuellen Problemen, erster Anzeichen für eine Auseinandersetzung bei sich ablösender Jugendlicher mit den Eltern, bestand eine Überbelastung bei der Mutter, auch dadurch mitbedingt, dass der Vater eine tragende Rolle über längere Zeit nicht mehr übernommen hatte. Im Gegenteil, für ihn war die Familie zum Ort des Auftankens geworden. So lag die Hauptlast auf den Schultern der Mutter. Bei ihr zeigten sich eindeutige Überforderungserscheinungen. Beiden Elternteilen fehlte im Augenblick der weiteren Reifeentwicklung der Kinder jene Kraft, die für eine Auseinandersetzung mit sich ablösenden Jugendlichen erforderlich ist. Im Vordergrund stand ihre Rolle als Eltern, für ihre Rollen als Partner, für die Partnerschaft, soweit dies im Erstgespräch ersichtlich war, fand sich kein Raum. Aktuell galt es, die Familienmitglieder einander näher zu bringen und die Wahrnehmung für die Gedanken, Sorgen und Empfindungen der Eltern und der Kinder zu schärfen. Das Offenlegen von Ängsten, von Belastungen, Verantwortung, andererseits das Beharren auf die Notwendigkeit der Neuorientierung, der Erweiterung des sozialen Beziehungsnetzes brachte Dynamik in das Geschehen.

Eine ganzheitliche Betrachtung der Familiensituation ergab, wie die Jugendlichen über abrufbare Ressourcen verfügten, die jetzt der Familie zur Verfügung gestellt werden konnten, wie aber auch die unausgesprochene Trauer über eine baldige Auflösung bisherigen Familienlebens Unsicherheit in die Familie aufkommen ließ.

Änderungen im Nähe-Distanz-Verhältnis, Blickkontakt, Veränderungen in der Körperhaltung, Lockerung in der Mimik: all das bestätigte Erfolg für die erste Sitzung mit der Familie. Beide Seiten, d. h. Eltern und Kinder, werden künftig weiter gefordert, sie brauchen Kraft. Es bestehen gute Aussichten dafür, die Bedürfnisse der Partnerschaft besser zu erkennen. Für das Lösen der Konflikte im Umgang mit der Ablösung bestehen gute Chancen.

Meditativer Rückblick auf das Erstinterview: eine besondere Auswertung

Liest man nach einer gewissen Zeit – vielleicht nach einigen Therapiesitzungen – die Notizen über Befunde, Arbeitshypothesen und Diagnosen des Erstgesprächs nochmals durch, ist man jedes Mal erstaunt, wie in dieser ersten Sitzung das ganze Therapiekonzept in einer quasi Auslegeordnung vorgegeben war. Man ist beeindruckt über die zutreffenden Erstwahrnehmungen, allerdings auch darüber, wie ein Teil der Inhalte in der Detailarbeit der Therapie wie vergessen schien.

Natürlich erfolgt die Nachbearbeitung durch das Anfertigen von Notizen, das Aufstellen von weiteren Hypothesen und das Überprüfen eigenen Verhaltens und einer Selbstbeurteilung der eigenen Arbeit. Darüber hinaus könnte man sich aber auch die Muße gönnen, in aller Ruhe Platz zu nehmen, und dann, vielleicht sogar mit geschlossenen Augen, den inneren Film dieser Erstsitzung von Anfang bis Schluss ablaufen zu lassen. In jedem Fall werden die inneren Bilder von Empfindungen und Körpersensationen und -reaktionen begleitet. Das verändert uns selbst, wie auch den Raum, der um uns ist. Es werden sich Gedanken und Überlegungen dazu einstellen. Dieses oder jenes, so sieht man das im Jetzt, hätte man anders anpacken können: Hier mehr Zurückhaltung, dort zugewandt sein, streckenweise vermehrt in sich selbst ruhend. Sich selbst als nicht objektiv zu erkennen, als wandelbar, immer wieder in neuer Situation, in unwiederholbaren Veränderungen zu erleben, lässt Bewertungen klein erscheinen und fordert stets heraus. So bleibt auch die Nachbetrachtung ein wandelbares Ergebnis. Die Stimmungen, Einschätzungen, auch die Körpergefühle ändern sich während der Nachbetrachtung.

Wenn ich rückblickend meine emotionalen Reaktionen bezüglich der vorgestellten Familie betrachte, so fällt mir mein Missbehagen über den jungen Abiturienten auf, der sich so lümmelhaft auf den Stuhl hinflegelte. Andererseits sehe ich in der Familie ein gestyltes Benehmen. Ein säuerliches Gefühl spüre ich im Hals wie nach dem Aufstoßen von unbekömmlicher Nahrung. Dieses Gefühl kippt allerdings, wenn ich die dreifach steril aufgereihte Ordnung der anderen Familienmitglieder auf mich wirken lasse. Mein Rücken richtet sich auch auf. „Na, den braucht's doch wohl, den jungen Hecht im Karpfenteich. Der bringt Bewegung, lockert, schafft auch Unruhe." Und der Vater mit gebeugtem Nacken, wie eine Aufforderung, ihn als Amboss zu benutzen. Da möchte man Hammer sein. Klingen soll es, wenn man schmiedet. Doch seine ruhige, überzeugende Stimme, die klaren Argumente dem flippigen Sohn gegenüber, das gibt mir ein Gefühl von Wärme im Brustraum, mir wird wohl. Wenn ich den Vater bestätige, richte ich ihn auf.

Die Stimme der Mutter, eher hoch, leicht heiser und rasch: Für mich schwingt Ordnung, vorschreibendes Pathos mit. Sie bewirkt das Aufkommen von Impulsen hier rasch zu helfen. Ich muss mich zurücknehmen, denn das, was sie zu sagen hat, muss auch in dieser Stimmführung Gehör erhalten. Es wirkt. Angst wird spürbar. Angst macht eng im oberen Brustraum. Die ansonsten sich vorwärtsverteidigende Tochter spürt dies. Dort, wo die Mutter ihre Verletzbarkeit zeigt, kann die Tochter jetzt keinen Pfeffer streuen. Mitgefühl kommt auf, es wird warm ums Herz.

Es gibt keine Therapiesitzung ohne körperliche Eindrücke, ohne Emotionen, Impulse usw. Die Gefühle nehmen auch Partei, wechseln Fronten, schwingen auf und ab. Mit ihnen zu arbeiten und sie einzubeziehen entwickelt spürbare Echtheit. Ich muss meinen Ärger nicht aussprechen, ihn auch nicht zum Anlass von Interventionen nehmen. Vor allen Dingen so lange nicht, bis ich mir klar darüber bin, ob es sich um meine eigenen Probleme handelt oder die der anwesenden Familie. Die Familie in meiner Nähe nimmt ganzheitlich wahr, auch meine Schwächen. Es erübrigt sich deswegen kaschieren zu wollen, denn das käme als doppelbödige Botschaft an. Was in meinem Innern vor sich geht, wird um mich herum wahrgenommen. Unsere Klientel ruft bei uns Gefühle hervor, wie auch umgekehrt.

Übertragung und Gegenübertragung

Dieses Phänomen können wir dem Übertragungs- und Gegenübertragungsgeschehen zuordnen. Doch Downing, sich auf Schilder beziehend (Downing 1994, S. 317f.), spricht von induzierter Gegenübertragung und meint damit die Gefühle, die unbewusst von den Klienten im Therapeuten hervorgerufen werden, d. h. von der Klientel induziert sind. Die meisten Gegenübertragungen sind eine Mischung aus persönlicher und induzierter Gegenübertragung, die es auseinander zu halten gilt. Downing verweist darauf, wie die induzierte Gegenübertragung von enormem Wert für die Therapie ist und dass der Körper eine wirklich einzigartige Rolle spielt.

Gerade in einem Erstkontakt sind die Wahrnehmungen unmittelbar. Alles ist neu und eindrücklich. Wir werden von der körperlichen Echtheit geradezu überrascht. „Man könnte natürlich sagen, dass sämtliche Gegenübertragungen von Anfang an körperlich sind. Das heißt, Gegenübertragungszustände beinhalten nicht nur Gedanken und/oder Bilder in Bezug auf den Patienten, sondern immer auch irgendeine Form der körperlichen Reaktion" (Downing 1994, S. 320). Soweit die lineare, auf psychoanalytischem Hintergrund erfolgte Erfahrung von Downing. Simon und Stierlin (1984, S. 368f.) erweiterten den analytischen Übertragungs- und Gegenübertragungsbegriff auf Familienbeziehungen und unterscheiden zwischen transfamiliärer und intrafamiliärer Übertragung. Bei unserem Beispiel löste die Haltung des Sohnes bei der Mutter eine Reaktion aus. Sie empfand seine Art im Stuhl zu sitzen als provozierend. Dies ist ein Beispiel für eine intrafamiliäre Körperübertragung. Dort, wo ich den gebeugten Nacken des Vaters als Amboss erlebe, am liebsten Hammer sein wollte, findet sich ein Beispiel für eine induzierte transfamiliäre Körperübertragung. Der Begriff der Gegenübertragung wird somit auf Körperwahrnehmungen erweitert und geht über das hinaus, was wir bei Mertens (2000, S. 149f.) als ganzheitliche Gegenübertragung definiert finden.

Der Eindruck mag nun zu Recht entstanden sein, dass eine körperbezogene, ganzheitliche Durchführung eines Erstgesprächs ähnlich komplex ist wie ein systemisch durchgeführtes Erstgespräch. Dem ist so. Bei Cierpka und Martin (1996, S. 43–59) können wir die systemische Handhabung in sehr differenzierter Form nachlesen. Die ganzheitliche,

auch körperorientierte Durchführung des Erstkontakts setzt demgegenüber ein regelmäßiges Training eigener Körperwahrnehmung voraus, auch um die energetischen Felder im System zu erkennen. Am Anfang empfiehlt es sich, ohne sich dabei selbst Druck auszusetzen, mit dem zu beginnen, womit unsere Wahrnehmung vertraut ist, worauf wir uns bereits verlassen können. Dann lernen wir kontinuierlich, indem wir körperbezogen arbeiten.

Zudem – und dies ist ein großer Vorteil ganzheitlichen Angehens von Situationen wie Familienerstkontakte nun einmal sind – können wir uns der Vorteile der spirituell-geistigen Dimension zu Nutze machen. Meinem Geist übergebe ich die Aufgabe, mir bei der überblickenden Wahrnehmung behilflich zu sein, damit ich selbst in innerer Ruhe bleibe, um die Sinnbezüge zu erkennen, und das bei freischwebender Aufmerksamkeit. Die geistige Dimension entlastet, bringt Ruhe, Gelassenheit und eine Art von Achtsamkeit, die einer schwierigen Aufgabe gegenüber Grundvoraussetzung ist. Der Geist ist nicht von den Sinnen abhängig. Er existiert auch ohne den menschlichen Körper. Er kann mit allem in Verbindung sein. Ich kann ihm Verantwortung übertragen. Er möchte darauf achten, dass ich in einem komplexen System Zuhörender und Beobachtender bin, eingebunden in eine ganze Welt von Gedanken, Emotionen und Empfindungen. Das ist der Beitrag zur Entwicklung aller.

Eine weitere Erfahrung mit körperbezogenen Übertragungen ist die, dass ein längeres Nachschwingen, auch ein Nachempfinden spürbar sein kann, und das z. B. über Stunden. Es gibt Übertragungen, die lassen sich nicht schnell abstreifen, was letztlich auch mit eigenen Körpererinnerungen in Zusammenhang zu sehen ist. Über den Fluss körperlicher Empfindungen, kinästhetischen Erlebens, über den Sprachrhythmus, die energetischen Erfahrungen erhalten wir eine Flut von ursprünglichen Signalen. Und das führt uns zum Sinn des Geschehens.

3.1.6   Beispiele für Familienerstgespräche

Es gibt nicht das Familienerstgespräch. Es gibt aber viele Anweisungen und Ratschläge, die zu beachten empfohlen werden. Die Wirklichkeit überrascht uns insofern, als unsere noch so perfekten Vorkenntnisse und unser Wissen über Ablauf, Phasen des Gesprächs, Formen der Gesprächsführung, Interventionen auf dem Hintergrund der Übertragungen vergessen werden müssen, wollen wir der neuen Situation auch nur einigermaßen entsprechen.

Bedürftige Familie mit Suchtsymptomatik

Ein junger Mann, Mitte 20, hat nach Entlassung aus einer Klinik für Suchtkranke die Auflage, sich einer Familientherapie zu unterziehen. Die Ehefrau meldet an. Die Festsetzung eines Ersttermins ist schwierig, weil der Ehemann, der nach seiner Arbeitslosigkeit wieder eine Stelle antreten konnte, nun durch Abwesenheit die Aufmerksamkeit des Arbeitgebers auf sich lenken könnte. Nach Arbeitsschluss ginge auch nicht, da die junge Frau, Mutter eines 3,5-jährigen Jungen und eines sechs Monate alten Mädchens, nicht von zu Hause wegbleiben könne. Einen Babysitter gebe es auch nicht.

Der Familie wird angeboten, während der Mittagspause des Mannes zu einem Imbiss in die Praxis zu kommen. Das Wartezimmer wird zu einem Esszimmer umfunktioniert und die „Gäste" nehmen gleich am Tisch Platz. Vater und Mutter sitzen sich gegenüber. Rechts von der Mutter der kleine Junge, der sich rasch selbst bedient. Ihm zur Rechten ist der Vater. Neben ihm sitze ich. Eine kleine Fleischplatte, Brötchen, Butter, Früchte und Getränk sind aufgetischt. Wir beginnen gemeinsam zu essen. Die junge Frau stillt das Kleine und isst mit uns. Der Vater, der nach einem mehrmonatigen Klinikaufenthalt wieder zu Hause ist, beginnt über die Zeit in der Klinik zu sprechen. Hierbei erwähnt er kaum seine Sucht, auch den Umstand nicht, dass er sein Verhalten geändert habe.

Schwer belastet ihn das Verhältnis zu seinem Vater. Nie habe er Wertschätzung, Lob, Aufmunterung erhalten und als das Trinken begann, habe ihn der Vater seine ganze Verachtung spüren lassen. Die junge Frau spricht kaum, bestätigt hin und wieder das Gesagte ihres Mannes und kümmert sich um ihr Kleines. Ihre Gesichtsfarbe ist blass, halonierte Augen lassen vermuten, dass sie in den letzten Monaten ein anstrengendes, auf sich allein gestelltes Leben führen musste. Der 3,5-Jährige bedient sich

der Butter, indem er mit seinen Fingern ein Stück der Butter abtrennt und in den Mund führt. Er leckt die Finger zwar ab, streicht den Rest aber an Tischtuch, Hemd und Hose. Die Eltern scheinen das nicht einmal zu registrieren.

Ich bin zunächst innerlich über das Verhalten der Eltern ungehalten, sehe das beschmutzte Tischtuch und bin kurz davor, auf Defizite in der Erziehung hinzuweisen. Beide Eltern sind aber, wie ich merke, zu sehr bei sich und ihrer Lebenssituation, als dass sie „Unordentliches" hätten sehen können. Die Trauerränder an den Fingernägeln des Jungen wiesen ebenso darauf hin, dass im Zustand der Erschöpfung Überleben im Vordergrund steht. So übernehme ich die Funktion des Vaters, streiche dem Jungen das Brötchen und putze ihm mit der Serviette die Händchen ab. „Wenn wir das so machen, hat die Mami weniger zu waschen", so mein Kommentar, der nur scheinbar an die Adresse des Jungen gerichtet ist. Dem Vater sage ich daraufhin, dass er ein guter Vater sei. Nach dem Essen sage ich, dass sie alles so stehen lassen dürften. Ich hätte Zeit zum Aufräumen und beim nächsten Treff würden wir wiederum ein Picknick veranstalten.

- **Nachbetrachtung**

Es gab keine Hausaufgaben, keine vertraglichen Abmachungen. Alle formalen, ansonsten nützlichen Überlegungen, anamnestischen Erhebungen, Zwischenstopps und andere strategischen Schritte entfallen bei diesem Beispiel. Es gibt Nahrung und dies nicht nur im wörtlichen, sondern ebenso im übertragenen Sinne. Ein erschöpftes, psychisch belastetes, emotional ausgehungertes System bedarf zuerst der Unterstützung. Zuerst nähren und nochmals nähren und erst dann, wenn eine genügende Vitalisierung erfolgt ist, steht die Kraft zur Verfügung, mit der sich arbeiten lässt.

Übrigens, bei unserem zweiten Picknick strich der Vater seinem Sohn die Brötchen. Dabei erzählte er stolz, wie sein Arbeitgeber ihn seiner Zuverlässigkeit wegen gelobt habe. Ich spürte die Nähe dieses Mannes und war berührt.

Körperarbeit beim Erstkontakt mit einem Paar

Ein Ehepaar, Mitte 40, ihre Kinder sind bereits ausgeflogen, bittet dringend um Beratung. Das in Kleidung und äußerer Erscheinung wenig auffallende

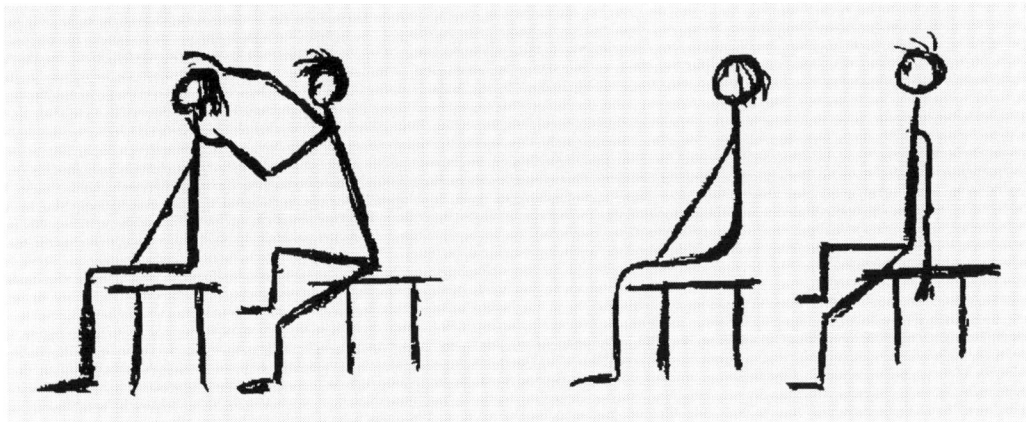

■ **Abb. 3.2**   Partnerübungen

Paar kommt in den Therapieraum, wo zu diesem Zweck drei Stühle in einem gleichseitigen Dreieck aufgestellt sind. Beim Hinsetzen rücken die beiden ihre Stühle so zusammen, dass sie mir direkt gegenüber sitzen. Damit sich das Paar „en face" anschauen kann, bedarf es somit stets einer Kopfdrehung. Die Frau beginnt. Ihr Mann habe eine Außenbeziehung gehabt. Ihr Vertrauen zu ihm könne nie wieder hergestellt werden. Der Mann beteuert, er habe keine Beziehung, sondern eine Affäre gehabt, was er heute zutiefst bedaure. Er leide darunter, dass das Verhältnis zu seiner Frau so in die Brüche gegangen ist. Seine Selbstanklagen, Entschuldigungen, Wiedergutmachungsversuche: alles sei fehlgeschlagen. Zum wievielten Male sie die Umstände besprochen, wiederholt miteinander versucht hätten, die Dinge zu bereinigen, sie wüssten das schon gar nicht mehr. Sie stünden an, kämen nicht mehr weiter, und der Zustand sei nicht mehr zu ertragen.

■ **Exploration der Ressourcen**

In stereotyper Wiederholung ist dieses System blockiert. Worte und Aussprechen können es nicht mehr richten. Doch sie sitzen nahe beieinander. Zuvor hatten sie die Stühle selbst zusammengerückt. Die Folgerung: Keine Fortsetzung weiterer Aussprache, kein Fragen nach den Gründen, kein weiteres Berühren der verletzten und beschädigten Gefühle! Jetzt heißt es: „Hand anlegen!" Es geht um einen Wechsel von der verbalen Ebene auf die körperliche Ebene.

Es mag unmittelbar erscheinen, bereits in der Einstiegphase, handelnd, mit Körperarbeit zu intervenieren. Tatsache ist, ob wir beobachten, zuhören, uns Gedanken machen, die Atmosphäre spüren, uns selbst in den eigenen Körperempfindungen wahrnehmen, wir „handeln" und wirken ohne Tun. Es wirkt durch uns, funktional, ohne dass eine intentionale Einflussnahme geschieht. Wir sind im System eingebunden, so wirkt das, was an uns wirkt, auch bei den Anwesenden. Alle wirken dauernd aufeinander ein. Schwing und Fryszer (2007, S. 41) nennen das die Koproduktion von Klienten und Berater.

Das Paar war ohnehin zur Einsicht gekommen, dass ein weiteres Besprechen keinen Sinn mehr ergab. Deswegen wurde eine Körperübung vorgeschlagen, mit dem Zweck, herauszufinden, wie viel an körperlicher Nähe noch möglich sei. Das Paar erklärte sich damit einverstanden und die Übung, die beiden nicht bekannt war, wurde begonnen.

Partnerübung

Die Partnerin wurde gebeten, sich auf einen bereitstehenden Hocker zu setzen. Der Partner nahm auf dem Hocker hinter der Partnerin Platz, so dass sich beide nicht ansehen konnten.

Einstimmung der Partnerin (■ Abb. 3.2)

Wenn möglich solle sie versuchen, mit geschlossenen Augen aufrecht auf dem Hocker zu sitzen. Ihre Aufmerksamkeit richte sie auf ihren Hinterkopf, den Nacken, Rücken, den Lendenbereich bis hinunter zur Sitzfläche. Hinter ihr werde ihr Mann ihre Körperkontur langsam umfahren, zunächst ohne sie zu berühren. Sie möge versuchen, seine Bewegungen zu spüren und ihnen zu folgen. Später würde die Berührung konkret und stetig intensiver. Es stehe ihr frei, falls das Vorgehen ihr nicht zusage, die Übung zu unterbrechen oder ganz zu beenden.

Einstimmung des Partners

Er möchte versuchen, seine Gefühle, seine Gedanken, seine ganze Energie, alle seine guten Absichten in seine Handflächen hineinfließen zu lassen. Dazu nehme er sich genügend Zeit. Mit seinen nun so energetisierten, „vergeistigten" Händen umfahre er die Kontur seiner Frau in einem Abstand von etwa 5 cm. Der Therapeut als Coach sitzt links von ihm und wird mit den Fingerspitzen, die den linken Handrücken berühren werden, dabei behilflich sein, dass die Bewegung sehr langsam durchgeführt werde. Wenn jeweils einmal die Kontur umfahren ist, können die Arme und Hände locker neben dem Körper herunterhängen gelassen werden, etwas geschüttelt, um mögliche Spannungen zu lösen. Ein- bis zweimal wird die Übung ohne direkte Körperberührung durchgeführt, um danach kaum spürbar die Haare, den Hals, Schultern, Brustraum, Lenden und das Gesäß zu umfahren. Immer langsam, verbunden mit Gedanken und Gefühlen. Das Intensivieren der Berührung ist dadurch kommuniziert, als der Coach dem Partner mit der Hand auf dessen Schulter die jeweilige Druckstärke anzeigt: von kaum spürbar leicht bis kräftig und stets mit den ganzen Handflächen.

Die Übung wird damit beendet, dass beide Hände auf die Schulterblätter der Partnerin gelegt werden. Dies erfolgt für die Dauer von zwei bis drei Minuten, wiederum verbunden mit guten Intentionen. Jede Berührung hat einen Anfang und ein Ende, wobei dem Beenden einer Berührung eine besondere Bedeutung zukommt. Erneut erhält die ausführende Person eine praktisch spürbare Anleitung. Auch ihr wird eine Hand auf die Schulter gelegt. Die Hand hebt nicht sofort ab, sondern ihr Gewicht wird reduziert und langsam entfernt sich die Hand so, dass die Wärmeerinnerung für einige Zeit fortbestehen kann. Danach formt sich die Hand zu einer lockeren Faust und zieht sich zurück.

Die Übung (◨ Abb. 3.2) wurde wie beschrieben durchgeführt. Dem Therapeuten kommt auch die Funktion der Beobachtung zu. Beim Paar bestanden keine Schwierigkeiten bei der Durchführung der Übung. Beide Partner gelangten in ein Stadium der Ruhe und Entspannung. Bei der Partnerin stellte sich bei den leichten Berührungen häufigeres Schlucken ein, was Hinweis für vermehrten Speichelfluss war. Insofern erfolgte auch ein Einwirken auf das endokrine Ausschüttungssystem.

In diesem Fall wurde auf eine eingehende Besprechung der Ergebnisse verzichtet. Stattdessen trafen wir übereinstimmend die Abmachung, dass diese Übung zu Hause täglich zweimal gegenseitig durchgeführt werde.

> ▶ Man kann in einem körperzentrierten Ansatz der Paar- und Familientherapie bereits in einem Erstkontakt nicht nicht körperlich kommunizieren!

Familienerstgespräch mit einem Mann

Der Mann meldet sich selbst an, dies auf Veranlassung seiner Freundin, von der er nicht sicher ist, dass sie sich von ihm trennen werde.

Mit 53 Jahren, großgewachsen, stark wie eine Eiche, sonnengebräunt, durchtrainiert, so steht er vor mir. Beim Händedruck habe ich das Gefühl, meine Hand werde in einen Schraubstock gezwängt. Dieser Mann ist innerlich am Ende seiner psychischen Kräfte. Über Monate nährte er Hoffnungen, mit seiner neuen Freundin könne er eine enge Beziehung eingehen. Eine Ehe und zwei weitere Partnerschaften seien zuvor bereits auseinandergebrochen. Jedes Mal musste er ähnliche, schmerzhafte Erfahrungen machen. Er werde als zu nah und als zu erdrückend erlebt. Mit großem Einsatz und exakter Zielstrebigkeit hätte er sich um die letzte Partnerschaft bemüht. Alles schien umsonst. Zielstrebigkeit, Exaktheit, hohes Leistungsniveau, immer an der Spitze sein, dazu hätte ihn sein ehrgeiziger und erfolgreicher Vater getrimmt. Nie gab es ein Wort des Lobes, immer hätte etwas noch besser gemacht werden können.

Dieser Vater – mit 59 Jahren war er an Krebs gestorben – hatte seinen drei Kindern aufgetragen, nach der Kremation seine Asche in einen Abfallsack zu geben und sie im Müll zu entsorgen. Die erwachsenen Kinder kamen dem Wunsch nicht nach und verstreuten die Asche in einem Wald. Die Mutter, zu dem Zeitpunkt bereits wegen Demenz in einem

Alterspflegeheim, stand ein Leben lang im Schatten des erfolgreichen Mannes. Nie hatte sie ihren Sohn angefasst und gestreichelt. Trauer und Verzweiflung kommen jetzt beim Klienten auf, das für ihn vorstellbar schlimmste Szenario könnte eintreten, und er würde nun auch die Freundin nicht mehr sehen. Was dann?

Da er sich körperlich nicht mehr spürt, bitte ich ihn, langsam ein- und auszuatmen. Obgleich das in keiner Weise Körperempfindungen auslöst, stellt er nachträglich fest, dass sein Schmerz nachgelassen habe. „Wenigstens 10 % weniger," so die präzise Feststellung. Das großflächige Ausstreichen und Abklopfen von Beinen, Armen und Körperstamm bringt vermehrt Ruhe in diesen erschütterten Mann. In der Folge berichtet er, dass er jetzt dreimal wöchentlich seine kranke Mutter aufsuche. Letztmals habe er ihr Rilke vorgelesen. Er wisse zwar nicht, ob und wie viel davon ankomme, er tue es aber dennoch. Er habe auch Zeit, sei nicht gezwungen zu arbeiten, insofern könne er Tages- und Wochenplan frei gestalten.

Die hypothetische Deutung, dieser Mann ist auf der Suche nach der „verloren gegangenen Mutter", habe ich auf der Zunge, ich bin aber gleichzeitig davon überzeugt, sie zu äußern bliebe wirkungslos. Abends, um einzuschlafen, konsumiere er eine derartige Menge Alkohol, dass dies einem Komatrinken gleichkäme.

Die Hausaufgaben nach unserer ersten Sitzung orientieren sich an den Gesprächsinhalten und den begonnenen Übungen. Es bestehen keine Schwierigkeiten bei den Abmachungen. Die drei Hausaufgaben lauten:

- Mehrmals täglich sich selbst zu massieren, außer abends!
- Mit dem verstorbenen Vater sprechen.
- Die Mutter besuchen und ihr über die Arme streicheln.

■ **Nachbetrachtung**

Die formulierten Ziele richteten sich nicht auf die eingangs unterbreiteten Bezugspunkte, sondern auf die Defizite, die der Mann schon ein Leben lang mitschleppte. Sie waren die Ursache für die wiederholten Beziehungsabbrüche. Durch die Beschäftigung mit den Aufgaben konnte sich der Mann dem Sog der aktuellen Probleme entziehen, damit seine Selbstwahrnehmung aktivieren, in einen spirituellen Kontakt mit dem verstorbenen Vater und in einen körperlichen Austausch mit der Mutter treten. Er hatte damit die Möglichkeit, eigene familiäre Ressourcen zu aktivieren.

 Man kann bei einem ganzheitlich therapeutischen Ansatz bei Erstgesprächen in der Paar- und Familientherapie auch nicht nicht ohne spirituelle Kommunikation arbeiten.

Beim Erstgespräch selbst, wo Informationen direkt angeboten werden, kann die Möglichkeit bestehen, Notizen zu machen und sie in einem Anamneseschema einzutragen, das Übersicht und diagnostische Einschätzung zugleich anbietet (◘ Abb. 3.3).

3.1.7 Rückblick auf die Informationen im Erstinterview

Es ist ratsam, nach gewissen Etappen in der Therapie die Informationen, Befunde, Arbeitshypothesen und Diagnosen des Erstgesprächs nochmals zu lesen; sich der Empfindungen, der Eindrücke, der körperlichen Wahrnehmungen und Übertragungen zu erinnern. So lassen sich Entwicklungen verfolgen und feststellen, wie vielfältig und treffend die Ersteindrücke waren. Immer wieder kann so auf die Konzepte zurückgegriffen werden, die im Erstgespräch bereits präsentiert wurden.

Eine Rückschau ermöglicht eine Rückbesinnung auf die Hauptziele der Therapie und lässt:

- Motivation und Arbeitsbündnisse wieder überprüfen,
- Standortbestimmung treffen hinsichtlich der Inhalte der Therapie,
- Abwehr des Systems und des Therapeuten erkennen, auch die im beiderseitigen, interaktionellen Kontext entstanden,
- Schwachstellen erkennen, wo wir Hilfe für die Therapie brauchen,
- die Entwicklung der Arbeit auf einem ganzheitlichen Hintergrund sehen.

> **Zusammenfassung**
> Allein, als Paar, als Familie zu einer bestimmten
> Zeit, in einem Raum ankommen, kann als
> äußeres Ankommen angesehen werden. In
> seinem Körper, im Familienkörper bewusst
> ankommen, lässt erst eine klare und bewusste
> Formulierung der Situation zu. Der Ablauf
> eines Erstgesprächs hat eine äußere und
> eine innere Struktur, eine dem Bewussten
> zugängliche, was sich beobachten, verbal
> und körperorientiert angehen lässt, und
> einen unbewussten Bereich der wirkt,
> ohne zu tun.
> Ein Teil gemeinsamer Arbeit – und nicht nur
> der eines Erstkontaktes mit einer Familie,
> die sich einer Beratung oder Behandlung
> unterzieht – bleibt immer auch in einem
> Bereich, der sich weder fassen noch begreifen
> lässt. Es geschieht etwas, ohne dass dabei
> komplexe Wirkkreise entschlüsselt werden
> müssen. Es gibt in jedem System und in jedem
> Menschen Dinge, die verborgen bleiben, und
> die von einem Hauch des Besonderen und
> Geheimnisvollen umgeben sind. So dürfen
> wir immer wieder überrascht sein und uns
> wundern.

Bei Interventionsmethoden zählt was wirkt. Schwing und Fryszer (2007, S. 167f.) stellen sechs zielführende Kriterien zur Auswahl, mit denen sich die meisten Systemiker einverstanden erklären können.

1. Handle so, dass die Selbststeuerungsfähigkeiten des Systems erhöht werden, und dabei soll man sparsam und nur wenn nötig intervenieren.

2. Die Probleme einzelner Personen werden auf dem Hintergrund des Lebensumfeldes, des Kontextfeldes gesehen: eine vernetzte Sichtweise. Die Probleme werden positiv konnotiert, und die möglichen Auswirkungen im Umfeld werden erwogen.

3. Jeder Mensch, jedes System verfügt über Ressourcen, die in der Problemsituation nicht mehr genutzt werden können. „Was können Sie noch, was gelingt Ihnen?" Solche und ähnliche Fragen sind wirksam.

4. In den Problemen steckt die Lösung. Die Klientel ist an die Vorteile der Nachteile zu erinnern. „Wollen Sie das, womit Sie keinen Erfolg haben wirklich fortsetzen?"

5. Betrachte Methoden und Techniken als Beiwerk gegenüber dem, was die Familien als Experten ihrer eigenen Existenz leben und für ihren weiteren Weg entscheiden. Ihnen stellt sich die umfassende Sinnfrage.

6. Neues wird induziert für andere Sichtweisen, Denkmodelle, emotionale Bewertungen und Handeln.

3.2 „Wir sind Intervention"

3.2.1 Interventionen geschehen in Beziehungen

Wir können nicht nicht intervenieren, kann analog zu Watzlawicks Provokation: „Wir können nicht nicht kommunizieren" festgestellt werden. „Als Intervention wird jede vom Therapeuten vorgenommene Maßnahme verstanden, die eine signifikante Verstörung im therapeutischen System in Aussicht stellt (Ludewig 1983, S. 89f.)." Beispielhaft werden vom Autor Umdeutung, Verschreibung, zirkuläre Befragung, Selbstverschreibung, Selbstentwertung, Therapeutenwechsel und Widerspiegeln angefügt.

3.2.2 Interventionen: verbal oder körperorientiert

Der Begriff des Handelns führt uns zu körperbezogenen Interventionen. Im Gegensatz dazu verfügen wir über differenzierte Fragetechniken und fragendem Konversationsverhalten (Retzer 2015, S. 350). Interpersonelle, körperpsychotherapeutische Wirkfaktoren sind in Beziehungsformen eingebettet und dienen der Steigerung von Wissen bzw. Einsicht als Weg zur Lösung struktureller Konflikte. Durch Empathie ermöglichte korrigierende Erfahrungen und authentisches Engagement in der Begegnung lassen sich Übertragungs- und Gegenübertragungsprozesse reflektieren (Wehowsky 2007, S. 193f.).

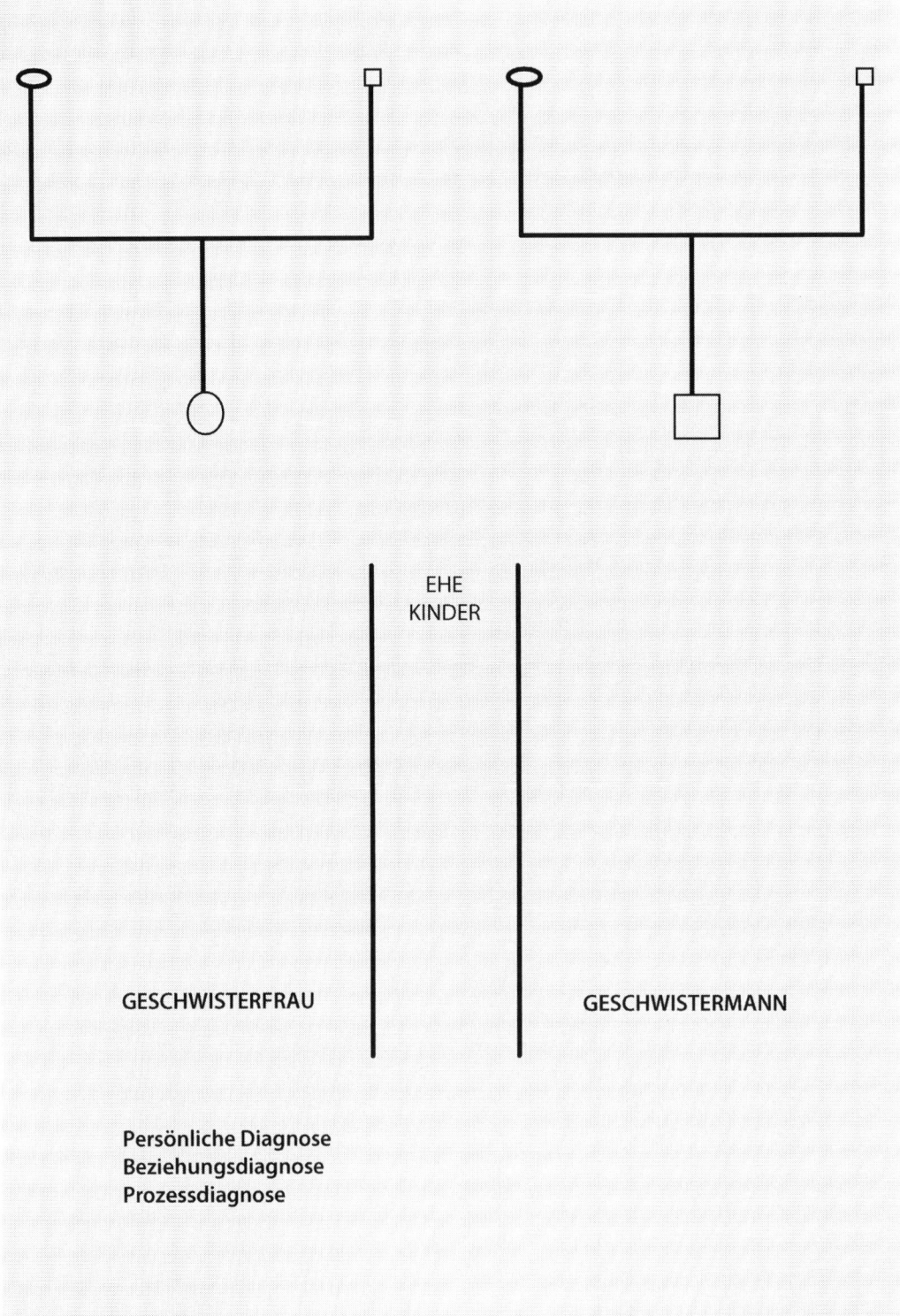

EHE
KINDER

GESCHWISTERFRAU   GESCHWISTERMANN

Persönliche Diagnose
Beziehungsdiagnose
Prozessdiagnose

■ **Abb. 3.3**   Fortsetzung

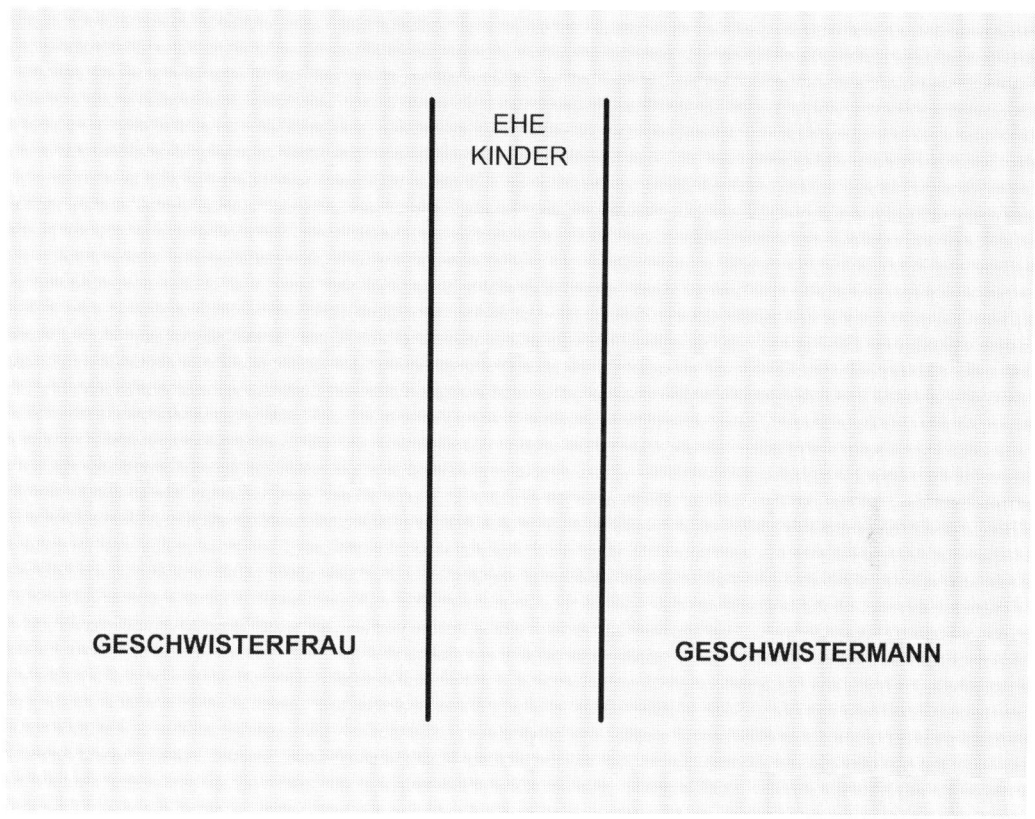

EHE
KINDER

GESCHWISTERFRAU   **GESCHWISTERMANN**

☑ **Abb. 3.3**   Annahmeschema für Paar- und Familientherapie (Dold 1998)

Darüber hinaus erwähnt der Autor die transpersonale Beziehung, jenseits von Sprache und Rolle. Dies ist als Hinweis auf den Sinn von Beziehungen und Interaktion zu verstehen: die bedeutsamste Komponente von Spiritualität (Bucher 2014, S. 37).

3.2.3 Interventionen: intentional, funktional, bewusst und unbewusst

Neben intentionalen, einer Strategie entsprechenden Interventionen, bestehen die funktionalen Interventionen. Hier wirke ich durch mich selbst, durch meine Anwesenheit, durch meine Person: durch Nicht-Einwirken.

Wenn ich Sitzgelegenheiten entsprechend der zu erwartenden Personenzahl einer Familie im Kreis aufstelle oder wenn ich die Stühle an die Wand stelle zur Selbstbedienung, kann ich z. B. sehen, wie ein Familienvater dreimal einen Stuhl anfasst und wieder loslässt, bevor er ihn aufstellt. Seine Unentschlossenheit im Zugreifen ist danach ein Angebot, um weitere Interventionen folgen zu lassen.

Ein Therapieraum wirkt ohne zu tun, er wirkt auf uns. Der Raum selbst lässt sich aber auch so gestalten, dass eine gezielte Wirkung beabsichtigt wird. Er soll in die Sphäre anderer eingreifen, er soll verstörend wirken. In der Familienberatung und Therapie kann das Verhalten von Kindern durch bereitgestelltes Spielmaterial, durch einen Sandkasten, durch Zeichenmaterial beeinflusst werden. Ich bereite eine Intervention vor, von der ich annehme, Kinder werden dadurch angeregt, oder der Kontakt zu mir soll erleichtert werden. Wenn ich einem Kind den Scenokasten anbiete, und es nimmt das Fellstück heraus, um es zärtlich an die Wange zu drücken, habe ich den Beweis dafür, wie auch Gegenständliches Gefühle auslöst. Wir nehmen über Gegenstände Einfluss auf das limbische System des Gehirns, oder das limbische System verfügt über Fähigkeiten über uns Unbewusstes Einfluss zu nehmen (Roth und Strüber 2014, S. 57).

Neurobiologische Erkenntnisse bestätigen heute, dass der größte Anteil des Seelenlebens nicht dem Bewusstsein unterstellt ist (Roth und Strüber 2014, S. 64). Gleiches trifft auch für kommunikative Abläufe und die Formen unseres Einwirkens zu. Das System Familie ist eine sinnenhaft identifizierte Ganzheit und als solche mehrheitlich über Körperliches zugänglich. So ist der Anteil an rational orientierten Interventionen auf einen kleinen Wirkungsbereich begrenzt. Wie groß die Wirkung nicht bewusster Interventionen ist lässt sich nur erahnen.

Wir wirken durch unsere Art, durch unser Wesen, auch durch unser Sein, genauso wie wir durch bewusste Intension wirken. Andererseits wirkt etwas in uns und Dinge um uns, deren wir uns nicht bewusst sind.

3.2.4 Interventionen: öffnend, vertiefend, stabilisierend

- **Öffnende Verfahren**

Hier geht es um ein Bewusstmachen durch:
- Spiegeln von Stand und Haltung
- Imitieren von Bewegungen und Wiederholen-Lassen von Gesagtem
- Hinweise auf Verspannungen, Verschlüsse, Blockaden und flache Atmung gehören auch zu öffnenden Interventionen.

- **Vertiefende Aspekte**
- Haltungen und Bewegungen werden – nachdem sie imitiert wurden – verändert im Sinne von Ergänzungen, mit Hinweisen auf fortschreitende Ausgestaltungen und Verbesserungen.
- Verbales Spiegeln wird akzentuiert. Es werden z. B. zuerst nur Sachbezüge wiederholt, dann aber die emotionalen Elemente nachdrücklich unterstrichen.
- Bei progressiven verbalen Interventionen werden z. B. Deutungen und Vermutungen

angenommen. „Kann es sein, dass Sie wütend waren, als Sie von Ihrem Vater sprachen?"
- Wohlwollende Unterstellungen („noble ascriptions", positive Konnotationen). „Sie haben eben über Ihren Mann geschimpft, im Grunde genommen haben Sie ihn doch sehr gern. Obwohl Ihnen Ihre Tochter den letzten Nerv tötet, wenn sie leidet, leiden Sie doch viel mehr. Man spürt Ihnen Ihren guten Kern an."
- Innewohnende Ressourcen werden angesprochen. Bei Süchtigen und Gewalttätigen sind Hinweise auf das was ihnen fehlt und das was sie suchen oft sehr hilfreich. „Im Grunde genommen sind Sie ein sensibler Mensch. Oft müssen Sie Ihre Sehnsucht nach Nähe ertränken. Sie verfügen über große Energien, wollen Sie sie nützen?
- Vorantreiben des Prozesses, auch durch Provozieren. „Wie wäre es, wenn das, was Sie eben gesagt haben, so nicht zutrifft. Könnten Sie einmal vom Gegenteil ausgehen?"
- Paradoxe, aufwühlende, beunruhigende, destabilisierende Interventionen bei rigiden, intellektualisierenden und zwanghaften Verhaltensweisen. „Sie sind so gesund, Sie müssten auch einmal krank sein. Wer nach außen so mauert, hat Grund dazu."

- **Stabilisierende, strukturierende: rekonstruktive (wiederherstellende) Interventionen**
- Früher – jetzt! Der Rückblick auf Erfahrungen und Erkenntnisse führt zu Einsicht in Zusammenhänge, die Beweise für Entwicklungen und erweiterte Erlebnisse liefern.
- Auf welche Pfeiler und Fundamente kann gebaut werden? Um welche handelt es sich? Wie lassen sich die stabilisierenden Faktoren weiter verankern? Wie können bisherige Erfahrungen auf weitere Erlebensbereiche ausgedehnt werden?

3.2.5 Interventionen: spirituell

Einer Umfrage zufolge glauben 93 % der in München niedergelassenen Psychotherapeuten an etwas, „das über die Befunde der empirischen Wissenschaft hinausgeht (Hundt 2007, S. 15)". Eine andere Umfrage, auf die Hundt verweist, deutet ebenfalls darauf hin, dass Psychotherapeuten der Religion bzw. der Spiritualität einen hohen Stellenwert beimessen. „74 % der befragten Psychoanalytiker antworteten auf die Frage: ‚Ist die religiöse Erfahrung für die volle Entwicklung der Persönlichkeit notwendig?' mit einem uneingeschränkten ‚Ja' (Hundt 2007, S. 16)". Rufen wir uns nochmals die Botschaft von Sebastian Kneipp in Erinnerung, der festhielt, dass es ohne spirituelle Hilfe nie eine „gelungene Kneippkur" geben kann (Klofat 2009, S. 52). Die Suche nach dem Sinn, nach innerer Orientierung lässt heute viele Menschen verunsichert werden, und oft sind Worte wie Spiritualität und Religiosität diffuse Projektionsflächen.

Klar wird in Untersuchungen nachgewiesen, wie die ratsuchende Klientel Hilfen in der Sinnsuche erwartet, und die religiöse und spirituelle Einstellung von Beratern und Therapierenden als hilfreich erlebt wird. In einer amerikanischen Studie (Hundt 2007, S. 17) gaben 75 % der befragten Patienten an, dass sie vom Arzt im Rahmen der Behandlung auch auf religiöse Themen angesprochen werden möchten. Zwei Mystiker geben uns dazu methodische Fingerzeige. Es sind dies der Ordensgründer Johann Baptist de la Salle (1651–1719) und der Benediktinerpater und Zen-Meister Willigis Jäger (1925). Nahezu deckungsgleich führen sie Interessierte auf den Weg zu sich selbst. In seiner Erklärung der Betrachtungsmethode gibt La Salle (1739/1915) einleitend Hinweise zur Vorbereitung auf die Meditation. Er spricht davon, dass wir während des Tages die meiste Zeit mit äußeren, sinnfälligen Dingen beschäftigt sind, und es notwendig ist, sich mit inneren zu beschäftigen. Für diesen katholischen Theologen ist das die Hinwendung zu Gott, als einer dauernden, tätigen Beschäftigung (La Salle 1915, S. 28f.). Eindrücklich unterstreicht er, wie dies keine einfache Beschäftigung des Verstandes ist und wie die Verstandestätigkeit nicht das Wesen des Menschen ausmacht und nicht die Seele durchdringt. Eindringlich fordert er seine Mitbrüder dazu auf, regelmäßig zu meditieren und dies als den Bestandteil des geistigen Lebens zu erkennen. Für den Einsatz von spirituellen Interventionen gibt La Salle damit drei zentrale Hinweise.

- Die Meditation muss beharrlich, getreu und täglich und zur bestimmten Zeit erfolgen: wie das Zähneputzen.

- Es stehen mehrheitlich die emotionalen Bewegungen (die Anmutungen des Herzens) und die Willensentschlüsse im Vordergrund und weniger Nachforschungen und Erwägungen des Verstandes.
- Bei auftauchenden Schwierigkeiten beim Meditieren empfiehlt La Salle, gerade dann sich vermehrt der Meditation zu widmen.

Es ist nicht verwunderlich, dass mit solchen spirituellen Vorbereitungen diesem Lehrorden das Rüstzeug zur Verfügung stand, deprivierte, verwahrloste, behinderte und straffällige Kinder und Jugendliche zu unterweisen und so erfolgreich zu erziehen, dass die Behörden an den Ordensstifter herantraten, auch straffällige Erwachsene zu betreuen (Würth 1972). Der Wert von spirituellen Interventionen ist bei solchen Kindern und Erwachsenen dann optimal, wenn mit den religiösen Werten eine verlässliche Struktur über u. U. eine lange Zeit angeboten wird.

Jäger (2000, S. 128–133) geht von einer vergleichsweise identischen Annahme aus. Er schreibt: „Der Körper steht einer umfassenden Bewusstseinsebene näher als der Intellekt. Der Intellekt schränkt ein, er segmentiert die Wirklichkeit in Teilaspekte, mit denen er sich jeweils befasst. Der Körper hingegen kann sich für das Ganze öffnen." Neurobiologen bestätigen die genannten Mystiker, indem sie bei der Analyse unserer vernetzten Hirnfunktionen darauf hinweisen, dass nur ein kleiner Teil dem Bewusstsein zugänglich ist und der weitaus größere Teil dem bewussten Zugriff versagt bleibt (Roth und Strüber 2014, S. 64). La Salle führt Meditierende nach einer Hinwendung zur inneren Selbstwahrnehmung, über Betrachtungsinhalte der Heiligen Schrift, hin zu einer einfachen Anschauung. Demgegenüber verfolgt Jäger den körpernahen Weg. „Fast alle spirituellen Wege setzen beim Körper an (Jäger 2000, S. 129)." Nachfolgend sind einige seiner spirituellen Interventionen zusammengefasst:

- Mit Körpergebärden und Ritualen (siehe auch Brentrup und Kupitz, S. 2015) die wirkliche Beziehung zu seinem Körper finden.
- Mit kontemplativem Tanz eins werden mit dem Stehen, dem Schritt, mit der Atmung, um ein waches Bewusstsein zu erlangen, hin zum Alltag, hin zu Dingen und Beziehungen.
- Die Bewegungsfolgen des Qi Gong und Tài Jí können auch dazu führen, eine höhere Ebene

des Bewusstseins zu erhalten. Ich erlebe mich dann in der Bewegung und bin Bewegung.

Unsere spirituellen Interventionen sollten sich demnach z. B. in Fragen an Paare und Familien so stellen, dass der Sinnbezug zu ihren Problemen, Konflikten, Krisen und belastenden Erfahrungen erkannt und geklärt werden kann.

- Was ist der Zweck Ihrer jetzigen Krise?
- Ergibt das einen Sinn für Sie?
- Kann es sein, dass das Aufbrechen des Konflikteses gerade zum jetzigen Zeitpunkt kein Zufall ist?
- Kann es sein, dass Ihre Beschwerden, die nach ärztlicher Untersuchung keinen Befund ergaben, eine Botschaft an Ihre Familie bedeutet?

Solche Fragen zielen auf den tieferen Sinn von Ereignissen, lenken davon ab, sie an konkreten Aufhängern festmachen zu wollen. Immer versucht sich der unbewusste Anteil im System „Gehör" zu verschaffen. Es drängt etwas auf Klärung, die allein nicht mehr zu schaffen ist. Auf dem Weg zu den wesentlichen Dingen in Beziehungen ist der Körper eine zentrale Instanz. Körperarbeit ist immer auch eine spirituelle Intervention.

> **Zusammenfassung**
> Interventionen beabsichtigen eine eindeutige Veränderung im System. Das System Familie ist eine sinnhaft identifizierte Ganzheit und als solche mehrheitlich über Körperliches zugänglich. So ist der Anteil an rational orientierten Interventionen auf einen kleinen Wirkungsbereich begrenzt. Wie groß die Wirkung nicht bewusster Interventionen ist lässt sich nur erahnen. Wir wirken durch unsere Art, durch unser Wesen, auch durch unser Sein, genauso wie wir durch bewusste Intension wirken. Andererseits wirken Dinge um uns, deren wir uns nicht bewusst sind. Interventionen können öffnend, vertiefend, stabilisierend, strukturierend und rekonstruktiv sein. Eine besondere Bedeutung kommt den spirituellen Interventionen zu. Sie stehen in enger Verbindung mit Körperarbeit und zielen auf das Wesentliche in Beziehungen.

3.3   Systemische Körperarbeit

„Für die Weisheitstraditionen ist ‚Körper' lediglich ein Modus der Erfahrung oder eines energetischen Gefühls. Es gibt „rohe" oder grobstoffliche Erfahrung, subtile oder feinstoffliche und sehr subtile oder kausale Erfahrung (Wilber 2007, S. 32)."

Den persönlichen Körper im Kontext des Paar- oder Familienkörpers zu sehen, heißt, dass der individuelle Körper sich nur in Verbindung und in Interaktion mit dem Beziehungskörper versteht und verhält. Eine Teilbeobachtung ergibt so nur auf dem Hintergrund eines dazugehörigen Systems Sinn. Der Körper, im System ebenso der Beziehungskörper, steht nicht nur dem Bewussten näher als dem Intellekt (Jäger 2000, S. 128), sondern er hat direkten Zugang zum weitaus größeren Teil dessen, was uns nicht bewusst ist.

In dem Buch: „Wie das Gehirn die Seele macht" von Roth und Strüber (2014) wird nachgewiesen, wie das limbischen System das organisiert und „verdrahtet", was wir als Seele bezeichnen. So erübrigt sich der Begriff Seele, wo doch eine interagierende, lebendige Materie als Urgrund besteht. Diese lebendige Materie ist nicht nur direkt über das Gehirn zugänglich, sondern in erster Linie über den ganzen Körper, über jede Körperzelle. Jeder achtsame Umgang mit dem Körper, wohlverstanden auch mit dem Beziehungskörper, ist eine spirituelle Intervention. Zu spirituellen Interpretationen ist allerdings nur eine Person befähigt, die auf dem dauernden, oft steinigen Weg zu sich selbst ist.

3.3.1   Erstkontakt: Augenschein und Auslegeordnung

Kommen Paare oder Familien in Beratung und Therapie, begegnet uns Komplexes und Kompliziertes. Es kommt für den Betrachter alles auf einmal an. Was kompliziert aufgebaut ist, reagiert meist rasch auf Einflüsse. Es kommt ein Paar-, ein Familienkörper an, und die Frage nach dem Aufbau dieser Erscheinungsbilder kann in drei Richtungen beantwortet werden.

- Die Erscheinungsbilder sagen etwas darüber aus, wie sie ernährt, gepflegt, gefordert, belastet und benützt wurden.

- Vorfahren haben an diesen Körpern
  bereits geübt. Die Körperbilder, die wir bei
  Paaren und Familien antreffen, sind bereits
  Ergebnisse, vorgestaltet in Herkunftsfamilien.
  Durch die Interaktion der Partner mitein-
  ander und mit dem ersten Kind
  werden neue Erfahrungen gemacht. Es
  erfolgen neue Prägungen und kreative
  Neugestaltungen.
- Im Umgang mit der beratenden Person baut
  sich auf dem Hintergrund vielschichtiger
  Interaktionen erneut ein systemisches
  Körperbild auf.

Körper transportieren Empfindungen und Gefühle.
Das Denken ist an ein vernetztes materielles körperliches Substrat gebunden. Körper interagieren, sie
sind auf Kommunikation angelegt. Im Erstkontakt
findet keineswegs nur ein Beobachten statt, anzutreffen ist ein Interagieren aller mit allen, mit allem. Die
Frage, ob hier bereits ein allseitiges Interaktionsgeschehen stattfindet erübrigt sich. Es geht nicht um
Augenschein und schon gar nicht um eine Auslegeordnung. Beobachter sind geradezu überrumpelte
Mitakteure vom ersten Augenblick an und bekommen dies zu spüren, selbst wenn sie sich dessen nicht
bewusst sind.

Jede Begegnung ist mit körperlichen Resonan-
zen verknüpft. Eine körperliche Beeinträchtigung,
auch im Sinne einer Wahrnehmungseinschränkung,
stellt ebenfalls eine Behinderung der Interaktion dar,
reduziert das gegenseitige Empfinden und kann zu
Fehlinterpretationen des Ausdrucks führen. Die
Hinwendung zum eigenen Körper, zum Körpergefühl gibt uns verlässliche Informationen über das,
was uns von Paaren und Familien entgegenkommt.
Bei einem blockierten (Stahl 1983), beeinträchtig-
ten, gepanzerten (Reich 1949) Körperbild kann es
kein rundum ausgestattetes Selbstwertgefühl geben,
das nicht Auswirkungen auf Zweier- und Familienbeziehungen hätte.

Mängel im Körper- und Selbstwertgefühl
bewegen Beziehungspartner und Familien dazu,
Rat zu holen, sich behandeln zu lassen. Zu wenig
oder gar nicht bewusst ist ihnen, dass Körperstö-
rungen auch Interaktion und Kommunikation
behindern. Wir erleben, dass schon der mimische Ausdruck, dies aufgrund unterschiedlicher

Erfahrungen fehlinterpretiert und missdeutet
werden kann und deswegen Klärungen und Einfühlen notwendig werden.

Körperinterventionen

Eine systemische Intervention durch den „Beobachter" kann in dieser ersten Kontaktphase eine
wohlwollende, freundliche Einstellung zum
eigenen Körper sein, womit Ratsuchende sich verstanden und angenommen fühlen. Die Einstellung zum eigenen Erscheinungsbild verändert die
Haltung dem ankommenden System gegenüber. Es
liegt in der Hand des Beobachters, seine Klientel
ihm selbst anziehender zu machen. Wer auf dem
Weg zu sich selbst ist, wird zum Wegbereiter für
andere.

In den frühen körperorientierten Therapieformen (Reich 1949; Rosenberg, 1991) finden sich differenzierte Ansätze, Körper zum Zweck diagnostischer
Einschätzungen in Segmente einzuteilen. Der Selbstwahrnehmung war damit nicht gedient. Die innere
Selbstwahrnehmung des Beraters oder Therapeuten,
angestoßen durch die Begegnung mit einem System,
bietet einen Ansatz, sich mit dem Übertragenen bei
sich selbst zu befassen, d. h. ich ordne, verändere und
richte mich selbst zuerst aus und wirke damit verändernd auf ankommende Beziehungen.

Eine Einteilung von Körperübungen, z. B. sys-
tematisiert nach Gesichtspunkten von einfach bis
schwierig, von Oberflächen- bis Tiefenarbeit, unter
den Aspekten von Übertragung und Gegenübertragung usw. scheint zunächst hilfreich zu sein. Wenn
aber Methodengläubigkeit und Orientierung an
Wirkfaktoren den Blick für das verstellt, was ein
System an eigenen Ressourcen anbietet, kann die
beratende Arbeit auf Umwegen und in Wieder-
holungsschleifen dahindümpeln. Der Versuch,
sich an Techniken festzuhalten, weil man sie sich
selbst angeeignet hat, perfektioniert, vermittelt eine
gewisse Sicherheit, auf die als erstes zu verzichten
wäre. Sich überraschen lassen von dem, was kommt,
Eindrücke wahrnehmen, auf sie eingehen, bei deren
Umsetzung behilflich zu sein, ist auch eine Systematik, die von der Grundhaltung nichts zu wissen und
nichts zu können ausgeht und gerade darum nahe
an dem sein kann, was vorhanden ist, sich zeigt und
auf eine Veränderung drängt.

3.3.2 Körperübungen und ihre Bedeutung

> ❱ Vertrauen schaffen! Gegründet sein! Alles dreht sich um die Frage: Wie findet die Familie zu ihrem Boden, zu ihrer Realität?

Die Übungen beginnen im Stehen: Locker, keine durchgedrückten Knie, Arme und Hände hängen frei herunter! Wie komme ich zu meinem, wie kommen wir zu unserem Bewusstsein von Stand haben, von gegründet, von geerdet (Lowen 1980, S. 28) sein? Paare, Familienmitglieder stehen zuerst so da, wie sie augenblicklich sind, machen eine gemeinsame, vielleicht eine zirkuläre Mitteilung über das momentane Körperempfinden. Brooks (1997, S. 31) gebraucht den mehrdeutigen Ausdruck vom „zum Stehen kommen". Das kann auch als ein Innehalten, als ein Zu-sich-Kommen verstanden werden. Andauernde Bewegung wird angehalten. Ich halte inne, komme innerlich zum Stehen! Den Fuß auf den Boden setzen meint, den Körperbereich dem Bewusstsein zuführen, der meist wenig wahrgenommen wird.

Und wie soll dies geschehen? Schon ein Verlagern des Gewichts mehr auf Zehen oder Fersen, lässt spüren, wann der Stand sicher, wann er labil, wann locker, auch ruhend ist. Wieviel Beweglichkeit entsteht, wenn eine Gewichtsverlagerung von einem Bein auf das andere erfolgt? Dann habe ich ein Stand- und vielleicht sogar ein Spielbein. Anspannung vergrößert sich auf Dauer im belasteten Bein, wird gewechselt, dann durchzieht ein strömendes Wohlgefühl die entlastete Muskulatur. Gründen heißt sich selbst bewusst sein, im eigenen Körper und in allen seinen Teilen ankommen.

Wir sprechen heute von einer Vielzahl von Persönlichkeitsanteilen in einer Person, von den Vielen im Einen (Schwartz 2007, S. 52f.). Die Psychoanalyse kannte bereits den Begriff der Körperichkerne (Grunert 1977, S. 209), so ist es nicht abwegig von verschiedenen Körpern im Körper zu sprechen. Dass eine Familie eine Vielheit von Körperbildern ist, erfahren Sie spätestens, wenn Sie Ihre Klientel dazu einladen, aufzustehen, um Erden-Übungen auszuführen. Kinder springen auf, Erwachsene erheben sich, und aus den Gesichtern Pubertierender lässt sich Unmut ablesen. „Muss das sein? Auch das noch? Die Psychos!"

Wie sehr beim Verlagern des Gewichts auf den Fußsohlen ein Gesichtsausdruck ängstlich, belustigt, verkrampft erscheint, in einem System findet dies Resonanz. Ebenso verfehlen ein sicherer Stand und begründeter Selbstwert ihre Wirkung im System nicht. Die Übungen im Stand lösen laufend unkontrollierte Bewegungen und unterschiedlichen mimischen Ausdruck aus. Bequeme, überraschend ausgelöste, verdrängte Gefühle treten in der Familienrunde in Erscheinung. Genau diese Abläufe sind das Angebot für zirkulär zu erfolgende Interventionen. Ein zorniger, gleichgültiger, angeödeter, wuterfüllter, ein liebevoller, mitfühlender, schalkhafter, schlitzohriger, müder, entspannter, erschöpfter, verzweifelter, ein kritischer Gesichtsausdruck: ein Pool für Veränderungs- auch Wachstumsangebote.

Der Veränderungsprozess beginnt in einer bewusstmachenden Runde, in der die einzelnen Familienangehörigen über das berichten, was sie während oder nach den Erdungsübungen erlebt haben. Wird vom Einzelnen über persönlich erlebte Veränderungen berichtet, z. B. was das Empfinden über den Stand, die Haltung, Wärme, Hautsensationen, Muskelverspannungen, mimischen Ausdruck usw. angeht, löst das bei Zuhörern erneut Reaktionen aus. Sie können, und das ist eine ihnen oft schwer zu erklärende Tatsache, bei den anderen aber nur das beobachten, was sie selbst sind und was sich bei ihnen selbst verändert hat.

Die Erdung
Die Beziehung, wenn die Familie durch Erden in ihrer Realität angekommen ist, ist durch folgende Etappen gekennzeichnet:

- Im lockeren Stand zum „Stehen" kommen
- Zirkuläre Mitteilung des persönlichen Gewahrseins an das System
- Durch ein Verändern des Gewichts auf den Fußsohlen das Körperbewusstsein nach unten verlagern
- Motorische Reaktionen, Körpersensationen, Empfindungen und Gefühle werden ausgelöst und als persönliche Veränderungen wahrgenommen.

- Ein multiples inneres, persönliches Ankommen bleibt im System nicht verborgen. „Der Körper spricht, auch wenn die Person schweigt (Berliner 2001, S. 206)."
- Nochmaliger, systemischer Anpassungsprozess durch eine persönliche, zirkuläre Mitteilung an die Familie

Aus dem Stand Beziehung aufnehmen: Habe ich Stand, kann ich Selbstständigkeit beweisen, mit hohem Kreuz und bestimmt auftreten? Sobald ich zum Stehen, in den Stand gekommen bin, vertrete ich mich in meiner Familie. Wenn sich mein Stand verändert hat, kann ich anders gehen. Ich spüre dann, ob ich ein Zehen-, Sohlen- oder Fersengeher bin: ein Leisetreter, ein Polterer, ein Schreitender! So kann ich als Gegenüber auftreten, kann spüren ob die Nähe-Verhältnisse stimmen, ob die Distanz mir, meinen Bedürfnissen entspricht.

Übung: Stehen als Beziehung – mein Selbststand

Im Bewusstsein eigenen Stehens und Gegründet-Seins trete ich vor Partner, vor Familienangehörige. Dabei achte ich darauf, ob sich mein Stand, mein Körpergefühl ändert. Fühle ich mich gut, spüre ich den Wärmefluss von unten nach oben oder stelle ich eine Starre in Beinen und Lenden fest, beginnt mein Rücken zu schwanken? Kann ich nicht genügend Rückgrat zeigen? Mit einem leichten Abdrehen von 10 bis maximal 45° finde ich heraus, ob ich meinen Selbststand wieder finde und wo in meinem Körper eine Verunsicherung einem Angehörigen gegenüber eingetreten ist. Veränderungen können leichte Verspannungen, ein mulmiges Gefühl, der Eindruck ins Schwanken zu kommen, ein Zittern oder Unsicherheit in den Knien sein.

Schon bei dieser „einfachen" Übung begegnen uns die Phänomene, die uns aus der Theorie als Übertragungs- und Gegenübertragungsreaktionen oder als Resonanz bekannt sind. Außerdem kommen Erinnerungen an das eigene Gehen-Lernen auf, Vorgänge, die wir dem Unbewussten übergaben.

Durch solche Reaktionen kann erfahren werden, wie die eigene Selbstsicherheit gefunden werden kann oder wie die eigene Unsicherheit zu akzeptieren ist. Der Stand im System ist ein dialogisches, interaktionelles Stehen, verwoben mit den unterschiedlichsten Körpersensationen und Reaktionen.

- **Wachwerden**

Im Stehen angekommen, wird der Körper als Beziehungskörper tastend geweckt. Je lebendiger der Körper, desto besser ist er beziehungsmäßig abgestützt. Bei Erschöpfung oder Verspannungen besteht eine eingeschränkte Wahrnehmungsfähigkeit. Auch unterentwickelte, unproportionierte Bereiche sind Hindernisse für die Eigen- und die Fremdwahrnehmung. Jeden Augenblick bewegen wir uns in Energiefeldern, und beim Aufnehmen von Beziehungen bilden wir erneut Energiefelder. Je größer unsere Wachheit nach innen wie nach außen ist, desto mehr erfahren wir in und von unseren Beziehungen und haben Einfluss auf sie.

- **Sich selbst abklopfen**

Mit arterieller Anregung, mit Abtransport von Schlackenstoffen, Erfrischung, Entfalten der Energie verbindet Brooks (1997, S. 92) u. a. das Abklopfen. Neben dem Abklopfen spielt die Art eine Rolle, wie ich mich berühre, es lerne, in welcher Intensität Berührung meinem Wohlbefinden entspricht, mich fördert. Mag ich leichte, duftige Berührungen, starkes, kräftiges Anfassen? Spüre ich mich gern bis auf das Knochengewebe, liebe ich das Dehnen von Bändern und Sehnen, wenn es ziehend und anspannend ist? Je nachdem wird mein Stand sein, wenn das Abklopfen beginnt. Mit den Fingerkuppen am Kopf, den flachen Händen über Nacken, Hals, Brust, Bauch und Gesäß, dann die Arme von den Schultern beginnend bis zu den Händen, unterseitig bis zu den Achselhöhlen zurück, von den Hüftgelenken hinunter bis zu den Knöcheln und innwendig hinauf bis zu den Leisten: alles wird mehrfach abgeklopft (zwölfmal, dies nach Auffassung der TCM gemäß den 12 Meridianen). So prägt sich der Körper die Empfindungen ein, so erfolgt eine intensive Belebung. Den Rücken kann man sich selber kaum abklopfen, außer man schwingt die Arme locker um den Körper und lässt sie einfach auftreffen, ohne dass gezielte Berührungen zustande kommen.

■ **Gegenseitiges Abklopfen**

Für Partner und Familien ist dies die Gelegenheit, dem Abklopfen eine interaktionelle Note zu geben. Wer klopft wem den Rücken? Von wem will ich mir meinen Rücken klopfen lassen? Und wenn, dann wie: sanft, kräftig, ganzflächig, bestimmte Partien intensiv usw.?

An dieser Stelle sind Anleitungen durch den Therapeuten erforderlich, da unterschiedlichste Übertragungsverhältnisse auftreten können. Wenn geklärt ist, wer wen abklopft, wird der abklopfenden Person empfohlen, bei der Person, die in gebeugtem Stand mit leicht angewinkelten Knien, hängendem Kopf und Armen einen runden Rücken anbietet, innerlich das Körpergewebe zu bitten, das Abklopfen durchführen zu dürfen. Eine innere Übereinstimmung, eben das Körper-Okay ermöglicht ein subtiles Zusammenarbeiten, was den Dialog zwischen arbeitender Person und behandelter den Stil finden lässt, der angemessen und wirksam ist. Die therapierende Person begleitet den Prozess, ist behilflich, damit eine harmonische Berührung zustande kommt. Dies ist eine Voraussetzung für ein Fließen der Energie.

Kann ich behilflich sein, damit das Gegenüber den Weg zu seinem Sinn findet? Dafür muss ich spüren können, wo der Körper in Verspannungen oder Erschlaffung Formen der Schutzabwehr aufzubauen versuchte. So kann durch den begleiteten Dialog mit den Arbeitenden der gewünschte Weg gefunden werden. Zudem ist eine klare Definition von Anfang und Ende der Arbeit notwendig. Je nach Bedürfnissen und Bedürftigkeit der behandelten Person kann eine innere Ambivalenz, können Erwartungen geweckt werden, die auf Fortsetzung drängen und nach Beständigkeit „rufen". Da ein erstes Abklopfen einem Verbessern der Wahrnehmung dient und den Familienkörper wecken will, bedarf es der Botschaften, die klare Grenzen signalisieren. „Nach zwei bis drei Minuten werden wir diese Übung beenden!" Das Einverständnis wird dazu eingeholt.

Mit gegenseitigem Abklopfen aktivieren wir den Hypothalamus, ein Regulationszentrum, das neben vegetativen Funktionen an der Stressverarbeitung und an den zwischenmenschlichen Bindungen beteiligt ist (Roth und Strüber 2014, S. 57).

> ❯ **Abklopfen kann von reparativer**
>   **Bedeutung bei früh vernachlässigten und**
>   **traumatisierten Kindern sein.**

Die einzelnen Stufen des Abklopfens
- Sich selbst abklopfen
- Gegenseitiges Abklopfen
- Abmachungen
- Frage betreffend Intensität der Berührung
- Äußere Haltung und innere Einstellung zur Arbeit
- Klärung mit den Geweben: Zwiesprache mit dem Körper
- Abklopfen und begleiteter Dialog
- Beenden

Verbesserung der sensorischen Wahrnehmung: von den Nah- zu den Fernsinnen

Die folgende Übung vom Sich-selbst-Abstauben verbindet die Vorstellung, sich von Klebrigem, auch von Schmutz zu befreien mit der einer leichten oberflächlichen, reinigenden Berührung. Auch auf diese Art kommen Paare, kommen Familien bei uns an. Wenn ich das abwerfen, mich von dem befreien kann, was auf mir liegt, dann bin ich wieder für anderes, neues da, kann dann besser präsent sein.

Übung: Sich-selbst-Abstauben

Es ist nicht gemeint, wie mit einem Staubtuch rasch über eine Fläche zu gleiten, sondern (wenn möglich mit geschlossenen Augen) kurze Abwischbewegungen auszuführen. Wenn mit der rechten Hand bei der linken Schulter das Abwischen beginnt, so sind vier Ausstreichbewegungen notwendig, um die Partie des Oberarmes abzuwischen. Bei mehrfacher Wiederholung ist sehr schnell zu spüren, wie der Energiefluss angeregt wird und Lebendigkeit im Körper zunimmt. Ein äußeres Entlasten korrespondiert mit innerem Schwingen, innerem Wohl- und Wärmegefühl. Nicht nur die Haut-, ebenso Binde- und Muskelgewebe, bei Wiederholung ebenfalls Knorpel, Sehnen und Bänder werden angeregt und zum Mitschwingen gebracht.

Bei der nächsten Übung „Familienwaschmaschine" wird eine Person (vielleicht auch eine nach der anderen), ähnlich wie in einer Autowaschanlage gereinigt.

Übung: „Familienwaschmaschine"

Unter Zischen zeigen die Fingerspitzen auf das „Objekt", machen es nass, seifen es – diesmal unter schrubbendem Massieren mit den Fingern – ein, duschen es erneut und trocknen die Person dann mit warmer Atemluft ab. In welchen Familiensystemen auch immer, Kindern machen begeistert mit. Kinder empfinden Berührungen als entlastend und fühlen sich darin bestätigt, geliebt zu sein.

Auch diese Übung zielt darauf ab, unterschiedliche Gewebetiefen zu erreichen, die sensorische Wahrnehmung zu verbessern.

Bietet sich die Gelegenheit, eine Familie um einen Tisch sitzen zu lassen, kann die Übung mit dem Händestapeln durchgeführt werden. Die Spielregeln sind einfach: immer eine Hand der Teilnehmer wird auf die nächste gelegt. Die unterste Hand wird weggezogen und oben wieder aufgelegt. Die Familienhände sind damit in dauernder, rutschender Bewegung. Alle reiben die Hände an allen: einmal langsam, einmal schnell. Zu spüren sind Druck, Schwere, durch Reibung entstandene Wärme und das Gefühl mit allen verbunden, zugehörig zu sein. Und wenn der Druck für einzelne zum Schmerz wird? Es geht hier um eine kontextabhängige Wahrnehmung, um eine Empfindungsqualität, die über die Selbst-, auch die Fremdwahrnehmung einbezieht. Ich spüre mich an den anderen, mein Gespür für die andern wird geübt, wird mir bewusst. Eine sensorische Integration (Gerrig und Zimbardo 2008, 107ff.) in der Familie nutzt unterschiedliche Sinneseindrücke und führt zum Gefühl, ein Familienkörper zu sein, was sich in den Verhaltensweisen und im sensorischen Körpergedächtnis bleibend verankert.

Übungen mit Händen

Hände erraten

Hände erraten lassen ist eine spielerische Übung, die bereits mit einer vierköpfigen Familie durchgeführt werden kann. Eine Person kniet auf allen Vieren auf dem Boden, die Augen werden verbunden, und die anderen Familienmitglieder legen in selbst gewählter Reihenfolge eine Hand auf den Rücken der knienden Person. Diese muss versuchen, die Hand dessen zu erkennen, der sie aufgelegt hat. Wurde die Hand erkannt, muss der Erkannte auf den Boden, und das Spiel geht weiter. Die Teilnehmenden bemerken rasch, wie sie durch Spreizen der Finger und unterschiedlichen Druck täuschen können.

Durch Händedruck Botschaften schicken

Die Familie steht im Kreis und gibt sich die Hände. Durch Händedruck werden Botschaften vermittelt. Es können Codes ausgemacht und dann bestimmten Angehörigen „Mails" geschickt werden. Blicke lassen sich bei solchen Spielen einbeziehen.

Spüren der Kraft

Ein biblisches Beispiel hält die Heilung einer über 13 Jahre leidenden Frau durch eine Kraftübertragung fest (Matthäus 9; 20). Die Berührung der Quaste des Gewandes stoppt den Blutfluss. Jesus erwähnt, dass eine Kraft von ihm ausgegangen sei. Das deutet darauf hin, dass Jesus nicht bewusst heilte, demnach handelt es sich um eine nichtbewusste energetische Übertragung.

Die Existenz von Kraftfeldern lässt sich leicht dadurch verifizieren, dass man Partner z. B. dazu auffordert, aufeinander zuzugehen. Es besteht eine persönliche energetische Begrenzung, deren Überschreiten als eindringend erlebt wird. Dieses Kraftfeld ist variabel und ist auch dem Einfluss von Spannungen und Konflikte ausgesetzt.

Es gibt eine Kraft im Menschen, und es gibt eine Kraft in der Beziehung. Diese Kraft wird z. B. auch spürbar, wenn sich zerstrittene Partner an die Zeit des Kennenlernens erinnern lassen. Wenn sie es lernen, sich über den anderen wertschätzend zu äußern, mobilisieren sie Heilkräfte in den Beziehungen. Diese Kräfte sind spür-, aber kaum messbar. Bei guter Kraftentwicklung verbessern sich Interaktion und kommunikative Muster. Es gibt eine Kraft zwischen den Partnern. Entscheidend sind der Glaube und die Zuversicht an das Wecken von Kräften, was dem Wecken von spirituellen Ressourcen entspricht (Utsch 2014, S. 113).

Auch die gesundheitliche Verfassung, der Stand der aktuellen Vitalität beeinflusst dieses Kraftfeld. Deswegen muss dem Anwenden von Kraftübungen eine Klärung vorangehen. Sind sie zumutbar? Bedarf es auch bei Lebenspartnern eines behutsamen Herangehens? Es ist eben auch möglich, dass bei Kraftübungen eigene Schwäche und Erschöpfung erkannt werden: das ist auch eine Erkenntnis oder als Resultat einer Übung zu sehen.

Kraftübungen

Vom Spiel zu Kraftanwendung

Die Partner stehen in Ausfall-Schrittstellung einander gegenüber, die Handteller berühren sich. Es werden leichte Bewegungen ausgeführt, vergleichbar mit dem vorwärts und rückwärts Treten eines Fahrrades. Leichter Druck nach vorne rechts, zurückweichen links. Die Bewegung kommt aus dem Schulter- und Beckengürtel und nimmt damit Einfluss auf die Muskulatur im Nacken-, Schulter- und Beckenbereich. Lockere Muskeln und Gelenke ermöglichen eine Leichtigkeit in der Kraftentfaltung, während Verkrampfungen zu einem harten Kräfteeinsatz verleiten. Kraft und Gegenkraft spüren, einmal unter großem Einsatz, einmal geschmeidig und biegsam: ideale Möglichkeiten, Fähigkeiten des eigenen Körpers zu spüren und gleichzeitig zu erleben, wie er sich im Kraftdialog entwickelt. Das Spüren von Kraft stabilisiert, schafft Voraussetzungen für eine verbesserte Strukturierungsfähigkeit und dient vitaler Gesundung.

Abgrenzung und Aggression: Bis hierher und nicht weiter! Wie kann man den Verlauf der persönlichen Grenze erlebbar machen?

„Kettenhund"

Ein Familienmitglied wird an die „Kette" gelegt, d. h. dieser „Hund" beißt im Radius der Länge seiner „Kette". Die Familie reizt nun „Bello", indem sie an die Grenzen geht, sie sogar überschreitet. Für den Hund bleibt es dann nicht beim Bellen, er darf zubeißen. Allen ist bewusst, wenn sie unvorsichtig sind, werden sie gebissen. Gebissene finden sich daraufhin an der Kette und sind jetzt ganz besonders „scharfe Hunde".

Abgrenzung und Aggression wird in dieser Übung am oralen Trakt festgemacht. Frühe Formen von Erwerb, wie saugen, zupacken, festhalten und aktiv auf Dinge zugehen stehen im Zentrum. Bei Systemen mit Depressiven oder Süchtigen finden sich später die früh verhinderten Formen der Durchsetzung.

„Kampfhähne"

Hüpfend auf einem Bein, die Arme über dem Brustkasten verschränkt schubst man einen – wenn immer möglich – gleich großen Partner. Die Zusammenstöße können unterschiedlich vital sein, allerdings nie lange dauern, denn Hüpfen auf einem Bein hält niemand lange durch.

Intensiver Körperkontakt, das Spüren der Kraft, Anregen des Kreislaufs, Aktivieren der Atmung, Wärme, Steigerung der Herzfrequenz: bis weit in die frühe Gehirnentwicklung führt diese Übung zurück (Roth und Strüber 2014, S. 73). Für Kinder und Jugendliche ist die Übung „Kampfhähne" ein Highlight!

Wann habe ich mich letztmals mit jemandem so ganz wohl in meiner Haut gespürt?

Wut – eine Energiequelle

Partner- und Familienübung: „Kämpfendes Hornvieh"

Alle müssen auf die Knie und Kopf voran auf ein Familienmitglied losgehen. Idealerweise als Partnerübung konzipiert, treffen zwei Gegner aufeinander. Mit dem Kopf soll gegen die Schulter des Gegenübers gedrückt und gestoßen werden. Jetzt geht es um die Kraft, Ausüben von Druck, darum, den Gegner zurückzudrängen. Bei all dem Kampf sind die Wangen der Partner eng aneinander. Ob kraftvoll oder im angenehmen tête-à-tête, immer wird bei der kämpferischen Auseinandersetzung, Wärme, auch Hitze gespürt. Kampf und Leidenschaft, auch das Aufkommen von Wut lässt die Körpertemperatur ansteigen.

Gerade gegenüber dem Gefühl von Wut zeigt sich unsere Erziehung ambivalent. Wut wird unterdrückt, pädagogisch disqualifiziert, negativ bewertet, damit kann sie nur sehr selten ihre Bedeutung und Wirksamkeit beweisen.

Aggressionen und Wut sind energetische Ganzkörpererfahrungen von erstaunlich vitalisierender Wirkung. Machen Kinder bei dieser Übung mit, dann greifen sie spontan von der Körperseite an, schlagen sich einmal unterstützend auf die eine oder andere Seite. In Rippen, Lenden und Gesäß stoßen, ausweichen, wenn die Großen angreifen: die Kinder schaffen ein Aggressionsfest.

> **Gefühle vertiefen fördert allgemein vertiefende Prozesse.**

Stimme und Stimmung

Lässt man eine nach einer Weile in Stille verweilende Familie – bei leichtem Körperwiegen – in einer Terz Mama, Papa und auch die Namen der Kinder rufen (singen), beginnt eine emotionale Bewegung. Wird das Rufen nach Eltern oder Geschwistern sehnsüchtig, ängstlich, hilfesuchend, freundlich, begeistert oder wütend intoniert, aktiviert die Familie Stammhirnpotentiale. Zu beobachten ist allerdings auch, dass nicht alle Familienmitglieder in eine emotionale Regression eintauchen, sondern unterschiedliche Reaktionen zeigen. Trauer und Sehnsucht finden sich neben Freude und Langeweile. Bei den einen kommt erst Spaß auf, wenn trotzig und aggressiv gerufen wird oder wenn die vorherrschende Betonung des Ausrufens stakkatomäßig geschieht. Aggressives und provozierendes Maulen und Fluchen entspricht oft Pubertierenden, denen es um Unmutsäußerungen geht. Ihnen bieten sich Chancen zu launischem Fluchen auf alles, mit allen und über alles an.

Atemarbeit

Gegenseitige Atemarbeit öffnet Gefühle in Systemen. Es ist bekannt, dass es bei Atem und Lebensenergie um Verbrennungsvorgänge geht, bei denen Wärme, eben Energie geschaffen wird. Wenn wir die Zwerchfell- und Bauchatmung benutzen, aktivieren wir zugleich auf eine sanfte Weise Verdauungs- und Sexualorgane. Wir nehmen Einfluss auf die Darmperistaltik und unterstützen die Verdauung. Bekannt ist uns aus praktischer Erfahrung, dass ein Großteil unserer Klientel flach atmet und schon deswegen zu wenig auf das eigene Kraftpotential zurückgreifen kann. Einfluss auf das vegetative Nervensystem, auf die parasympathischen Funktionen der Organsysteme zu nehmen, heißt, beruhigend auf eine interagierende Beziehung einzuwirken. Regeneration, Aufstocken von Reserven, Stärken des Immunsystems sind biologisch wichtige, tragende Stützen für Beziehungen.

Partnerübung: Lebensenergie

Es sitzt z. B. die Partnerin aufrecht, in guter Selbstwahrnehmung auf dem Stuhl, während der Partner in bequemer Position vor ihr auf dem Boden kniet und im Atemrhythmus mit den Händen Druck auf die Fußriste gibt. Beginn und Ende der Übung werden durch Ankündigen definiert, womit Klarheit und Struktur des Ablaufs gewährleistet sind. Da die weiche Handfläche auf den Risten aufliegt, die Daumen innenseitig und die Finger außenseitig den Fuß umfassen, kann der Druck – auch unter Einsatz

des Gewichts vom Oberkörper – erhöht, im weiteren auch unterschiedlich intensiv gestaltet werden, ohne Schmerzen zu verursachen. Beim Einatmen heben sich die Hände, sodass kein oder nur minimaler Druck gegeben wird, beim Ausatmen erfolgt stärkerer bis starker Druck. Zunächst empfiehlt sich dieses „Massieren" durch die kniende Person im Rhythmus des eigenen Atems. Im Verlauf von etwa zwei Minuten stellen sich eine Angleichung der Atemrhythmen und eine angenehme Energieübertragung ein. Während des Übungsprozesses kommt es zu einem Fließen von Energie. Der gegenseitige Energiefluss hat lösende Wirkung auf Verspannungen, Blockaden und Panzerungen.

In der zweiten Variante dieser Übung orientiert sich die kniende Person (in Abstimmung mit der sitzenden) von Anfang an am Atemrhythmus der sitzenden Person. So besteht schon zu Beginn eine intimere Übertragungssituation im gegenseitigen Energiefluss als bei der ersten Variante.

Da diese anspruchsvolle Technik Einfühlung und Mitempfinden in Übereinstimmung mit der Selbstwahrnehmung erfordert, empfiehlt sich der verbale Austausch über die Befindlichkeit der Partner. Der Berater/Therapeut hat die Aufgabe, die massierende Person anzuleiten. Dies kann dadurch geschehen, dass eine Hand auf den Arm der arbeitenden Person gelegt wird, um das Gefühl von Rhythmus und Druck zu vermitteln oder zu bestärken.

Wenn zwischen behandelnder und sitzender Person im rhythmischen Auf und Ab der Atemdruckbewegung eine gewisse Gewohnheit entstanden ist, kann der Druck auch dann aufrecht erhalten werden, wo sonst ohne Druck gearbeitet wird. Dies kann verschiedene Reaktionen bei der sitzenden Person zur Folge haben. Manchmal lässt sich ein Anhalten des Atems beobachten, oder es erfolgt wie eine Gegenreaktion. Es wird so empfunden, als ob die Atmung Widerstand gegen den Druck aufbauen würde. Ein feines innerliches Sich-Wehren oder ein Sich-dagegen-Stemmen können erlebt werden.

Partnerübung: Wahrnehmung der Bauchregion

Bei dieser Übung sitzen die Partner dicht nebeneinander, in entgegengesetzter Blickrichtung, so dass sie sich die rechte Hand auf den Bauch legen können. Eine kurze meditative Konzentration dient dem Orten der eigenen Verfassung. Wie geht es mir? Wie fühle ich mich selbst? Wo ist mir wohl, wo nicht? Ist meine Hand „beseelt" oder unempfindlich? Fühle ich mich in der Lage, die Übung durchzuführen?

Liegen die Hände auf, so tritt automatisch eine bewusstere Wahrnehmung der Bauchregion ein. Die Folge: Bauch- und Zwerchfellatmung werden angeregt. Wird dies spürbar, folgen die Hände diesen feinen Bewegungen. Je nach Verspannungen, auch bei körperlichen Blockaden kann dies eine längere Zeit dauern. Als Resultat gilt allerdings auch schon die verbesserte Wahrnehmung des Bauchraumes. Hat sich die Atmung spürbar verstärkt, dann folgen die Hände den Atembewegungen so, dass beim Ausatmen leichter Druck und beim Einatmen kein Druck ausgeübt wird. Dagegen beim Atmen mit Widerstand werden Atemkraft, das Atemvolumen vergrößert, sodass schon beim Einatmen leichter Druck aufgesetzt wird, was Kräfte mobilisiert.

Es entstehen bei dieser Übung ungewöhnliche Gefühle beim Erfahren der Kraft im vegetativen Bereich. „Ich kann mit meinem Bauch dagegen atmen, mich gegen den Widerstand stemmen. Ich habe Kraft im Bauch. Der weiche, ungeschützte Bereich kann sich wirksam wehren."

Wir befinden uns bei der Zwerchfellatmung im innersten Bereich der klinischen Psychologie und psychosomatischen Wechselbeziehungen (Dropsy 1983, S. 93) und in intimer Partnerbeziehungsarbeit bei der beschriebenen Übung.

Partnerübung: Vertiefen von Nähe

Die Partner sitzen Rücken an Rücken auf zwei Hockern oder Rücken an Rücken auf dem Boden. Vom Hinterkopf bis zum Gesäß ist eine möglichst große Berührungsfläche gegeben. Dem Paar wird empfohlen, sich Zeit zu lassen, um sich auf den Rücken zu konzentrieren. Wärme wird wahrgenommen und Atembewegungen können festgestellt werden. Wenn die Partner nun über das berichten, was sie empfinden, stellen sie dabei schon mit Erstaunen fest, dass Sprechtöne als Schwingungen empfunden werden können. Hohe und tiefe Töne werden in unterschiedlichen Körperregionen wahrgenommen. Sind die Partner soweit „eingestimmt" bietet

sich ein spielerischer Umgang mit Lauten an. Hohe und tiefe, langgezogene Töne, kurzes Bellen, Knurren und Husten bewirken eine besondere Empfindung von schwingender Rücken- und Organmassage und gegenseitiger Körperwahrnehmung. Das Beenden erfolgt nicht abrupt, sondern vollzieht sich in einem kaum merklichen Entfernen der Körper. Idealerweise existiert ein sensorisches Wahrnehmen noch im Abstand von wenigen Zentimetern.

Wenn die Übung nach zehn Minuten beendet wird, bedarf es nochmals einer Zeit von mindestens fünf Minuten, um den Körpern die Möglichkeit zu bieten, Erinnerungen zu speichern. Die beratend-therapeutische Begleitung besteht in Anweisungen, die ein langsames, verinnerlichendes Erleben ermöglichen.

Stärken des Zusammenhalts im System

Ein Sensibel-Machen für gegenseitiges Erkennen körperlichen Ausdrucks und für gemeinsames Empfinden wird hier angestrebt. Wie nimmt die Familie Kontakt miteinander auf, wie kann sie sich an der Körpersprache ihrer Angehörigen orientieren?

Wir gehören zusammen, wir halten uns gegenseitig, wir tragen etwas zusammen, wir nehmen uns etwas vom Gemeinsamen, wir messen unsere Kräfte, wir festigen unseren Stand.

Geben und Nehmen

Heigl-Evers und Heigl-Evers veröffentlichten 1975 das Buch: „Geben und Nehmen in der Ehe". Wird der Titel als polare Einheit verstanden, bedeutet dies: Es gibt kein Geben ohne Nehmen! Erschöpfungssituationen, Störungen im Affektleben, niedrige Toleranz bei Kränkungen, Demütigungen und Enttäuschungen, ungesteuerte Reaktionen treten meist dann auf, wenn diese Einheit oder das Gleichgewicht zwischen Geben und Nehmen verloren gegangen ist. Geben und Nehmen sind im Wesentlichen beziehungsregulierend. Entfällt diese Regulation, erleidet ein System eine Aufspaltung in Teilobjekte und Subsysteme, was Folgen für ein Ganzerleben auch des Familienkörpers hat. In kleinen, eindrücklichen, auch symbolischen Aktionen kann hier entgegengewirkt und das

Gefühl einer Verbundenheit wieder hergestellt oder aufgebaut werden.

Übung: „Wir tragen zusammen!"

Ein Paar, eine Familie steht sich locker in einer Distanz von bis zu zwei Metern gegenüber. Die Handteller gleichen kleinen Baggerschaufeln und sind in die Mitte des Zwischenraumes gerichtet. Alle schreiten langsam nach vorne. Mit den Handtellern wird eine unsichtbare Substanz gegen die Mitte geschoben. Dazu sprechen alle gemeinsam: „Wir tragen zusammen!" Mit den Handschalen wird diese imaginäre Substanz in der Mitte aufgehäuft. Dann werden die Hände zu Greifwerkzeugen, die vom „Aufgehäuften" wegnehmen. „Das nehme ich mir!" ist der Satz, der rückwärtsgehend gesprochen wird. Mehrfach wird die Handlung mit den jeweils gesprochenen Sätzen wiederholt.

Geben als eine Hinbewegung auf eine Familienmitte hin wird kontrastiert mit einer greifenden Bewegung, die eigene Ansprüche dokumentiert.

Das handlungssymbolische, familienpsychodramatisch aufgeführte Geben und Nehmen wird durch die Wiederholung dem Körperbewusstsein zugeführt. Geben ergibt nur dann Sinn, wenn etwas zurückkommt, wenn ich mir dafür auch etwas holen darf.

Das Wir im Bild eines Ofens (siehe nächste Übung) könnte kaum besser den Zärtlichkeitsaustauch einer Familie ausdrücken. Wir sitzen in der Runde Haut an Haut. Wir geben Wärme, beziehen Wärme. Ich fühle mich geliebt und gebe Liebe zurück. Auch bei dieser Thematik bewegen wir uns im Gefolge des Ehepaars Heigl-Evers (1974: „Gelten und Geltenlassen in der Ehe"). Wir treffen im beratenden Alltag auch auf Probleme von Eltern, die nachts von ihren Kindern geweckt werden. Die Kinder scheinen Angst zu haben und können sich in Einzelfällen weit über normale Bedürfnisse hinaus über lange Jahre einen Platz im elterlichen Bett sichern. Nochmals zurück in die symbiotische Einheit, permanent umgeben von Wärme und im Gefühl der Geborgenheit verharren können: ein reizend-regressives Angebot.

> » Werd ich zum Augenblicke sagen:
> Verweile doch! Du bist so schön!
> Dann magst du mich in Fesseln schlagen,

dann will ich gern zugrunde gehn!
(Johann Wolfgang von Goethe, Faust I. Teil.)

Übung: „Wir sind ein Ofen"

Diese Übung bezieht sich auf die Ausbildung des ersten gerichteten Kontakts des Menschen auf seine Umwelt (Elhardt 2006, S. 71). Die taktile Erfahrung in ursprünglicher Einheit besteht als Angebot.

Die Partner sitzen sich gegenüber, Wange an Wange, mit den Armen umfassen sie sich, zwischen den Knien das Bein des Gegenübers. Es ist ein Verweilen ohne Worte und ein Spüren von Wärme, Atem und Herzschlag!

Das kontrastierende Unterbrechen des „paradiesischen" Zustandes, das ein verweilendes Zugrunde-Gehen im Gefolge hätte, führt in die nüchterne Welt des Alltags zurück. Die Übung ist in ihrem verlockenden Angebot auf dauernden Bestand durch eine Struktur – die im Besitzen- und Hergeben-Können erlebbar ist – realistisch. Wir brauchen beides: Haben und Verzichten!

Oft wünschen Partner ein Beenden von sich aus, wenn ihnen die Körperwärme unangenehm wird. Ansonsten wird zusammen mit der beratenden oder therapierenden Person eine Zeit von drei bis fünf Minuten festgelegt, danach begeben sich die Partner wieder in die individuelle Sitzposition.

Wird die Übung mit Familien durchgeführt, dann sitzen die Teilnehmenden eng angeschmiegt im Kreis, mit den Armen umfassen sie sich über die Schultern oder die Taillen. Das Begrenzen der Zeit hat auch hier eine strukturierende Funktion. Man darf sich auch an das Verhalten von Kindern erinnern, die vom Spielen aufstehen, sich der Gegenwart ihrer Mutter versichern, um danach wieder weiterzuspielen. Auch heimkehren und auftanken, um dann erneut auf „Eroberung" zu gehen, bietet sich als Bild an. Neben der taktilen Welt von Wärme und Verbundenheit ist für junge Menschen die Wertschätzung ein zentrales Element. Man hat mich gern, ich spüre, ich werde um meiner selbst willen geliebt und geschätzt und nicht wegen bestimmter Vorzüge, Leistungen oder Eigenschaften. Schätzen und Geschätzt-Werden wäre die dritte Polarität. Die Heigl-Evers (1974) schreiben stattdessen von „Gelten und Geltenlassen in der Ehe".

3.3.3 Energetische Körperübungen im System

Wenn wir leiden oder Schmerzen empfinden, verändern wir uns im Umgang mit uns selbst und mit anderen. Die ganze Körpergestalt erscheint uns anders. Dem Durchschnittsbürger mag dies kaum auffallen. Diejenigen, die empathisch mit ihren Mitmenschen umgehen, sehen, hören und einige empfinden sogar diese oft feinen Umgestaltungen. Zurückziehen, sensibler bis gereizter reagieren sind uns aus der Kommunikation mit diesen Menschen bekannt. Andererseits ist es gerade die Kommunikation, die wieder aufbaut, die ein Regenerieren bewirkt. Neben dem wahrnehmbaren individuellen Kraftfeld begegnet uns bei Partnern und Familien z. T. ein potenziertes energetisches Feld. „Das menschliche Energiefeld interagiert mit den größeren Energiefeldern ringsum und wird davon beeinflusst (Reid 2002, S. 103)."

Marlock (2006, S. 138ff.) warnt davor, im Umgang mit den Begriffen Energie und Lebenskraft einem szientistischen Selbstmissverständnis aufzusitzen. Und er hält im Wesentlichen fest, dass Energie nur in Beziehung Sinn ergibt. Beziehungen existieren nicht ohne die energetische Körperlichkeit, die eng verbunden ist mit der Bewusstseinsentwicklung (Marlock 2006, S. 162). Resonanzfähigkeit nach innen wie nach außen, verbunden mit einer reifenden Fähigkeit, Emotionen und Gefühle zu regulieren, führt zur Wiederbelebung des Selbst. Dem bleibt aus systemischer Sicht nur hinzuzufügen, dass bioelektrische und morphogenetische Felder sich in interagierenden Systemen wiederfinden. Die Quantenphysik und seit Jahrtausenden die daoistischen Lehren bestätigen eine vernetzte energetische Dynamik, die beeinflusst werden kann. „Der Mensch lebt inmitten von qi und qi erfüllt den Menschen (daoistischer Text, 4. Jh. vor Chr., Hempen 1988, S. 107)." Hempen fährt fort: „Mit der qi Kraft können Blockaden gelöst werden, und wenn der Therapeut mit seinem ‚nach außen entwickelten qi' auf den Patienten einwirkt, können selbst energetische Mangelzustände beeinflusst werden."

Die Forschungsergebnisse von Bauer (2005) über die Spiegelneuronen bestätigen uns, dass wir aufgrund dieser Zellen das fühlen können, was andere fühlen. Verändern wir unsere Gefühle, indem wir am eigenen Körper auf Veränderungen hinarbeiten, dann können wir andere beeinflussen.

Wir spüren z. B. eine Dichte im Raum zwischen den Partnern, zwischen einer Familie die in einer Runde sitzt. Der energetische Raum zeigt Wirkung, ohne dass Partner oder Angehörige etwas tun müssen. Es wirkt! Partner und Familien definieren sich bereits durch ihr Nähe-Distanz-Verhältnis. Die Physik bestätigt uns, dass wir in Materie leben, die wir nicht sehen, deren Wirkung heute nicht mehr angezweifelt wird. Wie lässt sich die unsichtbare Materie zum Transferieren (Übertragungen) von Gedanken, Empfindungen, guten Absichten nutzen? Indem man übt!

Partnerübung: „Energie spüren"

Zwei Partner stehen oder sitzen sich gegenüber. Sie halten ihre Handteller so nahe aneinander (ohne Berührung), dass sie Wärme spüren können. Sie konzentrieren sich – wenn es geht mit geschlossenen Augen – auf die Hände. Die Hände entfernen sich zunächst soweit, dass das Wärmeempfinden gerade noch spürbar ist. Daraufhin nähern sie sich wieder. Von der intensiveren Wärme zu immer größerer Distanz: so wird geübt. Falls kein Wärmeempfinden zustande kommt, empfiehlt sich der Selbstversuch. Hier werden die Handschalen vor dem oberen Brustbereich einander gegenüber gehalten. Danach folgt der Ablauf wie zuvor. Im Selbstversuch kommt es viel rascher zur Erfahrung, dass die Energie zwischen den Händen sich verdichtet und in größerem Abstand anfänglich „verdünnt" wirkt. Nach längerem Üben spielt die Distanz bei der Energieübertragung keine Rolle mehr. Bei der Partnerübung kann das Energiespüren unterschiedlich sein. Die allgemeine Verfassung, Vitalität, Gesundheit und die emotionale Befindlichkeit der Partner spielen eine Rolle. „Ich schicke dir gute Gedanken! Ich wünsche, dass es dir gut geht. Das was belastet solle sich ändern. Mögen die aktuellen Nachteile sich als Vorteile erweisen usw." Die selbstgewählten Mantras treffen auf die gegenübergehaltenen Handtellern auf und kommen transformiert zum Sender zurück.

Bei allen energetischen Übungen möge man sich nicht auf ein Ergebnis, eine Wirkung konzentrieren, sondern auf das Erleben und Pflegen der eigenen Energie.

Mahrer (1999) kommt zu einer universellen, zeitunabhängigen Formulierung. „ ... wir sind nicht nur verbunden mit unseren Nächsten, die wir kennen und von denen wir wissen, sondern mit allen Geschicken, die einmal waren – und womöglich: einmal sein werden." Bei Lowen (1980, S. 199) findet sich der Hinweis auf eine pulsierende Stofflichkeit, wenn Bezug zum energetischen Feld genommen wird. Die aus der Psychoanalyse stammenden Begriffe der Übertragung und Gegenübertragung haben diese Energie zum Gegenstand, waren aber primär auf die Zweierbeziehung: Analytiker – Analysand bezogen. Simon und Stierlin (1984, S. 368f.) wenden die Begriffe auf Familienbeziehungen an und sprechen von transfamiliären und intrafamiliären Übertragungen. Bei den störenden intrafamiliären Übertragungen werden die Gegebenheiten in unangemessener Weise innerhalb der Beziehungspartner transferiert.

Bauer (2005) bezeichnet den Menschen als auf soziale Resonanz und zwischenmenschliche Verstärkung hin angelegt. Roth und Strüber (2014) orten diese Fähigkeit hirnphysiologisch dem limbischen System zu. Was ich an mir tue, bleibt dem Gegenüber nicht verborgen, auch wenn keine bewusste Wahrnehmung zu existieren scheint. Es sind die Spiegelneuronen, die bei unseren Handlungsintentionen und am energetischen Austausch maßgeblich beteiligt sind.

Familienenergetische Übung: „Sonnenblumen"

Die Familie sitzt bei dieser Übung im Kreis. Die Handteller, vergleichbar mit Sonnenblumen, richten sich in die Runde. Sie sind Sender und Empfänger zugleich. Ich sende Kraft und Energie in das System und beziehe gleichzeitig Kraft für mich. Der Familie gilt es zu vermitteln, sie solle lediglich darauf achten, gute Gedanken, gute Gefühle und wohltuende Empfindungen auszustrahlen, unabhängig von einem beabsichtigten Ziel oder konkreten Ergebnis. Die Sonnenblumen-Handteller können auch auf einzelne Angehörige gerichtet werden, denen man sich besonders zuwenden will.

Diesem ersten Übungsteil folgt ein weiterer, der dem Empfang von Energie gewidmet ist. Die Handteller als Empfangsschalen nehmen Energie und Kraft aus dem Familienverband auf. „Ich hätte gern von Dir, von Euch: Wärme, Zuneigung, Eure Kraft und Zuversicht. Ich bin auf Eure Sicherheit angewiesen usw." Nach diesem „Schöpfen" von Energie, dem man auch einen Zeitraum von fünf Minuten einräumen kann, schließen sich die Handteller wie Sonnenblumen am Abend. Die Finger werden zu Blütenblättern, die sich senken und in einer lockeren Faust Empfangenes umschließen.

Eine Befindlichkeitsrunde bildet den Abschluss der Übung.

Wird die Übung in einem Gruppenverband durchgeführt, was meist auf ein gutes Echo stößt, ist den Teilnehmenden zu empfehlen, mit geschlossenen Augen die Energiearbeit durchzuführen. Mit Erstaunen können die Gruppenteilnehmer am Schluss die Veränderungen in den Gesichtern feststellen. Die Gesichter erscheinen dann entspannter, weicher, länger, müder, trauriger, fröhlicher, haben eine andere Ausstrahlung usw.

In der folgenden Übung geht es um die Einflussnahme auf das energetische Feld von Partnern oder Familienangehörigen. Es steht heute außer Diskussion, dass wir über einen Energiekörper verfügen, der wie schon erwähnt, sichtbar, spürbar sein kann. Wir sehen Menschen im Alltag, die auffallende Verspannungen im Schultergürtel haben, die getaktet gehen, unelastisch erscheinen, denen es an Ausstrahlung fehlt oder denen Energie auch nur partiell verfügbar ist. Wir sehen und empfinden, wenn sich Affektschübe ankündigen, Stimmungen schwanken und Gefühle einbrechen.

Übung: Imaginatives Wiederherstellen des energetischen Feldes

Ein Beziehungspartner, ein Familienmitglied steht aufrecht da. Unabhängig davon, ob der unterbrochene Energiefluss z. B. an verspannten Körperteilen als mangelnde Resonanz empfunden wird, versucht ein Partner oder eine familienzugehörige Person restaurativ einzuwirken. Dabei umfährt sie in geringem Abstand den Körper der stehenden Person mit den Handschalen: langsam, wiederholt an den Körperpartien, die als verspannt oder blockiert empfunden werden. Der stehenden Person wird nahegelegt, dem Lauf der Hände empfindend zu folgen. Ein inneres Spüren des eigenen Körpers wird damit eingeleitet, Verspannungen rücken ins Tagesbewusstsein, die ansonsten kaum wahrgenommen werden. Die stehende Person erfährt, ergänzt und restauriert, so ihr eigenes inneres und äußeres Körperbild.

Es könnte bei dieser Übung auch von einem Paar-Mesmerismus (nach Franz Anton Mesmer 1734–1815) gesprochen werden. Das zu damaliger Zeit als esoterisch und unwissenschaftlich gebrandmarkte Arbeit Mesmers ist heute messbar im Magnet- oder Resonanzfeld um den menschlichen Körper und damit auch beeinflussbar.

3.3.4   Beenden von Körperübungen in Beratung und Therapie

Wie begonnen, so beendet! Wie mit Partnern das Ankündigen von Körperarbeit – in Absprache – arbeitsvertraglich eingeübt wurde, so gilt dies auch für das Beenden ihrer körperbezogenen Interventionen.

Die Übung ist jetzt beendet, ich entferne jetzt meine Hände, in dem ich ihr Gewicht reduziere, Millimeter für Millimeter die Hände entferne, bis ich dann ganz abhebe. Zurück bleibt eine Wärme- eine Druckerinnerung, die für eine gewisse Zeit anhalten kann.

> Werden Kinder in die Körperarbeit miteinbezogen, dann bedarf es eines gemeinsamen Nenners, d. h. die Erwachsenen müssen sich den Kindern anschließen. Die konkrete Erfahrung zeigt, dass Kinder Körperübungen gegenüber wesentlich näher stehen als die Erwachsenen. Die Erwachsenen können sich von den Kindern führen lassen.

3.3.5   Methodische Hinweise für die Körperarbeit

Im Gegensatz zur Körperarbeit mit Einzelpersonen, bei der der Therapeut selbst anfasst, geht es bei der Beziehungsarbeit darum, dass sich die Familienangehörigen anfassen, u. U. anzufassen lernen.

▬ Die Partner, die Familien haben ein energetisches Feld, das ihr privates, auch intimes Feld ist. Als Außenstehender sehe ich Möglichkeiten, kann ich die Signale erkennen und daran arbeiten. Ich brauche aber das Einverständnis, dass die Familie dazu bereit ist. „Ist es in Ordnung für Sie, wenn ich Ihnen eine Körperübung zeige? Sind Sie einverstanden, dass … !"

▬ Ich brauche die Zustimmung im Sinne eines Arbeitsvertrages, um diese Arbeit einzuleiten, ähnlich wie bei der verbalen Arbeit, beim Ansprechen von Themen.

▬ Auch wenn ich körperlich indirekt eingreife, muss meine Energie soweit geordnet sein, dass ich nicht mit „seelenlosen" Händen oder mit Händen, die eigene Bedürftigkeit ausdrücken, anfasse, zeige oder begleite. Es bedarf der konzentrierten Vorbereitung. Übung: Die Seele in die Hände schicken!

▬ Ich bewege oder berühre nicht im Zwischenraum der Partner, sondern stütze, führe, bestätige die Bewegungen oder Berührungen. Es geht um das Ordnen, Aufbauen, Stärken, Vertiefen des partnerschaftlichen oder familiären Systems über das Körperlich-Energetische.

▬ Auch für die Partner muss die Berührung überschaubar, klar und verständlich sein, damit u. U. kein Ausufern, keine falschen Erwartungen geweckt werden. Jede Berührung hat einen Anfang, ein Ende, eine Intention. Insofern zielt die Berührung auf eine Wirkung ab.

▬ Die Kriterien für die Wirkung der Körperarbeit liegen im Ablauf, in der Intensität, im gegenseitigen Zusammenarbeiten der Partner und den sich daraus entwickelnden Schwingungen begründet. Was kommt, was sich zeigt, was sich ändert, verweist auf Wirkung.

▬ Die Verifikation erfolgt in anschließendem Austausch, was Körperwahrnehmungen, was Gefühle, Gedanken und Fantasien anbelangt.

Zum Abschluss aller Übungen, dies kann auch in einer meditativen Atemarbeit erfolgen, bedarf es des Zeit-Lassens, um die Wirkungen im Körpergedächtnis zu integrieren.

Zusammenfassung

Der individuelle Körper wie auch der Beziehungskörper verweisen auf den direkten Weg zu dem Teil unserer Person und zum Wesen eines Systems, die größtenteils dem Bewussten nicht zugänglich sind. Körper transportieren Empfindungen und Gefühle in Beziehungen. Im körperlichen Gewahrwerden bieten sich Methoden und Techniken an, über die Systeme potenziell verfügen und die reaktiviert werden können.

Körperarbeit beeinflusst die neurobiologischen Abläufe des zentralen Nervensystems, insofern kommt ihr auch reparative Bedeutung zu. Körperarbeit beeinflusst Beziehungssysteme. Es gibt keine klaren Grenzen beim Körper. Über die Schwingungen der gesprochenen Sprache, das elektromagnetische Feld, die unsichtbare Materie stehen wir in Verbindung mit allen: Das ist eine Realität.

Literatur

Literatur Abschn. 3.1

Bollnow, O. F. (1966). Formen des Gesprächs. In W. Senf, & M. Broda (Hrsg.), *Praxis der Psychotherapie* (S. 164–181). Stuttgart: Thieme.

Carrington, P. (1980). *Das große Buch der Meditation*. Bern: Scherz.

Cierpka, M. (1996). *Handbuch der Familiendiagnostik*. Berlin: Springer.

Cierpka, M., & Martin, G. (1996). Durchführung des Erstgesprächs. In M. Cierpka (Hrsg.), *Handbuch der Familiendiagnostik* (S. 43–59). Berlin: Springer.

Dold, P. (1989). *Sceno-Familientherapie*. München: Reinhardt.

Dold, P. (1998). *Das Erstgespräch in der Paar- und Familientherapie*. Private Veröffentlichung.

Downing, G. (1994). *Körper und Wort in der Psychotherapie*. München: Kösel.

Full, G. (2015). Erwachen – mitten im Leben. In B. Hölzel, & Chr. Brähler (Hrsg.), *Achtsamkeit mitten im Leben* (S. 153–170). München: Barth.

Hansen, H. (2014). *A bis Z der Interventionen in der Paar- und Familientherapie*. Stuttgart: Klett-Cotta.

Maurer, Y. (2006). *Der ganzheitliche Ansatz in der Psychotherapie*. Berlin: Springer.

Mertens, W. (2000). Grundlagen psychoanalytischer Psychotherapie. In W. Senf, & M. Broda (Hrsg.), *Praxis der Psychotherapie* (S. 130–156). Stuttgart: Thieme.

Migge, B. (2005). *Handbuch Coaching und Beratung*. Weinheim: Beltz.

Minuchin, S., Rosman, B.L., & Baker, L. (1978). *Psychosomatic families*. Cambridge: Harvard University Press.

Petzold, H. (Hrsg.). (1985). *Leiblichkeit*. Paderborn: Junfermann.

Retzer, A. (2015). *Systemische Paartherapie*. Stuttgart: Klett-Cotta.

Rosenberg, J. L.: (1991). *Body, Self & Soul*. Sustaining Integration. Humanics Limited, Atlanta.

Schiepek, G. (1999). *Die Grundlagen der systemischen Therapie*. Göttingen: Vandenhoeck & Ruprecht.

Schultz, J. H. (1967). Die phänomenologische Umgrenzung Körper-Leib körperlicher Leib (Hermann Schmitz) und die medizinische Psychologie. In W. Senf, & M. Broda (Hrsg.), *Praxis der Psychotherapie* (S. 73–78). Stuttgart: Thieme.

Schwing, R., & Fryszer, A. (2007). *Systemisches Handwerk*. Göttingen: Vandenhoeck & Ruprecht.

Simon, F. B., & Stierlin, H. (1984). *Die Sprache der Familientherapie. Ein Vokabular*. Stuttgart: Klett-Cotta.

Weizsäcker, V. von: (1977). *Natur und Geist. Erinnerung eines Arztes (1954)*. München: Kindler.

Literatur Abschn. 3.2

Brentrup, M., & Kupitz, G. (2015). *Rituale und Spiritualität in der Psychotherapie*. Göttingen: Vandenhoeck & Ruprecht.

Bucher, A. A. (2014). *Psychologie der Spiritualität*. Weinheim: Beltz.

de La Salle, J. B. (1915). *Erklärung der Betrachtungsmethode*. Autorisierte Übersetzung nach der Ausgabe von 1739. Wien-Strebersdorf: Verlag der Brüder der christlichen Schulen.

Hundt, U. (2007). *Spirituelle Wirkprinzipien in der Psychotherapie*. Oldenburg: LIT.

Jäger, W. (2000). *Die Welle ist das Meer*. Freiburg: Herder spektrum.

Klofat, H. (2009). *Sebastian Kneipp – Idee, Überzeugung und Lehre*. Altusried: Franz Brack.

Ludewig, K. (1983). Die therapeutische Intervention – eine signifikante Verstörung der Familienkohärenz im therapeutischen System. In K. Schneider (Hrsg.), *Familientherapie in der Sicht psychotherapeutischer Schulen* (S. 78–95). Paderborn: Junfermann.

Retzer, A. (2015). *Systemische Paartherapie. Konzepte – Methoden – Praxis*. Stuttgart: Klett-Cotta.

Roth, G., & Strüber, N. (2014). *Wie das Gehirn die Seele schafft*. Stuttgart: Klett-Cotta.

Schwing, R., & Fryszer, A. (2007). *Systemisches Handwerk. Werkzeug für die Praxis*. Göttingen: Vandenhoeck u. Ruprecht.

Wehowsky, A. (2007). Wirkprinzipien der Körperpsychotherapie. In G. Marlock & H. Weiss (Hrsg.), *Handbuch der Körperpsychotherapie* (S. 188–201). Stuttgart: Schattauer.

Würth, O. (1972). *La pédagogie de Jean-Baptiste de La Salle. Une contribution historique à l`orthopédagogie. Communauté des Etudiants*. Rom: Via Aurelia. 476.

Literatur Abschn. 3.3

Bauer, J. (2005). *Warum ich fühle, was Du fühlst*. Hamburg: Hoffmann & Campe.

Berliner, J. (2001). Beitrag der Gruppenarbeit zum individuellen Prozess in der körpervermittelten, analytischen Psychotherapie. In P. Geissler (Hrsg.), *Psychoanalyse und Körper* (S. 175–247). Gießen: Psychosozial-Verlag.

Brooks, Ch. V. W. (1997). *Erleben durch die Sinne*. Paderborn: Junfermann.

Dropsy, J. (1983). *Lebe in deinem Körper*. München: Kösel.

Elhardt, S. (2006). *Tiefenpsychologie*. Stuttgart: Kohlhammer.

Gerrig, R. J., & Zimbardo, P. G. (2008). *Psychologie*. München: Pearson Studium.

Grunert, J. (1977). Der Bauch: Vorstellungen, Empfindungen und Phantasien. In J. Grunert (Hrsg.), *Körperbild und Selbstverständnis* (S. 181–225). München: Kindler.

Heigl-Evers, A., & Heigl-Evers, F. (1974). *Gelten und Geltenlassen in der Ehe*. München: Kindler.

Heigl-Evers, A., & Heigl-Evers, F. (1975). *Geben und Nehmen in der Ehe*. München: Kindler.

Hempen, C.-H. (1988). *Die Medizin der Chinesen*. München: Goldmann.

Hempen, C.-H. (2000). *Akupunktur*. München: dtv.

Jäger, W. (2000). *Die Welle ist das Meer*. Freiburg: Herder spektrum.

Lowen, A. (1980). *Bio-Energetik. Therapie der Seele durch Arbeit am Körper*. Reinbek: Rowohlt.

Mahrer. (1999). Das „wissende Feld". http://www.mahrsysteme.de/fileadmin/pdfs/literatur/Geistiges_heilen.pdf. Zugegriffen 24 Oct 2015.

Marlock, G. (2006). Körpertherapie als Wiederbelebung des Selbst – eine tiefenpsychologische und phänomenologisch-existentielle Perspektive. In G. Marlock, & H. Weiss (Hrsg.), *Handbuch der Körpertherapie* (S. 138–151). Stuttgart: Schattauer.

Reich, W. (1949). *Character analysis*. New York: Farrar, Straus & Giroux.

Reid, D. (2002). *Chi-Gung*. München: Econ.

Roth, G., & Strüber, N. (2014). *Wie das Gehirn die Seele schafft*. Stuttgart: Klett-Cotta.

Schwartz, R. C. (2007). *Systemische Therapie mit der inneren Familie*. Stuttgart: Klett-Cotta.

Simon, F. B., & Stierlin, H. (1984). Die Sprache der Familientherapie. Stuttgart: Klett-Cotta.

Stahl, Th. (1983). Interventionsmuster des NLP in der Familientherapie. In K. Schneider (Hrsg.), *Familientherapie in der Sicht psychotherapeutischer Schulen* (S. 330–353). Paderborn: Junfermann.

Utsch, M. (2014). Ausschluss oder Einbeziehung spiritueller Interventionen. In M. Utsch, R. M. Bonelli, & S. Pfeiffer (Hrsg.), *Psychotherapie und Spiritualität* (S. 111–120). Heidelberg: Springer.

Wilber, K. (2007). *Integrale Spiritualität*. München: Kösel.

Falldarstellung in der Partner-, Paar- und Familientherapie

Mit Hilfen und Richtlinien für das Präsentieren von Fallbeispielen

P. Dold

© Springer-Verlag Berlin Heidelberg 2017
P. Dold, *Paar- und Familienberatung*, Psychotherapie: Praxis,
DOI 10.1007/978-3-662-50482-6_4

Die sich laufend verändernden Beziehungsrealitäten und die sich multiplizierenden Wissensbestände lassen die Hoffnung auf endgültige Lösungen aussichtslos erscheinen (Petzold 2008). Von Wandel und Wandlungen schreibt Pühl (2009). So bleibt der Weg, über den Beziehungskörper zu spürbaren sich wandelnden Erfahrungen zu gelangen, ein aussichtsreicher Weg für Lösungen und Erkenntnisse.

Die nachfolgenden Ausführungen sollen in erster Linie einer reflektierenden, körperbezogenen Arbeitsüberprüfung dienen und Leitlinien für therapeutisches Arbeiten sein. Sie sind auch für Fallpräsentationen im Rahmen von Ausbildungsprogrammen geeignet. Das Führen von Therapiejournalen kann damit erleichtert werden.

Eine Falldarstellung erfüllt dann ihren Zweck, wenn sie das präsentierte Paar oder die Familie als ein körperliches System charakterisiert, die zu bearbeitenden Probleme erfasst, Einblick in die Wahl und die Wirksamkeit der Arbeitsmethoden gibt, den Prozessverlauf der Therapie und das Interaktionsgeschehen zwischen den Klienten untereinander, ebenso wie das Therapeuten-Klienten-Resonanzverhältnis wiedergibt.

Knapp und treffend sollten die Darlegungen sein, doch muss die Atmosphäre der Therapie auch gefühlsmäßig nachvollziehbar sein. Es empfiehlt sich, den Spontaneindruck ohne jede Systematisierung festzuhalten, auf das zu achten, was einem unmittelbar zufällt und auch eine körperliche Wirkung auslöst.

> Unter ganzheitlichem Aspekt erfordert eine Falldarstellung ein ganzheitliches Denken, da die Störungsgeschichte eines Systems weder monokausal noch eindimensional, sondern multifaktoriell und multidimensional ist.

Mit einer gewissen Neugier, getragen von Achtsamkeit vor Paaren und Familien, sollte man Hilfesuchenden begegnen. Sie lassen uns spüren, wir sind an einem Neuanfang, damit selbst noch Neulinge und Anfänger.

4.1   Das Genogramm

Mit dem Genogramm ist die Darstellung einer Familienkonstellation gemeint, die über mehrere Generationen reichen kann (Liebermann 1979; Simon und Stierlin 1984). Die Position in der Geschwisterreihe der Herkunftsfamilie, die Position des Indexpatienten in

der gegenwärtigen Familie sowie besondere Ereignisse und Symptome lassen sich graphisch festhalten. Es ist dabei nicht unbedeutend, ob das Genogramm dasjenige ist, wie es der Therapeut sieht, oder ob die Graphik das Bild wiedergibt, wie die Familie sich selbst sieht. Beide Möglichkeiten zuzulassen bietet mehrere Aspekte.

- **Die sogenannten objektiven Daten und Fakten**

Erstellt nach dem Ordnungssystem der sechs Lebensdimensionen. Es sind die Daten über Personen, Partner, Kinder, z. B. die Position in der Geschwisterreihe usw.

- Lebensereignisse: Krankheiten, Todesfälle, Schicksalsschläge usw.
- Berufliches: Konkrete Arbeit und berufliche Ausbildung, Umschulungen, vorzeitige Pensionierung, Arbeitslosigkeit usw.
- Hobbys: Art der Hobbys, allein oder mit anderen.
- Rechtliches: Delikte, Gewalt- und Eigentumsdelikte, Prozessieren usw.

- **Die sogenannten subjektiven Fakten: subjektiv-emotionale Gewichtung**

„Ich weiß, das sind alles nur Nebensächlichkeiten, die ich Ihnen erzähle. Sie haben sicher Leute mit schwerwiegenderen Problemen. Für mich bedeutet das aber so viel. Diese Kleinigkeit hat mich völlig aus dem Konzept gebracht."

- **Zu vermutende unbewusste, vergessene und verdrängte Daten und Fakten**

Diese werden offensichtlich bei Gedankensprüngen (Kontrastassoziationen), bei Versprechern, bei Nichtkongruenz von verbaler Äußerung und körperlicher Reaktion (z. B. eine Klientin leugnet eigene Aggressionen sowie die Neigung zu Gewalt und wird dabei im Ausschnitt und am Hals rot). Es bedarf einer „Fehlerfreundlichkeit" (Bleckwedel 2015, S. 74–83) bei der Datensuche.

4.1.1   Arbeitsmethoden: Wie gelange ich zu den Daten?

Die Daten werden entweder interrogativ erfragt, was in den meisten Fällen die Typik der Eigendarstellung beeinflusst, oder durch gelegentliches Nachfragen, was zu Vertiefung führen kann, wie auch im Stile der analytischen Haltung, in der man alles entgegennimmt, ohne auf Vollständigkeit zu achten, und danach feststellt, welche Bereiche ausgelassen, unerwähnt geblieben oder emotional nicht besetzt erschienen. Selbstdarstellungen von Familien in Stammbäumen, Familiengeschichten, Gestaltungen usw. bieten sich ebenso an, entweder als offene oder als vielschichtig verschlüsselte Genogramme. Auch das leibliche Erscheinungsbild, die lebendigen Familienmitglieder „verkörpern" Familiengeschichte: Gesichter und Gestalten, an denen Einflüsse über Generationen prägend wirkten. „Das Körperbild ist nicht nur biologisch determiniert, sondern bildet sich auch durch Verinnerlichung sozialer Erfahrungen (Küchenhoff 2000, S. 270)."

4.2 Das Problem im Kontext des Beziehungssystems: eine systemvernetzte Sichtweise

Praktisch stellen sich die Fragen: Wer legt das Problem dar, bei wem ist das Problembewusstsein vorhanden, wer identifiziert sich mit der Problematik, oder wer wird mit der Problematik identifiziert? Mit dem präsentierten Problem, das vom Paar, der Familie, dem Einzelnen klar formuliert und umrissen oder auch vage, mehrdeutig angeboten sein kann, ist meist auch der Arbeitsauftrag verknüpft. „Wir wollen, dass Sie uns helfen, uns wieder näher zu kommen. Mein Mann hat eine Außenbeziehung, ich halte das nicht mehr aus. Wir streiten uns nur noch, soviel gute Gefühle gehen damit kaputt."

Wenn aber keine klare Formulierung gegeben ist, Doppel- oder Mehrdeutigkeiten angeboten werden wie z. B.: „Wir führen eine konfliktfreie Ehe, Freunde und Bekannte nennen uns das ideale Paar, doch wenn das so weitergeht, sind wir bald geschieden", dann geht es zunächst darum, das Problem zu erarbeiten und die Klienten in einen Arbeitsvertrag einzubinden. In einer mehrköpfigen Familie können durchaus mehrere Probleme angeboten werden und Anlass zu unterschiedlichen Arbeitsverträgen sein.

4.3 Analysemethoden

4.3.1 Symptomanalyse

Aus systemischer Sicht geht es um die Funktion der Störung innerhalb des Familiensystems und im Interaktionsgeschehen. Zur Analyse gehört aber ebenso die Entstehungsgeschichte des Symptoms, die Dauer seiner Funktion, etwaiger Symptomwandel oder Symptomverschiebungen innerhalb des Systems. Symptome können sich in Raum und Zeit, im Körperlichen, Seelischen oder im Verhalten, im Sozialen, in der Einstellung zu Sinnbezügen manifestieren, damit individuelle oder beziehungsmäßige Bedeutung gewinnen. Die Symptome sind in ihrer Vehikel-Funktion (Schwing und Fryszer 2007) zu nutzen!

4.3.2 Analyse der Regeln

Jedes System entwickelt bestimmte Eigenheiten durch seine Mitglieder. Eine Familie ist damit aufgrund von Tagesstrukturen, Lebensbewältigungsformen, Formen von Auseinandersetzungen etc. berechenbar. Wozu verwenden Familien solche Regeln? Zur Aufrechterhaltung der Homöostase, zur Verhinderung von abweichendem Verhalten, zum Aufrechterhalten von Familienlügen, zum Bewältigen der Existenz? Die Veränderung der Regeln schafft eine Neuorganisation familiärer Interaktion (Schlippe und Schweitzer 2007, S. 30).

Das Erkennen der Regeln lässt es zu, Ansätze zu finden, um sterile, entwicklungsblockierende Regelsysteme anzugehen. Damit entstehen neue Chancen für Veränderungen. Wenn bis anhin in diesen Regelspielen Entwertungen, Idealisierungen, Bekämpfungen und andere destruktive Prozesse aufrechterhalten wurden, so können durch den Aufbau und das Einüben neuer Regeln Individuationsprozesse, Formen der Kooperation oder das Erarbeiten neuer Zielvorstellungen ermöglicht werden.

4.3.3 Systemanalyse

Die Familie hat sich als ein System entwickelt, hat sich eine Struktur gegeben, die als eine relative Einheit aufzufassen ist. Das System erfüllt bestimmte Funktionen. Es ist aus Elementen materieller, geistiger und verhaltensmäßiger Art aufgebaut. Die Summe der Elemente stellt sich als Ganzheit dar. So ist ein Individuum aus familientherapeutischer Betrachtung heraus ein Teil eines übergeordneten Ganzen, das mit an der Familienproblematik beteiligt ist. Das System unter dem Aspekt des Mitbeteiligt-Seins Einzelner am familiären Konflikt, an der Krise, an der

„Krankheit" zu sehen, eröffnet Veränderungsmöglichkeiten aufgrund der Anteiligkeit, auch der Verantwortlichkeit gegenüber offenen, teilblockierten oder abgeschotteten Systemen.

Die intergenerationalen systemischen Verpflichtungen wie auch die Wirksamkeit der Subsysteme in dyadischen, tri- oder polyadischen Beziehungsformen gehören zur Systemanalyse und gehen aus methodischer Sicht von der Ganzgestalt aus. Die Systemanalyse erfolgt aus den fließenden Verläufen der Kommunikationsmuster.

4.3.4 Analyse kommunikativer Prozesse, Werteinstellungen und regelhafter Abläufe

Analyse der kommunikativen Prozesse und Funktionen

Der kommunikative Prozess gilt als der zentrale Ort therapeutischen Geschehens, dies sowohl bei psychoanalytisch als auch verhaltenstherapeutisch orientierter Paar- und Familientherapie. Die kommunikativen Funktionen und das Einbringen von Erlebtem sind Gegenstand der Analyse. Damit geschieht aber auch schon ein Ausloten der therapeutischen Möglichkeiten. Aus ganzheitlicher Sicht gibt der Körper, auch der Familienkörper, auf dem Hintergrund der Suche nach den Sinnbezügen Impulse im Prozess.

Der kommunikative Prozess geschieht auf zwei Ebenen:

1. Im Bereich des Bewussten ist das Ziel, die bestehenden oder nicht gelebten Kommunikationsformen zu fördern, zu aktivieren, zu erweitern. Der Informationsaustausch kann hier vorwiegend verbal sein.
2. In vertikaler Hinsicht bewegt sich der kommunikative Prozess in Richtung unbewusster Vorgänge. Die interaktionellen Körperübertragungen sind meist der unbewussten Kommunikation zuzuordnen. Die therapeutische Arbeit strebt die Aufdeckung und Beeinflussung der unbewussten Kommunikation an. Die „Sprachregelung" ist meist nonverbal, symbolisch, körperlich-symptomatisch!

Wichtige Begriffe, die bei der Analyse kommunikativer Prozesse für die nachfolgende Therapie hilfreich sein können, sind:

= Kommunikationsfähigkeit und deren Förderung
= Bereitschaft zur Kommunikation
= Störungen in der Kommunikation
= Kommunikationsverlust

Analyse der Werteinstellungen

Wem ist **was** wert und **wer** entscheidet darüber, **wofür** entschieden wird?

Diese operationale Definition deutet einmal darauf hin, wie sich viele kommunikative Prozesse an den subjektiven wie familiären Werteinstellungen orientieren, wie andererseits aber auch der Einzelne, wie die Familie als Ganzes, in dauernden Entscheidungsprozessen stehen. Die Werte, allgemein auch die Weltanschauung einer Familie, führen unter interaktionellem Aspekt zum Komplex von Dominanz, Durchsetzungsvermögen und zu den Machtverhältnissen. Unter genetischer Betrachtungsweise entstehen Werteinstellungen im Allgemeinen durch emotionale Besetzungen und sind deswegen stark individuell gewichtet. Ein Gegenstand, eine Verhaltensweise, eine Auffassung kann für den einen diese, für ein anderes Familienmitglied eine andere Bedeutung haben. Je nachdem begegnen wir Abhängigkeiten oder relativ großer Autonomie. „In unserer Familie wird das nicht geduldet. Ihr kennt Vaters Einstellung. Wir sind hier anderer Auffassung. Das geht so nicht."

Wo stehen Beratende und Therapierende mit ihren Wertvorstellungen? Diese immer wieder gerade in der Fallarbeit infrage zu stellen ist ein mitbestimmender Faktor für Erfolg (Bräutigam und Müller 2014, S. 438).

Analyse der regelhaften Abläufe (Muster) innerhalb des therapeutischen Settings

Die Familie entwickelt regelhafte Abläufe. Diese Abläufe zeigen sich im Denken, im Handeln und in den affektiven Prozessen. Sie dienen z. B. der Anpassung und dem Bewältigen von Aufgaben, und sie ermöglichen das Leben in der Familie und das Überleben in der Umwelt. Sie wirken sich gleichzeitig auf das therapeutische Muster aus. Die Analyse der Regelabläufe muss daher notwendige Lernprozesse im System zum Gegenstand haben, da diese funktionellen Abläufe – falls eine Gefahr für das System und für die Umwelt – zu ändern sind. Dieser Änderungsprozess regelhafter Abläufe geschieht in Auseinandersetzung auch mit Therapierenden. Die Veränderung dysfunktionaler Abläufe geschieht in der Therapie, sie ist ein Teilziel der Therapie. Wir sind geneigt, häufig im raschen Verändern der dysfunktionalen Regelabläufe bleibende Erfolge zu sehen. Damit wird der Druck spürbar, Erfolg zu haben, was die Therapie belastet. Die Genese regelhafter Abläufe im Familiensystem steht im Verhältnis zu Veränderungsmöglichkeiten und damit zur Dauer der Therapie.

Regelhafte Abläufe sind meist in engerem Zusammenhang mit den Wertungen in Beziehungssystemen zu sehen oder sind Teil davon. Insofern ist therapeutisches Geschehen auch eine Neuorientierung an Werten oder eine Verabschiedung von Unwerten.

Beispiel: Unterschiedliche Verhaltensmuster

„Jeden Morgen das gleiche Theater, erst überhört sie den Wecker, dann schläft sie wieder ein, im letzten Augenblick läuft sie dann völlig „verhühnert" zur Schule." Diese Tochter kommt z. B. außergewöhnlich gepflegt in die Therapie, zeigt ein anderes Verhaltensmuster durch ungestresste Pünktlichkeit und Geschmack in der Wahl ihrer Kleidung. Das Verhaltensmuster in der Familie ist nicht deckungsgleich mit dem Muster in der Therapie. Was signalisiert diese Veränderung regelhaften Ablaufes? Zu den regelhaften Abläufen gehören: Ernährung, Körperpflege, Bewegung, all die Dinge, die einen „Familienkörper", das Körperbild der Familie gestalten.

4.4　Das therapeutische System

4.4.1　Der Arbeitsvertrag

Das Zustandekommen eines Arbeitsbündnisses im therapeutischen System zeigt – im Gegensatz zur Individualtherapie – verschiedene Facetten. Es geht um Rahmenbedingungen wie: Frequenz, Zeit, Dauer, Setting usw., den äußeren Arbeitsvertrag betreffend, und um die Verständigung über Gefühle, Absichten, Einstellungen und Wünsche in der gemeinsamen Arbeit, dem inneren Arbeitsvertrag (Bauriedl 2002, S. 94). Alle Familienmitglieder sollten eingebunden werden können. Fragen wie: „Woran wollen

Sie arbeiten? – Woran wollen wir arbeiten?" gehen von der Voraussetzung aus, alle Familienmitglieder verfügten über eine genügende Verbalisationsfähigkeit, um sich an den Arbeitsprozessen zu beteiligen. Dieser Ansatz greift schon deswegen zu kurz, weil z. B. Familien mit Kleinkindern ausgeschlossen würden.

Das Hauptkriterium, das häufig auch etwas über Therapeutenqualitäten aussagt, ist, dass das sogenannte schwächste Glied in der Kette – seinen Qualitäten entsprechend – volle Bedeutung erhält. Arbeitsbündnis wie Arbeitsmethoden sollten sich primär an diesem Kriterium ausrichten, ansonsten werden z. B. die Kleinkinder häufig aus dem therapeutischen System hinauskatapultiert. Das Arbeitsbündnis – bezieht es Kleinkinder der präverbalen und präkategorialen Phase mit ein – muss averbale Dimensionen berücksichtigen. Die Verbindlichkeiten des Arbeitsvertrages gilt es aus erwähnten Gründen zu modifizieren, ebenso hinsichtlich der Hausaufgaben.

4.4.2　Therapierende

Hier geht es einmal darum, wie Therapierende in das System gelangen und welche Rollen sie einnehmen können. Werden sie Experten, Beteiligte, Außenseiter, Koalierende, die in Subsystemen liiert sind? Können sie dem Anspruch auf Mehrparteilichkeit gerecht werden, ohne zum System auf Distanz zu gehen?

4.4.3　Übertragungs- und Gegenübertragungs mechanismen

Neben den Rollen, die Therapeuten einnehmen können oder die ihnen zugewiesen werden, geschehen Übertragung und Gegenübertragung.

Die Klienten können einerseits die Therapeuten dazu benützen, ihre unkontrollierten projektiven Übertragungen wie an einer Projektionswand loszuwerden, die Sündenbockrolle an sie zu delegieren, um auch so die böse Vater- oder Mutterrolle abzukoppeln, oder sie in die Rolle koalierender Kinder hineinzunehmen. Überidealisierungen wie Zerriss sind im Ganzen inbegriffen.

Therapeutisch gesehen ergeben sich hieraus Vorteile. Fragen wie „Wo stehe ich? Was geschieht mit mir oder an mir? Wie und wo spüre ich das körperlich?" drängen sich an dieser Stelle auf. Andererseits wird deutlich, wie die neurotischen, psychotischen oder fragmentierten Persönlichkeitsbereiche des Therapeuten im therapeutischen System Bedeutung gewinnen und sich nachteilig für die Therapie auswirken können. Was sind seine Anteile im Prozess?

4.5 Diagnosen

Gehen wir von einem therapeutischen System aus, so dürfen wir uns keineswegs mit einer klinischen Individualdiagnose nach gängigen Klassifikationseinteilungen noch mit einer systemisch-interaktionell-dialektischen Diagnose zufriedengeben. Die Diagnose der Verhaltensmuster, wie die Diagnose der Herkunftsfamilien, muss mitberücksichtigt sein. Die Prozessdiagnose bezieht das ganze therapeutische System und den therapeutischen Verlauf mit ein und hat nicht die Pathologie des Systems zum Gegenstand, sondern Veränderungs- und damit Entwicklungsmöglichkeiten der Kommunikation und Interaktion.

An diesen Ort gehört auch die Diagnose der Beratenden und Therapierenden. Sind sie fördernd oder verhindernd, welche Eigenschaften wirken sich wie aus und kommen wann zum Zuge? **Wer** stellt die Diagnose? Das ganze System stellt gemeinsam die Diagnose (Dold 1989, S. 15ff.). **Was** ist mit unserer Beziehung, mit unserer Familie, mit unserer Therapie? Alle tragen zur Diagnosestellung bei, wie auch alle nach der Diagnosestellung bei der Festlegung der Therapieziele einzubeziehen sind. Alle gesammelten Daten führen zu einer ganzheitlichen Betrachtung. Auf diesem Hintergrund eröffnen sich die Perspektiven für eine Beratung und Therapie.

4.6 Therapie: Ziele, Strategien, Stile

Was will der Einzelne, **Was** wollen die Partner, **Was** will die Familie im therapeutischen und außertherapeutischen Bereich erreichen? Lässt sich in einem System ein gemeinsamer Nenner finden? Ist die Familie dieser Aufgabe zu Beginn einer Therapie oder Beratung gewachsen?

Dies ist vorgegeben, wenn ein „identifizierter Patient" als „Therapieobjekt" aufgebaut wurde. Dies kann aber auch schon ein paradoxer Auftrag sein, denn nicht selten ist die tragfähigste Person der identifizierte Patient, und die Behandlungsbedürftigen verstecken sich hinter ihm. Bei vagen Aufträgen, wie z. B. „Wir haben das Gefühl, wir sollten an unserer Beziehung arbeiten", gilt es, einen Fokus zu finden. Bei psychosomatischen, allgemein körperlichen Problemen müssen hinter dem Präsentiersymptom unter anderem die Bedürftigkeit des Systems, die körperbezogenen Interaktionsmuster angegangen werden. Im Bereich von Suchtsystemen sollten neben den suchtmittelspezifischen Schädigungen auch Überforderungen, Enttäuschungen, Verzweiflung am Sinn der Existenz und tiefer liegende Therapieziele ausgemacht werden.

Der Umgang mit Zielvorgaben lässt den flexiblen und erfahrenen Therapeuten erkennen. Ziele können sich im Laufe der Therapie ändern (Scheib und Wirsching 2002, S. 192). Nachkontrollen bestätigen dies. „Wir hatten geglaubt, wir hätten ein sexuelles Problem, im Laufe der Therapie haben wir erkannt, dass uns die tiefe Zufriedenheit mit uns selbst fehlte." Familien und Therapierende befinden sich unentwegt in einem Austausch von Körperbotschaften, einem interaktionellen Übertragungsgeschehen (Geissler 2007, S. 604), das hinsichtlich zu erreichender Ziele dauernder Überprüfung bedarf.

Durch eine selbstkritische Einstellung und Supervision von Beratern und Therapierenden kann die Auswertung des Behandlungsverlaufs verbessert werden (Scheib und Wirsching 2002, S. 194).

4.6.1 Strategien

Mit welchen Mitteln soll wem zu welchem Ziele verholfen werden? Mit welchen Mitteln kann situationsentsprechend gearbeitet werden?

Strategien sind wie therapeutische Plan- oder Sandkastenspiele, die für den Ernstfall bereitstehen. Wenn der Therapeut die Regelverläufe der Paar- und Familiensysteme genau analysiert hat, wird er Verhaltensabläufe in etwa vorhersehen oder abschätzen können. Dementsprechend kann er kurz und langfristig die Therapiepläne erstellen. Da – ähnlich wie in der Pädagogik – Strategien für unterschiedliche Altersstufen verschieden anzusetzen sind, sich auch abschleifen und an Wirksamkeit verlieren, muss das antizipatorische Vorausplanen auf mögliche Verhaltensereignisse hin vielschichtig sein. Die Fragen: „**Womit** muss ich rechnen? **Was** ist **wann** wirksam?" können dienlich sein. Es ist notwendig, die Strategien breit anzulegen, verschiedene Pläne durchzuspielen, die Wahl der Arbeitsmethoden den jeweiligen Systemverhältnissen entsprechend zu treffen.

4.6.2 Grenzen und Möglichkeiten Therapierender: Therapeutenstil

Vor dem Wahn therapeutischer Allmacht sei gewarnt. Jeder Therapeut ist, was Möglichkeiten, Wirksamkeit und emotionales Ausdehnungsvermögen (Moreno 1988) anbelangt, begrenzt. Seine Lernfähigkeit und das stete Überprüfen der Arbeitsweise dürfen nicht vernachlässigt werden. Die eigenen Grenzen zu sehen zeigt etwas von seiner Reifeentwicklung. „Was kann, darf und soll ich mir zumuten? Und was nicht?"

Bei der Kenntnis des eigenen Therapiestils wird im Laufe der therapeutischen Entwicklung auch klar, was der Therapeut von sich selbst fordern kann. Dies ist für Klienten meist wohltuend. Gefährliche Allmachtsübertragungen und Idealisierungen werden leichter in Grenzen gehalten, wenn der Therapeut als begrenzt, verletzbar, eben menschlich erlebt werden kann.

> ❯ Die Fähigkeit, die eigenen Taktiken und die Faktoren zu erkennen, die in ihm wirksam werden, können in der Fragestellung „Was entspricht mir? In welcher Art zu arbeiten fühle ich mich wohl? Wie bin ich erfolgreich?" Ausdruck finden.

4.6.3 Wachstumstherapie

Es geht hier darum, die häufig nicht gelebten oder verhinderten Möglichkeiten im Beziehungssystem aufzuspüren, diesen zur Geltung, zum Durchbruch zu verhelfen. Es geht bildlich gesprochen um einen „zu hebenden Schatz", der z. B. unter dem Schutt

von Angst und Schmerz, von Streit und nie enden wollenden Auseinandersetzungen nicht gesehen, vergessen, damit nicht gehoben werden kann. Mit dem Begriff Wachstum sind aber ebenso die Begriffe von Reifung und Wachsen an Unabänderlichem, die Auseinandersetzung mit Verlust und mit dem Ende von Beziehungen verknüpft. Ohne diese Dimensionen einzubeziehen, wäre die Therapie eine unkritisch glückverheißende Heilsbotschaft.

Eine Familie verfügt über eine innewohnende Vorstellung von ihren Entfaltungs- und Veränderungsmöglichkeiten. Im Individuum wie im Familiensystem sind Wachstums- und Ausdifferenzierungsbedürfnisse grundlegend.

4.7 Das Beenden von Therapien

Anfang und Ende sind Gemeinsames, so kann der Anfang schon das Ende bedeuten. Es gibt viele Formen, Therapien zu beenden, wobei jedes Beenden seinen einmaligen Charakter hat. Ich habe es mir zur persönlichen Arbeitsweise gemacht, zu Beginn oder auch im Verlauf einer Therapie immer wieder einmal die Frage nach dem Beenden der Therapie bei diesem Paar oder bei dieser Familie zu stellen. So ist es auch bei Falldarstellungen klug, dieser Überlegung Rechnung zu tragen. Es kann darin eine wertvolle Diagnosehilfe liegen. „**Wie** und **wann** werden wir die Therapie beenden?"

- ▪ Kriterien
- ▬ Der Auftrag für das gemeinsam festgelegte Ziel wurde erreicht: Konflikte bereinigt, Krisen überwunden usw.
- ▬ Die Ich-Stärke von Paaren und Familien wurde verbessert, Reifefortschritte, eine Harmonisierung in den physischen und energetischen Bereichen wurden erreicht, dies im Sinne von Verselbständigung, verstärkter Eigenkompetenz, verbesserter Kommunikation, größerem Einfühlungsvermögen, verlässlicher Kooperation, körperlicher Vitalisierung usw.
- ▬ Therapien werden beendet durch Unzuverlässigkeit, Missachten von Abmachungen und Regeln, durch Vertrauensmissbrauch usw.

- Therapien können durch den Therapeuten selbst beendet werden, wenn er einen Therapieauftrag nicht mehr fortsetzen will, ihn nicht mehr übernehmen kann, wenn er überfordert ist, wenn zu viel an eigener Problematik aufkommt, fachliche Unzulänglichkeiten (Birnbacher und Kottje-Birnbacher 2002, S. 715) vorliegen, die einen Prozess stören.

- **Inhaltliche Aspekte**
- Es kommen nochmals – meist in geraffter Form – Wut, Hass, Trauer, Verbundenheit, Größe, Liebe, Wehmut, Verlust, Schmerz und Schuldgefühle auf.
- Nochmaliges Eingehen auf Körperresonanz, nochmaliges Spüren von Grund und Halt in der Familie bestätigen den Fortschritt.
- Ablösungsformen werden wiederholt und sind Kriterien für Klienten und Therapeuten über deren eigene geleistete oder nicht geleistete Ablösung.

- **Methodische Aspekte**
- Nochmals Raum und Zeit lassen für diesen Prozess
- Nochmaliges Ablegen von Symbolen, Rückgabe von Rollen im Sinne des Ablegens falscher Identitäten
- Üben von Verlieren und Loslassen in kleinen Schritten und das Ausklingen in größeren Abständen
- Sicherheit anbieten, bei möglichen Problemen nochmals darauf zurückzugreifen auf Unterstützung
- Nochmals die Ambivalenz beachten, mit Übergangsobjekten arbeiten und Überganssituationen aufbauen

Das Ende einer Therapie kann erfüllt sein von Glücksgefühlen und von Stolz über Erreichtes. Andererseits kommen Wehmut und Trauer über den Verlust auf. Auch müssen wir akzeptieren, dass unser Arbeiten und Handeln Stückwerk ist und bleibt. Der Umgang mit dem eigenen Ende und der eigenen Begrenztheit drängt sich auf. Es bleibt jedem offen, sich in der Fülle der Kraft mit dem Erlöschen und Beenden auseinanderzusetzen oder zu warten, bis Unausweichliches nur mehr hinzunehmen ist.

„Langsam wächst die Erkenntnis, dass der Körper unser Freund auf dem spirituellen Weg ist. Er ist ein Instrument, in dem Gott erklingt. Ohne Instrument kann keine Musik erklingen. Es mag eigenartig anmuten, aber unser Bewusstsein spielt viel reiner auf dem Instrument Körper, als auf dem Instrument Verstand (Jäger 2000, S. 132)."

Literatur

Bauriedl, T. (2002). Der psychotherapeutische Prozess in der Paar- und Familientherapie. In M. Wirsching, & P. Scheib (Hrsg.), *Paar- und Familientherapie* (S. 87–105). Berlin: Springer.

Birnbacher, D., & Kottje-Birnbacher, L. (2000). Ethik in der Psychotherapie und Psychotherapieausbildung. In W. Senf, & M. Broda (Hrsg.), *Praxis der Psychotherapie. Ein integratives Lehrbuch: Psychoanalyse, Verhaltenstherapie, Systemische Therapie* (S. 710–717). Stuttgart: Thieme.

Bleckwedel, J. (2015). *Systemische Therapie in Aktion*. 4. Aufl. Göttingen: Vandenhoeck & Ruprecht.

Bräutigam, B., & Müller, M. (2014). Aufsuchende Hilfe. In T. Levold, & M. Wirsching (Hrsg.), *Systemische Therapie und Beratung – das große Lehrbuch*. Heidelberg: Carl-Auer.

Dold, P. (1989). *Scenofamilientherapie*. München: Reinhardt.

Geissler, P. (2007). Regression in der Körperpsychotherapie. In G. Marlock, & H. Weiss (Hrsg.), *Handbuch der Körperpsychotherapie* (S. 589–607). Stuttgart: Schattauer.

Jäger, W. (2000). *Die Welle ist das Meer*, 10. Aufl. Freiburg: Herder.

Küchenhoff, J. (2000). Körpertherapeutische Ansätze. In: W. u. Senf, & M. Broda (Hrsg.), *Praxis der Psychotherapie. Ein integratives Lehrbuch: Psychoanalyse, Verhaltenstherapie, Systemische Therapie* (S. 269–272). Stuttgart: Thieme.

Liebermann, S. (1979). Transgenerational analysis: The genogramm as a technique in family therapy. *Journal of Family Therapy, 1*, 51–64.

Moreno, J. L. (1988). *Gruppenpsychotherapie und Psychodrama*. Stuttgart: Thieme.

Petzold, H. (2008). *Integrative supervision, meta-consulting, Organisationsentwicklung*. Heidelberg: Springer.

Pühl, H. (Hrsg.). (2009). *Handbuch Supervision und Organisationsentwicklung*, 3. Aufl. Wiesbaden: VS Verlag für Sozialwissenschaften.

Scheib, P., & Wirsching, M. (2002). *Paar- und Familientherapie* (S. 145–195). Berlin: Springer.

Schlippe, A. v., & Schweitzer, J. (2007). *Lehrbuch der systemischen Therapie und Beratung*, 10. Aufl. Göttingen: Vandenhoeck & Ruprecht.

Schwing, R., & Fryszer, A. (2007). *Systemisches Handwerk*, 2. Aufl. Göttingen: Vandenhoeck & Ruprecht.

Simon, B. F., & Stierlin, H. (1984). *Die Sprache in der Familientherapie. Ein Vokabular*. Stuttgart: Klett-Cotta.

Serviceteil

© Springer-Verlag Berlin Heidelberg 2017
P. Dold, *Paar- und Familienberatung*, Psychotherapie: Praxis,
DOI 10.1007/978-3-662-50482-6

Stichwortverzeichnis

U

V

W

Z